任之堂中药讲记

修订版

审 阅　余　浩

编 著　曾培杰　陈创涛

中国中医药出版社
·北京·

图书在版编目（CIP）数据

任之堂中药讲记 / 曾培杰，陈创涛编著.—修订本.—北京：中国中医药出版社，
2021.10（2024.1重印）

ISBN 978-7-5132-6008-4

Ⅰ.①任… Ⅱ.①曾… ②陈… Ⅲ.①中药学 Ⅳ.①R28

中国版本图书馆CIP数据核字（2019）第289490号

中国中医药出版社出版

北京经济技术开发区科创十三街31号院二区8号楼

邮政编码 100176

传真 010-64405721

河北省武强县画业有限责任公司印刷

各地新华书店经销

开本710×1000 1/16 印张13.75 字数239千字

2021年10月第1版 2024年1月第3次印刷

书号 ISBN 978-7-5132-6008-4

定价 55.00元

网址 www.cptcm.com

服务热线 010-64405510

购书热线 010-89535836

维权打假 010-64405753

微信服务号 zgzyycbs

微商城网址 https://kdt.im/LldUGr

官方微博 http://e.weibo.com/cptcm

天猫旗舰店网址 https://zgzyycbs.tmall.com

如有印装质量问题请与本社出版部联系（010-64405510）

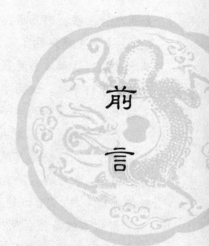

前言

  2011 年我们在广州六榕寺拜访九十多岁的老和尚时，老和尚跟我们谈得很开心，然后送给我们两串他随身带了十几年的佛珠。看着这古朴的佛珠，我们很受感动。其中一串佛珠因长期磨损，串在珠上的绳子将断未断。几个月后，绳子断了，佛珠洒满了一地。我们捡起佛珠，看着一颗颗被磨得晶莹透亮的珠子，心中感叹道，一个个这么漂亮的佛珠，却因为没有一条牢固的丝线串起来，而显得散乱。于是我们马上去饰品店，配上一根很牢固的绳子，把这些佛珠串起来，这串佛珠又恢复了往日的神采。

  一串佛珠，除了光滑圆润的珠子外，它更需要一根牢固的绳子。我们手中拥有很多漂亮的珠子，但这些珠子如果没有一条牢固的绳子串起来，就不能称之为一串完整的佛珠。我们学习一味一味的中药，不正像是在收集一粒一粒的佛珠吗？这几百味中药古人在用，今人也在用，有人用得效果好，有人用得效果平平。为什么呢？因为很多人只看到佛珠，没看到贯穿佛珠的线。就如他们只看到中药的功效，却没有看到贯穿这些中药的医理。

  于是我们问老师如何理顺中药思路，如何写好《任之堂中药讲记》。

  老师说，道非术不行，术非道不久。中医中药，只讲道而不论术，容易变成玄学；只讲术而不论道，容易落入偏门。写中药讲记，不能只在术上写，更要能以道贯穿，以理服人。要突出中医独特的理论体系，不能单讲中药，如果只谈牙痛用什么偏方，腰痛用什么验方，这样学中药只会越杂越繁越乱，不能应对当今时代瞬息万变的疾病，容易被疾病牵着走，而疲于应付。所以我们写中药讲记，不是从"三"的角度去发散，而是要从"二"甚至从"一"的角度来回归中医的根源，把握中医的脉搏。

  听罢我们心中一震，老师的意思很明显，就是说一串佛珠用的是一根线，而不是两根、三根、四五根，繁多会杂乱，精纯才能有序。

上次王蒋网购了《伤寒贯珠集》与《伤寒来苏集》，我们问他，怎么知道买这两本书的？这两本书可是学伤寒、注伤寒的上乘之作。以前我们在广州中医药大学经典班学伤寒时，这两本书是伤寒教研室的老师们必介绍的。王蒋说，岳美中老先生的书里介绍了这两本书，我就买了。

原来如此，我们看古人做学问，也很重视先把线理顺，然后再把每个珠子串起来，为什么叫《伤寒贯珠集》呢？因为《伤寒论》里面每一个条文都是一粒闪闪发光的珠子，学习的人没有把这条线理顺，就很难把这些珠子串起来。这条线一理顺，就像佛珠一样，"百八轮珠，个个在手"，一线贯通，无有遗漏。

那这条线是什么呢？我们不禁又问老师，怎么才能把这些中药理顺串起来呢？

老师说，你们要时刻把《医间道》的指南针放在心中，以"顺其性，养其真"的思路，把"升降"这条线贯穿到中药应用之中去。这样指导学药用药，就不会有大的偏差了。

后来，我们回到家乡，用余师的"升降"用药思路，治好了很多人。这些案例，我们在《轻松学中医》系列的讲稿中，穿插讲了不少。

在此，感恩余师的悉心教导传授，余师的智慧医术深如海，胸襟气度广如天，愿力爱心慈如地，他是我们一生都感佩仰望的恩师！

曾培杰　陈创涛
2021 年 6 月

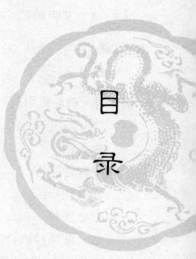

目录

任之堂中药讲记

引子　治病关键是调理气机的升降

　　有一次十堰来了一位终南山的老道长，这位老道长一百多岁，身着古朴，胡须飘冉，他不单精通道家养生之术，更善于用中医中药来帮人疗疾治病，是一个典型的传统道医。

　　你是如何看病的？老道长问老师。面对这位百岁道家高人，老师说他真不知道如何用最准确的词汇来描述自己是如何治病的，我是如何治病的呢？

　　沉默了几秒后，老师告诉道长，我是**通过调气机来治病**的。说完这句话，老师继续说道，其实人体原本没什么大病，只是因为各种各样的原因导致了人体气机的逆乱，清阳不升，浊阴不降，体内气机阻滞，从而出现身体的很多不适。

　　老道长默许，示意继续说下去。老师接着说，人体气机运行，如同城市里的交通，生病就好比出现交通故障，导致交通堵塞。当出现交通障碍时，交通警察让大家各自靠右走，不要拥挤和抢道，这样交通堵塞就会很快缓解。

　　老道长微微笑了笑，点了点头。老师接着说，交通阻塞是往来车辆的阻塞，而人体内可以理解为清气与浊气的升降阻塞，升清降浊出现异常，自然就生病了，所以我的理解，**治病关键是调理气机的升降**。

　　老道长用鼓励的眼神，让老师继续说下去。老师接着谈他的用药心得，用药上我最喜欢用枳壳配桔梗，一升一降，调理气机。比如血府逐瘀汤，其中的枳壳配桔梗就非常关键，有了这一个升降相配，整个方子就完全不同于一般的活血方了……

　　升降气机调理疾病是老师治病用药的灵魂。《此事难知》里有句话很符合《内经》的宗旨，里面说，**大凡治杂病，先调其气，次疗诸疾**。

　　老师也说了，疾病不可怕，最怕气机郁滞。若五脏元真通畅，气机周流，升降有序，人即安和。这升降气机法，不单运用理气药来调理一般的肝脾病，它更广泛地运用到五脏六腑乃至周身，理顺疏通上中下三焦气机。

　　有个小孩子感冒发热后在医院输液，输了一个星期，热是退了，但一直咳嗽，咳了半个月多好不了。老师说应给他升降肺气，用肺三药（麻黄、杏仁、甘草）

加上胸三药（枳壳、桔梗、木香），并没有刻意去止咳化痰，小孩子吃完1剂药，就不咳了，3剂药吃完，就痊愈了。咳嗽只是胸肺气机郁滞的自救反应，我们顺其宣发肃降之势，打开胸肺气机，就能达到不治咳而咳自愈的效果。

有个冠心病的病人，经常胸闷不舒，老师一摸他左寸脉浮取不到，明显是心阳不振，还有小肠腑不通，但他以前也服用了不少温通心阳的药，却始终不能解决胸中痞闷。老师说，只考虑到用温通心阳的办法，只看到了一半。心和小肠相表里，他小肠有积滞，所以腑不降会反过来影响到心脏的阳气不升发。肠道有一分阻滞，心脏就有一分阻碍，所以痞闷难耐。于是老师给他用桂枝汤加心三药（红参、银杏叶、红景天），配合降浊的通肠六药。这病人吃完药后，拉了很多黏稠的黑便，心胸的痞闷感就消失了。这就是脏病治腑，通过降肠腑气机来达到升心阳的效果。

有个病人失眠、胃胀胃痛半年，纳食不香，平时很容易伤风感冒，在医院检查是慢性糜烂性胃炎，右关部脉独大。老师说，脉独大独小者为病。右关独大，是气机郁滞在脾胃。于是给他用半夏泻心汤，加上胸三药（枳壳、桔梗、木香），调理中上二焦气机的升降。他吃完2剂药后，胃口就开了，连同晚上失眠的症状也解除了，甚至平时很容易伤风感冒的症状也消失了，抵抗力一下子就提高了。

老师说，胃不和则卧不安，他这失眠和胃胀是同一个问题，都是中焦升降失司。叶天士说，**脾主升清，胃主降浊，脾宜升则健，胃宜降则和**。我们用枳壳、桔梗、木香，就是调畅中焦脾胃升降，升降如常后，脾胃的纳谷运化就恢复了，气血营卫生化之源也随着强大起来，诸症得愈。《内经》说，**四季脾旺不受邪**。中医认为人体免疫力的大本营在脾胃，只需要把脾胃气机升降调好，平时就不容易伤风感冒。

有一个公司经理，人高马大，喝酒应酬比较多，胁肋部由于长期受酒肉熏蒸，经常胀满，这次实在胀痛得受不了，坐立难安，便来任之堂。老师一摸他脉象便说，左关部郁滑，脂肪肝有了，胆囊炎、胆囊壁毛糙也有了，以后要少喝酒吃肉应酬。

老师叫我们拍打他的阳陵泉和委中穴，把瘀吊出来后，胁肋胀痛感大减。然后老师给他开大柴胡汤，里面有柴胡、枳实和大黄，这三味药很关键，就是升降肝胆肠胃气机的。柴胡从肝胆部向上推陈出新，大黄从肝胆脾胃部向下推陈出新，枳实能利七冲之门，胆道、胃肠道都被打开了。病人吃了3剂药，胁肋胀痛就好了。

又有一个病人，长期失眠，腰酸，腿脚没劲，夜尿多。双寸脉浮越，双尺脉不足，偏细。这种脉象就如同热气球一样，气火往上漂浮，下面根基不牢，收不住。这类病人总是熬夜多，用脑用眼过度，或者长期对着电脑、手机，喜好上网。这类病人非常多，老师总是从命门肾上着手，一样是调肾的升降。老师给他用藏精六药加味，藏精六药即附子、龙骨、牡蛎、杜仲、桑寄生、川续断，吃了几剂药后，失眠大减，夜尿少了，腰酸、腿脚没劲都好了。老师这是运用温潜法来引火归原，导龙入海。为什么叫藏精六药呢？杜仲、桑寄生、川续断，是直接填补肾精的，是养其真，就像煤炉中的煤球，而附子就是顺命门炉鼎之火性，相当于点火，起到升达、温通十二经的功效，但这火不可以烧得太大、太厉害，所以用龙骨、牡蛎带有封藏下纳内潜的药，就好比给煤炉加大火力，添足煤球后，再轻轻盖上炉盖，不要让它烧得太旺，烧得太烈，这样人就能保持持久的后劲。

我们看《内经》里是如何论阴阳的，**阴平阳秘，精神乃治**。祝味菊先生评点这句话时说，**阴不可盛，以平为度；阳不患多，其要在秘**。可见"阳秘"两个字是治腰肾乃至周身元气动力的根本。身体的阳气必须要能藏得住。秘藏的阳火多多益善，浮散的虚阳不可取。所以老师立藏精六药乃重视肾主封藏之义，而用龙骨、牡蛎把虚浮之气加以收敛，再用附子温通十二经，把元气的动力鼓足起来。这是典型的温潜法，温就是温升，潜就是潜降，这也是治疗肾的一组很妙的升降。

老师说，治病用药，升降气机是总纲。《雷公药性赋》也说了，升降浮沉之辨，豁然贯通，始可以为医而司人命也。这升降浮沉对应的就是四季的生长收藏。人禀天地之气生，因四时之法而成，升降气机是天人合一的中医整体观最精髓的体现。

它不单是简单地调理气分郁滞，甚至能够广泛地运用到五脏六腑、三焦上下、表里内外的一切疾病中去，在养生保健里也离不开这升降。故曰：

升清降浊妙无穷，万病皆可纳其中。
天地水火一团气，总在疏通建其功。

第1讲 总论——理顺理法方药脉

中医治病用药讲究医理、治法、方药，还有脉象一气贯通，所以写中药讲记就离不开医理、治法，还有脉象。方药没有理法，就像士兵没有统帅；理法没有方药，就像强将手下无兵。所以中药讲记的总论以理顺理法方药脉为纲，为主干，贯穿始终的是"顺其性，养其真"的升降思想，后面分论五脏六腑具体用药，就是枝叶，以各种药组、药对来丰满这个升降构架。

◎医理——升降

医理本天成，慧心偶得之。老师昔日游武汉长春观时，看到观内老子像，左手指上，右手指下。众人常说，老子指的应该是天地。老师略加思索说，老子指的是天地，但又不全是天地，指的应该是升降。天升地降，人居其中。人体也是这样，清阳上升，浊阴下降，身安体泰，神清气爽。

老师上太白山采药，在青牛洞时拜瞻了药王孙思邈像。孙思邈头顶飞龙，脚卧猛虎。一般学医的人都知道，这是孙思邈降龙伏虎的故事。凡所有像，皆有表法，像不虚设，设必有因。古人雕像、绘画都有其深刻的用意。这药王孙祖像，不只向后人传递孙思邈医术的神妙，更昭示着天地升降之道。左面青龙升上头顶，右边白虎下降脚下。药王孙思邈降伏的不仅是龙虎，更是天地阴阳升降之道啊！

还有一次，老师带大家上四方山采药认药，路过东风汽车厂修建的一座桥，这座桥两旁栏杆上刻满了东风汽车的标志，标志简简单单，就一个圈，里面加上两个箭头，左升右降，就像太极圈里面的阴阳鱼一样。

老师笑着说，人身无处不升降，世界无处不升降。美好的事物都是符合道的，符合升降法则。东风汽车全国无人不知，总部就在十堰。从它这个标志里面，我们就可以得窥它的企业文化中一二。

升降之理在人体中，更是妙用无穷，我们来看一下《内经》里精辟的升降论，"帝曰：其升降何如？岐伯曰：气之升降，天地之更用也。帝曰：愿闻其用何如？岐伯曰：升已而降，降者谓天；降已而升，升者谓地。天气下降，气流于地，地气上升，气腾于天，故高下相召，升降相因，而变作矣……岐伯曰：**出入废则神机化灭，升降息则气立孤危，故非出入则无以生长壮老已，非升降则无以生长化收藏。故器者，生化之宇，器散则分之，生化息矣。故无不出入，无不升降。**”

老师说，用这升降来学医治病，是站在道的层面上，升降的思想，是在那些中医高年级本科生、研究生专题讲座中出现的。你们从入医门，就要牢牢地把升降思想运用到方方面面中去。它总能够在你困惑的时候，突然给你意外的惊喜。

周学海的《读医随笔》中说得很精彩，"寒热燥湿，其体性也。升降敛散，其功用也。升柴参芪，气之直升者也。硝黄枳朴，气之直降者也。五味山萸金樱覆盆，气之内敛者也。麻黄桂枝荆芥防风，气之外散者也。此其体也，而用之在人，此其常也，而善用者，则变化可应于不穷，不善用之，则变患每生于不测。"

这升降用好后，它能够达到以不变应万变的效果。

有学生问，经常谈到升降，何以较少谈到出入？

老师说，从阴阳角度来看，升降即是出入。所以我们论药主论升降。"清阳出上窍，浊阴出下窍。"我们从上下来看，这是一对升降，清阳往上升，浊阴往下降。我们从内外来看，这也是一对出入，清阳往外面出，浊阴从里面下。"清阳发腠理，浊阴走五脏。"对于人体来说，这就是一对出入，清阳从腠理皮毛往外出，浊阴归入五脏六腑内。而我们在皮毛的角度上来看，这也是一对升降，清阳往外升发，浊阴往内沉降。大家听后对升降出入理解得就更深入了。

老师给我们画了一张图，就是一个人站在东半球，一个人站在西半球，一个人站在南极，一个人站在北极。对于这些人气机的上下运动，我们可以看成是升降，可对于所有人处在这个地球上，那气机的上下运动就变成是出入了。就像人一呼一吸，气在上下升降，也在里外出入。所以说升降出入是一不是二。

古人云，执于一，万事毕。站在一的高度上看升降，升降合二为一就是道。

◎治法——升清阳、降浊阴

升清阳——由打哈欠伸懒腰想到的

中国的时空是一体的，五行可以代表时间，也可以代表空间。开方用药用的是这个时空，也是用这个升降。天地有大升降，人身有小升降。比如，白天、晚上是一升降，白天是一个升，晚上是一个降。白天人醒过来，心跳加速，晚上入睡，心跳变缓，此为常也。如果白天心动缓慢，神疲乏力，是阳气不能升发，故用黄芪、柴胡等。如果晚上心动过快，精神亢奋，是阳气不能收敛，故用龙骨、牡蛎等。人体正常的升降是白天动作以养阳，晚上静卧以潜阳养阴，选药是助其升降，用药就是用升降。

比如，月圆月缺是一升降，月圆潮涨，妇人月经至；月缺潮落，妇人月经退。潮涨是一个升，潮落是一个降。古人云："月满勿补，月缺勿泻。"所以妇人月经来时用逍遥丸、少腹逐瘀汤助其顺降；月经去后用乌鸡白凤丸、八珍汤助其升发，选方是助其升降，用方也是助其升降。

比如，春夏与秋冬是一升降。春夏是一个升，秋冬是一个降。《内经》说："春夏养阳，秋冬养阴。"就是春夏养升，秋冬养降。俗谚说，冬吃萝卜夏吃姜，不劳医生开处方。夏就是用生姜来养升，冬就是用萝卜来养降。四季养生调身体，就是调其升降。

《内经》曰："善言天者，必应于人。"人身亦有升降。比如，人打哈欠，伸懒腰，是疲倦困倦，阳气不够，颈部不利索的自然反应。打哈欠是想让身体吸纳清气更饱满些。人一打哈欠，从口鼻进入大量新鲜空气，胸腔打开，腹腔扩张，气机直接随着任脉顺降丹田肾中，这是肾在纳气。伸懒腰，手往上举时，是阳气顺着腰背督脉往上肢、头颈升发，头脑气脉立即疏松打开，以此来缓解疲劳。

所以在这个细微平常的动作里面就已经隐含着升清阳，是各种最常见的疲劳综合征的治疗大法，如久坐电脑旁，腰酸颈僵、头晕眼花、鼻塞耳鸣、抑郁乏力、少气懒言等，只要把清阳补充升举上来，这些症状都会一一得到缓解。

打哈欠，头顶阳气不够，常用通脉三药，葛根、川芎、丹参。心脑相连，头脑的阳气要靠心去供养，所以会选用心三药，红参、银杏叶、红景天，强大心脏。双臂往上舒展，伸懒腰，一方面用桂枝汤助其臂力，再用升督四药，鹿角片、狗脊、葛根、土鳖虫，助其腰脊督背阳气升发。

人体打哈欠时，胸腔开阔，腹部舒张，所以一方面用胸三药，枳壳、桔梗、木香，助其胸中大气流转，另一方面用小茴香、肉桂或降香、沉香，在下焦建一个场，助其丹田腹部纳气。

从这个小动作里面看到清阳上升，从清阳上升里面看到治病的医理，用这个医理不单可以治疗疲劳综合征、长期劳心过度、脉弱、抑郁症，甚至脏腑一切虚劳、清阳不升的疾患都可以治疗。

老师常说，从大处着眼，从阴阳入手，治病容易产生新的思路，也不容易出现偏差。中医治病治的是人，调的是这个气机。病名有千万种，而清升浊降就只

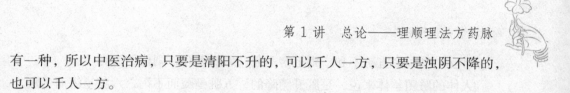

有一种，所以中医治病，只要是清阳不升的，可以千人一方，只要是浊阴不降的，也可以千人一方。

降浊阴——由蹲下憋气排便想到的

上面谈了清阳不升引起的众多常见疾病。而在另一方面，浊阴不降也会产生一系列常见疾病。《内经》曰："凡治病必察其下。"人体最大的降浊阴通道就是大小肠与膀胱。肠腑不通还会引发很多现代疾病，比如痤疮、咽喉炎、胃胀、胆囊炎、腰酸、背痛、肥胖、便秘、痔疮等，而很多疾病最终也会加重肠道不通，浊气不降。所以《内经》说，凡治病要先看大小便，大便不畅者要先通导大便，再来考虑治疗其他病。

那么如何通导肠腑呢？我们可以取象，人在上厕所，蹲下排便时，是往下蹲，不是站着，浊气是往下降的，跟打哈欠、伸懒腰，清阳是上升的不同。然后鼓足胸肺气力，助其排便，这是通过肺的肃降功能来增加肠道排浊能力。从这里我们可以得到启发，通导肠腑，要肃降肺气。

治疗上要造一个气势，从上往下肃降，所以我们用的是降肺通肠法，常选用杏仁、紫菀，或枳壳、苏梗，或枇杷叶、竹茹。这个方法，《慎柔五书》中就有介绍，"虚损大便燥者，用杏仁、枳壳、苏梗，则能去宿粪。"这种降浊的思路从肺往下，是高屋建瓴的，如用兵打仗，居高临下，掌握制高点，气势就出来了。

然后针对肠道本身的降浊，我们通常选用通肠六药，火麻仁、猪甲、苦参、艾叶、鸡矢藤、红藤。肠道要通畅，首先要有一个润滑力，再加一个下降力。火麻仁能利六腑涩结，极其润滑。猪甲能直奔肛门，下降极速。老师善用喜用火麻仁，这味药能降六腑浊气，用这味药背后有时代的特征。

在叶天士《临证指南医案》中，常在中风病人方中加火麻仁一味，难道是仅仅滋阴息风吗？其中有深刻的道理。中风的病人，长期卧病在床，肠蠕动功能差，要么便秘，要么大便通而不畅，人体如果六腑不能很好地推陈，五脏就难以生新。所以火麻仁用上去，对五脏六腑有推陈出新之妙。

老师说，火麻仁不止于降浊，炙甘草汤治心脏病也用它，它是仁类，对心脏还有补益作用。这一下我们明白了，心与小肠相表里。当今时代，心脏病的病人日渐增多，长期坐在电脑旁，消耗心血，再加上久坐不动，肠道蠕动功能变弱，吃的东西又是肥甘厚腻，壅堵在中焦，肚子就开始大起来。在这种大时代特征下，老师治病站的高度不同于平常，所以选用火麻仁一味。

《内经》曰："五脏不和，则七窍不通；六腑不和，则留结为痈。"

人体的脏腑整体来说，是脏升腑降的，五脏是藏而不泻，六腑是泻而不藏。升清降浊在具体的脏腑中，需要"顺其性，养其真"，比如肝以疏泄条达为顺，心以主血脉通畅为顺，肺以宣发肃降为顺，脾以健运升清为顺，肾以藏精泻浊为顺。治疗的整体大法，总不离《内经》六句话：

> 清阳出上窍，浊阴出下窍；
>
> 清阳发腠理，浊阴走五脏；
>
> 清阳实四肢，浊阴归六腑。

◎常用方——顺性养真汤

贯穿升降的顺性养真法

古人云，方从法出。治疗大法有了，方药也随之出来了。经常有人问，任之堂有没有很好的偏方秘方呢？

老师常笑着说，当你明白了升降，你就不会执着于偏方秘方了。当你还执着于偏方秘方时，说明在医理的层面上还是很需要提高的。如果说我们任之堂真有什么偏方秘方，那就是我们最常用的顺性养真汤。

这顺性养真汤，严格来说，是一个灵活的方法，而不是固定的死方。无论病人再多，老师都可以气定神闲地把方药理顺，我们问老师，怎么做到的？

老师说，我用的就是顺性养真法，用这个升降的思路来指导治病。把脉既可以把得快，看病也可以看得准，大的方向不会出现偏差。

顺性养真汤虽然只有十几味药，平淡无奇，但一变化起来，却能升降出入，顺其性，养其真，交通左右，对流寒热。用以治疗很多疑难杂病、内科虚损或时代常见病。顺性养真汤如下：

玄参、牡蛎、当归、白芍、柴胡、黄芩、丹参、桂枝、酸枣仁、首乌藤，这是走左路脉的。从左路肾阴入手，以生肝血，再条达肝气，使木能生心火，再宁心安神。

麻黄、杏仁、枇杷叶、竹茹、枳壳、桔梗、木香、火麻仁、猪甲、龙骨、附子，这是走右路脉的。从右路肺开始宣发，再往下肃降，到中焦斡旋脾胃气机，使大气得转，病气得散，再到肠腑，以通畅为补，最后下降到肾阳中，温煦命门。

有学生问，这方有没有固定的剂量呢？古德云："大匠示人以规矩，不示人以巧。"老师说，这个顺性养真汤，不仅没有固定的剂量，而且还没有固定的药味。就像你每天看五十个病人，没有一个病人是完全相同的一样，也没有一个疾病是固定不变的，但这里面用的升降大法却是一样的。

有这个大法，里面的药物，你可以凭脉调整，有些可用，有些可不用，但大体用药的思路是不会变的。

老师说，这个顺其性最为重要，养生治病都一个道理，就像顺着狗毛摸狗一样，我们用药是去顺藏象之性。正如明代张景岳说，**顺之为用，最是医家肯綮**。又说，**能卷舒于顺与不顺之间者，非通变之士，有未足以与道也**。可见顺性养真，乃调脉升降愈病之大法也。

脏腑升降脉药对应图

老师这个顺性养真汤是脉、药、病结合的精华，每个脉点里面都有相对应的药物归属，掌握了这个思路，可以提纲挈领，治起病来更容易得其要领，把握整体。

我们画一个脏腑升降脉药对应图。

老师说，左右手，分别代表左右路脉，左升右降，左边可以代表督升，右边可以代表任降。左边寸脉是颈升，右边寸脉是咽降。

当摸脉摸到左边寸脉不足时，可代表颈椎病、脑供血不足、心血不足、背凉，甚至小肠脉不通。当摸到右边寸脉降不下来时，可代表鼻炎、慢性咽炎、食管炎、咳嗽、口苦咽干等。左边的关脉代表肝升，右边的关脉代表胃降。

当摸到左边关脉升不上来时，病人容易得抑郁症、烦躁、疲倦、胁痛、胆囊炎等。当摸到右边关脉降不下去时，病人容易得慢性胃炎，反酸嗳气，胃胀，女的易见乳腺增生。

当摸到病人左边尺脉升不上来时，病人腰背容易酸胀、膝盖容易痛、上楼梯不利索。当摸到右脉尺部降不下去时，病人膀胱、大肠容易有湿，男的容易得前列腺疾病，女的子宫、卵巢容易出问题。老人腿脚容易抽筋，走起路来沉重无力。

总的来说，进是五脏用药，退是阴阳升降。我们用药的思路，以"疏其血气，令其调达，而致和平"为准。如果说，我们用药有个法则的话，那么都离不开这句话。我们用药调这个脏腑脉象，前后变化也是参考这句话。

一般的病人只要气血能上下升降对流起来，即便是有些肿瘤，也一样可以延长寿命，活得很好。有些八九十岁的老人，到死的时候都不知道身上长肿瘤，却能活得开心长寿，这就是他身体左右上下气机能对流起来。

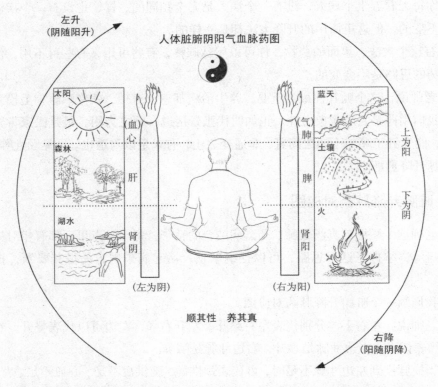

如果上下内外气机升降对流不畅的话，一口气堵在那里，即便是年轻人，龙精虎猛，也很快会被折腾坏，也会很不舒服。所以我们顺性养真汤的思路，调的是这股升降之气，调的是这个阴阳的对流。诚如《道德经》里所说的，"万物负阴而抱阳，冲气以为和。"这样气血冲和，升降有序，心神轻安，百病不生。

◎ 三大典型脉

持脉之道，虚静为宝

任之堂一般是上午看病，老师每天上午，或看三十人，或看五十人，或看七十人。老师双手号脉，一边跟病人话疗，讲一些疾病要注意的事项，一边观察病人舌象，最终定药用方全在脉上。

老师以脉为主导，病人陈述、医院检查为辅助。有时病人不需要说话，两三分钟下来，方子便开好了。而且老师经常断病人疾病，病人直点头。服完药后，

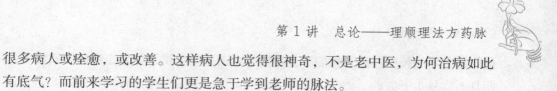

很多病人或痊愈，或改善。这样病人也觉得很神奇，不是老中医，为何治病如此有底气？而前来学习的学生们更是急于学到老师的脉法。

《内经》曰："善为脉者，谨察五脏六腑，一逆一从，阴阳表里，雌雄之纪，藏之心意，合心于精，非其人勿教，非其真勿授，是谓得道。"

老师说，道不轻传，医不叩门。我这脉法说穿了，不值半文钱。不是我没教，我一直都在教，我在这里随时都在传。我们号脉，号的是这个证，用药也是对这个证，如果号脉连证都没搞清楚，那么治疗起来就没法入手。所以号脉不是简单地诊断，它更是一个复杂的治疗思路。只要你号出病机来，那治法、方药一下全出来了。

学生们问老师这么快速地断脉诊治，有什么窍门？

老师笑着说，这也没什么，把握住几个典型脉象，熟能生巧罢了。我给你们讲个事儿，以前有个做饼的小伙子，刚开始他每个饼都要先称过才做，这样精准是精准些，但速度太慢了。

于是这小伙子就暗下决心说，我一定要练出手感来，一抓就是那个斤两，一点都不能差。刚开始是有些大小不一，可一个月后他就做到了，一抓一个准。所谓百炼钢成绕指柔，摸脉也是这样的，无他，"博涉知病，多诊识脉，屡用达药"而已。

《内经》说："持脉之道，虚静为宝。"你要摸得快，摸得准，也可以，但要虚心，要清静，不能被病人情绪左右。心静到一定程度，指下成形，心中就能成象，中医叫作取象比类，这个象一出来，哪个地方郁住，你就疏通它，上越了你就引它下来，下陷了你就把它升起来，神不够，你就给它强心。

学生又问，怎样可以断脉断得准一点？

老师说，学医有句老话，叫作医者父母心，父母心就像菩萨心肠，朱良春老先生得师章次公赠行医八字，**神仙手眼，菩萨心肠**。这诊病摸脉下药，谁都想要有神仙手眼，但这神仙手眼不是求来的，是自己磨练来的，前提是你心中要有病人，要有菩萨心肠。就像小孩刚出生一样，你每两个小时就要给他喂奶，还要换尿布，细致入微，无所不到。小孩的寒温不适，只有父母才能知道。

《内经》提到非其人勿教，不是说古人吝法不肯教，而是医学这东西需要有一定心怀的人才能学，这种心怀《大医精诚》里说得很好，面对病人，要能够生起大慈恻隐之心，这是父母心，是菩萨心。

学生们又问，老师，有哪几个典型脉象？

老师笑着说，其实我都早已经教给你们了。我现在传给你们的，也是最快、最容易上手的摸脉办法。我们不直接按《濒湖脉学》讲，如果走那路子就慢了，而且不容易走下去。

中医先要调大阴阳，然后再到脏腑入细。如果大阴阳都没掌握好，一下子钻进各种脉象的鉴别之中，就像入了迷宫一样，团团转。又好像风水师入山，没带罗盘一样，满山跑，脚踏着山龙，却不知道山中真面貌。

你们学脉，先要忘掉二十八种脉象，然后抓住三大典型脉。

第一大典型脉是脉神（无神脉）。

第二大典型脉是脉气（郁脉）。

第三大典型脉是脉势（上越脉或下陷脉）。

来任之堂的病人中，三大典型脉占了绝大部分。这三大典型脉，对于我们学脉来说，就像汽车的导航仪，又像轮船的指南针。在你熟悉的路线里，你或许觉得作用不是很大，可是当你面临很多陌生的环境时，这导航仪和指南针作用就大了。同样对于有经验的医生来说，他或许望而知之，但对于初入门的学子来说，这三大典型脉象，却能够为他们在治疗很多疑难杂病时指明方向。

无神脉

首先，是脉神。人有三宝，精气神。察脉当先察脉神。如果来了一个病人，一摸上去，六脉无神，疲软乏力，按下去没有生机，就像禾苗蔫了一样，病快快的。这类病人很明显是神疲乏力、倦怠。由于心主神明，病人容易心慌心悸、背心发凉，甚至晚上容易梦到死人、恶鬼。在这种情况下，老师说，以强心养神为先。只有脉有神后，才能再论其他治疗。

《内经》说："心者，君主之官，神明出焉……主明则下安，以此养生则寿……主不明，则十二官危，使道闭塞而不通，形乃大伤，以此养生则殃。"

无神脉，又叫六脉无神。主要以桂枝汤加心三药（红参、银杏叶、红景天）为底方，一般来说，病人一吃下去，心神就明显强大有力，梦死人、恶鬼的现象很容易就消失。老师说，这是强壮了心脏，心为太阳，阳盛则阴邪退。

古人说，**制阳光，消阴翳**。有了阳光，阴寒邪气随即散去，这叫作"离照当空，阴霾自散"。

郁　脉

第二大典型脉是脉气，又名郁脉。老师《诊脉心法》里有句话："**脉象之首**

脉为郁脉。"郁脉不仅反映气分郁滞的疾病，甚至五脏六腑失调，升降失司，都会在上中下、寸关尺里面显现出相对应的郁脉。古人云："**当升者不得升，当降者不得降，当变化者不得变化也，此为传化失常，六郁之病见矣。**"

郁脉不仅反映抑郁，朱丹溪说："气血冲和，万病不生，一有怫郁，诸病生焉，故人身诸病多生于郁。"大凡郁脉都出于中焦。中焦是左右关部，左关管肝胆，右关管脾胃。双关郁滞、肝郁脾滞的病人，在我们这个时代是最为多见的。何也？

老师说，商业竞争以及资讯网络日益发达，生活节奏加快，很多人容易生气愤怒，肝郁的多。国家逐渐富强，人民生活水平逐步提高，吃出来的"三高"病很多，《内经》所谓"饮食自倍，肠胃乃伤"，所以脾滞的病人很多。

饱食肥甘厚腻，加上生气、着急、抑郁，就容易造成这种双关郁滞的脉象。老师就在古方逍遥散疏肝的基础上，加上枳壳、桔梗、木香三味药，升降中焦脾胃。我们称之为"加强版逍遥散"。老师化裁这个古方，针对的是土壅木郁这个病机，不仅治疗一人一方之病，而且治疗的是整个时代的常见脉、常见病。

脉势——上越与下陷

第三大典型脉是脉势，脉势分为上越脉与下陷脉。何谓脉势？人体脉象整体走势，或上越，或下陷，是为脉势。

老师常跟我们比喻说，你看一个小山头，没有对比，只能看到一个孤山，不能说明什么，可是你连续地看三个山头起伏，这三个山头是往上走还是往下走，山势连小孩子都一目了然。所以我们把脉先要把其势，怎么把其势？就是寸关尺三部总按。《诊脉心法》里说："**总按为第一。**"如果用一只手指，只能取到个别部分的脉，却很难取到整体走势，或者只把一边的脉，两边左右脉就不能很好地对比，所以我们把脉不仅要总按，还要左右合参。

什么叫作上越？《内经》曰："气血并走于上。"很多中风的病人，在还没有发病前，他的脉早已经有长期上越之象，血压偏高，头晕头胀，脖子僵硬。如果是老年人，摸到这样的脉象，就要小心中风。如果是年轻人，一般是长期思虑过度，过用心脑，导致烦躁失眠，心静不下来。这时在治疗上就要引气血下行，方法就多了。同样上越的脉势，但由于个体差异，老年人跟年轻人脉管柔韧性不同，所以选方也有区别。有用天麻钩藤饮，有用黄连温胆汤，还有用建瓴汤，甚至吊痧、踩脚、踢毽子、金鸡独立、打坐、站桩等，无非是助其下行，都能缓解或治疗这些疾病。

老师说，上越脉势也是时代的常见脉势。当今时代，电脑、手机、电视，基本普及到每家每户。这些科技产品，在中医取象来说，都属于火，火性炎上，长期面对电脑、电视、手机，会把周身气血往眼睛、脑袋里调，就会造成一种上越的脉象。人会表现出心浮气躁、焦虑不安、烦躁失眠等病症。而现在的人用脑费心的程度与速度与古人比要多好几倍，气血都拼命地往头脑上调。

那么与上越脉相对应的呢？就叫作下陷脉。下陷脉的人不是一生下来就是下陷脉，他是长期操劳消耗过度所致。《内经》谓生病起于过用。很多下陷脉也是由上越脉变化而来的，中医叫物极必反，盈久必亏。长期调动气血消耗后，气血严重亏虚，整个脉势就会渐渐下陷，疲倦乏力，打哈欠，记忆力下降，腰酸腿软，觉得很累，不想说话，胃下垂，肌肉松软，子宫下垂，性欲减退，尿频尿无力等病症。现在人们称这种症状群为疲劳综合征。老师针对这种下陷脉，在治疗上就会采取升举阳气的思路，方法也很多，补中益气汤，升陷汤，甚至拍打百会、撞墙撞背、原始点按摩等，都能缓解或治疗这些疾病。

常有下陷脉势的病人，问老师有什么要忌的？老师常跟他们说，忌什么不是最重要的，忌过度、忌透支是最重要的。生病起于过用，你们要早睡，多给身体充充电，不要再透支下去了。

学生们问老师，为何总是用那几十味常见药物？

老师笑着说，每个医家都会磨一把他称手的刀，你们看一个屠夫，他用一把刀，刮毛，切皮，剁肉，斩骨，挑筋，都是这把刀。我们治病不仅不能局限于病名，也不要局限于药物的名字，当我们把握住升降这个理时，很多药物我们都可以选用。有些贵重药物，病人负担不起，我们就可以选一些质美价廉的。甚至我们可以跳出药物的范围，用食疗，用针灸，或用按摩点穴，只要能把他上越的脉势引下来，把下陷的脉势升上去，病人觉得舒服好转了，这都是好办法。

至于用药，首先要明其升降走势，再论功效主治。现在很多医学生直接学功效主治，很容易就被很多药弄糊涂了。如果我们从升降走势来用药，那就可以起到执简驭繁的效果。比如，病人左手脉上越，我们可以用牛膝引血下行；右手脉上越，可以用赭石降胃气，引冲气下行。如果病人双手脉上越，上盛下虚，我们就用龙骨、牡蛎引气血下行；又比如病人左手脉不能升发，可以选柴胡、桂枝、麦芽，或者用风药羌活、独活；病人右手脉不能升发，可以用桔梗、黄芪，或升麻、防风。

《雷公药性赋》言："升降浮沉之辨，豁然贯通，始可以言医而司人命矣。"

老师为我们打开了一扇升降之门，这样学起医来，容易得其要领。在广州中医药大学读本科时，邓铁涛老教授给我们讲过三次课，邓老善用温胆汤和补中益气汤。后来我们在经典班学习时，邓老的弟子刘小斌老师也跟我们讲温胆汤的用法，不仅把温胆汤用于治疗胆胃痰湿，还用于治疗各类心脏病，甚至疑难怪病。

　　以前我们很疑惑，为何老中医手中总是那么一两个方，便能够有那么好的临床效果。我们是不是学一两个方就可以了，不用背那么多汤头了呢？就好像小李飞刀就一把刀，陆小凤就一双灵犀一指，郭靖就降龙十八掌，黄蓉就打狗棒，成名只须一技。当我们拿这一疑问问老师时，老师说，方可执可不执，你打基础时，都要把它们学好，等你真正用时，你就挑那么一两个足矣。就像练武时，十八般武艺，样样皆练，到最后真正形成自己的绝招，能运用于实战的，往往就那么几个最精彩的招式。一个中医能够用一个方，甚至几个方，应对大部分疑难杂病，这里面的道行很高啊！你们看一下，邓老一个补中益气汤，把肝脾的清气都升起来了；一个温胆汤，把胆胃的浊气都降下去了。这两个方在手，进可攻，退可守，如果站在阴阳的角度上来看这两个方，那真是了不得啊！

　　多年的疑惑，经老师一番话便点破，原来里面还是用到升降的道理！

　　《格言联璧》里说："**看书求理，须令自家胸中点头；与人谈理，须令人家胸中点头。**"老师用升清降浊的思想，来解释医中万象，既能让自家胸中点头，也能让人家胸中点头。当我们回首一年以来任之堂的学习时，才恍然大悟，自己的中医人生思路，已经在慢慢理顺了！

第2讲　心与小肠用药

《内经》谈五脏六腑，以心为第一，"心者君主之官，神明出焉。"又曰："主明则下安，以此养生则寿……主不明则十二官危，使道闭塞不通，形乃大伤，以此养生则殃。"

心是一个离卦，两个阳爻，中间一个阴爻。外象是阳火，内中为阴血。所以在用药时取其象，要顺其性，养其真。真就是阴血，性就是阳气。在配伍时，就要注意阴阳互济，比如桂枝配丹参治痤疮，桂枝配白芍调和营卫，桂枝配阿胶补养心血，桂枝配生地黄治疗心动悸、脉结代等。

老师说，精、气、神以神为上，凡摸脉首先察其有神无神，不论何病，若摸到脉无神气，首先都应以强心调神为第一，强心调神方就是以桂枝汤加红参为基础。

心与小肠相表里，小肠降浊顺畅，则心脉通调，反之心脉强大则小肠动力足。所以通常治心不离小肠，治小肠不离心。心病要降小肠浊，小肠病要通心阳。

降小肠浊有通肠六药，火麻仁、猪甲、艾叶、苦参、鸡矢藤、红藤，治小肠有积，或小肠息肉，或大便不通，或通而不畅。

通心阳有心三药，红参、银杏叶、红景天，治心阳不振，心慌气短。

心脑血脉相连，心气通过颈上达脑窍，所以通心脑血脉有通脉三药，葛根、川芎、丹参，治心血不足，头晕，脑供血不足。

老师说，碰到一些杂病，一时难以把握局部升降时，你就可以退出来，从大的升降角度来调心与小肠。心是五脏阳气的大主，清阳直接上于脑窍。小肠是六腑之中最长的，所有浊气都从这里降下去，把心中清阳一升，肠中浊气一降，这个大升降调好，在这个升降范围内的疾病都会慢慢好转。

心主血脉，周身血脉不通都要考虑到强心活血，三七为活血化瘀之圣药，既可用于治急症，跌打损伤，瘀血攻心，也可用于治疗慢症，血脉瘀堵引起的各类疾病。

心其华在面，诸痛痒疮皆属于心，痤疮、面斑的治疗都要从心入手，所以有痤斑四药，丹参、桂枝、乳香、没药。

心是一个离卦，心阳不足会背凉，心火不足，难以暖肺中金，金寒则咳嗽久不愈。扶心阳时还要照顾到阴血，有个食疗小方子叫肉桂粥，用肉桂来扶阳气，用粥来养阴血，取阴阳互济之意。

◎通心阳的心三药

强壮心脏的银杏叶

红参、银杏叶、红景天这三味药是一组，称为心三药，一般医家用得比较少，我们任之堂很常用。银杏叶是近现代才开发出来的药物，用来治疗高血压、高血脂。而红景天则是一味藏药，可治疗高原缺氧。这三味药有什么独特的功用呢？为何在任之堂运用得那么广？

首先，我们来谈银杏叶。老师说，银杏叶这味药，我以前用得少。西医研究说它降血脂，改善血黏度，可如果不加辨证地用，不容易出效果，所以我少用。

学生问，现在药房里面银杏叶可以说是使用频率相当高的，这又是为什么呢？

老师说，那是有一次我拜访了民间郎中老曹，我看他搞了一大麻袋银杏叶，便问他这银杏叶是用来降血脂吗？这可不是传统中医的用法。

老曹听了后，摇了摇头说，书上把银杏叶写成降血脂，改善血黏度，这不全对。实际上我发现，银杏叶能益心气，强壮心脏，所以我用得很宽泛，经常用40克、50克，效果非常好。

老师问他治疗哪些疾病效果好，老曹言简意赅地说，只要是心脏功能不足导致的各种疾病，用它效果都好。头晕的病人，银杏叶加川芎（心脉通于脑）；皮肤病病人，银杏叶加苍耳子（心布气于表）；鼻塞的病人，银杏叶加辛夷花（心肺有邪，鼻为之不利）等。

后来老师就开始用，20克、30克、40克，给病人用，一方面没有发现明显的副作用，另一方面发现它对很多病都有缓解的效果。比如，阴道瘙痒的病人，有谁会想到病人的心脏功能不强呢？老师就想到了，"诸痛痒疮，皆属于心。"不管你是脸上的痤疮，背上的暗疮，或者皮肤湿疹，更或者阴道瘙痒引起的各种痛痒，只要把心脏功能加强后，整个代谢加快，痒痛即除。按西医的说法是，病理产物都可以代谢出去，效果就出来了。用银杏叶时，老师说，用量要大，不大效果就不明显。这比单纯地用蛇床子、露蜂房或贯众杀虫止痒效果还好。老师于是总结出一条，**治痒别忘了强心。**

防治高原反应的藏药红景天

红景天是一味藏药，西藏的道地药材。老师对学生说，把药柜里的红景天端来，要讲透一味药，你们要经过三步：第一步要先看一下这味药的形状色彩，第二步再闻一闻这药的气味，第三步再尝一尝这药的味道。

学生们把红景天端来。红景天是切成块的木头，比较轻，老师掰开一个，给大家闻，你们闻一闻，是不是很香啊？七八个学生，每人拿一块，闻过后都点点头说，这种香味太奇特了，一闻很精神。

老师说，对了，芳香除了能醒脾，还能开窍醒神。红景天这种香味，很明显是醒神的，闻后都很愉悦。心主神明，这药治疗心脏病、贫血、缺氧效果很好。我以前用丹参、菖蒲、槟榔、枇杷叶，治疗心脏病效果不错。后来有个病人反映，他有心脏病，去西藏容易有高原反应，吃了红景天后，头不晕了，贫血也慢慢好了，也很少再心慌。后来我就把红景天用于治疗头晕缺氧的病人，这种病人嘴唇往往是紫暗的，或者用于贫血的病人，这种病人嘴唇是白的，发现效果都不错。

有个学生说，我也看过一个报道，就是上高原前一周，提前吃红景天（有红景天胶囊），吃了后再上高原，平时容易有高原反应的，重的可以减轻，轻的基本上就没有了。很多人现在都知道了，所以红景天的名声传了开来。

藏民喜欢用雪莲或红景天泡酒饮，养心散寒，用来适应高原寒冷缺氧的环境，真是一方水土养一方药物，一方药物治一方病痛啊！

我们想想，在人体而言，高原就如同心脑，中原就像脾胃，沿海就像膀胱、肠道。红景天取的是高原之象，以入心脑。人体的大脑缺气，就如同高原缺氧一样。

怀山药产于河南中原地带，它最善调脾胃，厚中土。沿海岭南一带，多产清热利湿的草药，如白花蛇舌草、车前子等，偏于走下焦浊道，这也是凉利之药生湿地的道理。

老师反问道，为什么红景天有这种功效？我们要知其然，还要知其所以然。有学生马上说，是不是增加细胞的携氧能力？老师说，西医是这样说，但按我们中医来看，叫"气能摄血，血能载气"。身体虚弱疲劳的人，身体处于气虚状态。这样的身体很容易头晕，心脏为了满足身体的需要，就会拼命地加快泵血速度，但这样无疑也加重了心脏的负担。而红景天不是通过加快心脏泵血速度来醒神的，而是通过增加细胞的携氧量，也就是增强"血能载气"的能力。这样就不需要通过加速心脏，身体四肢头脑却能得到充分的氧气供养，而心也不会因此而慌乱，增加负担。红景天这种强心的功能是一般强心药所不能比的，它的这一优势就是不伤心。

你们再掂量掂量，看这红景天是重的还是轻的？学生们异口同声地说，不重！老师点头说，一般活血的药都是致密的，比如丹参、三七、三棱、莪术，它们都非常沉实，而红景天，你们看，非常松飘，一看就知道它能走气分上焦。你再看它的颜色，非常有意思，它既不是红的，也不是白的，而是红白相间，所以它既能行气，又能活血，气血两道通管。

学生们恍然大悟，以前没有特别关注，现在老师一点拨，才知道还有这么深的门道在里面。以前在医院也没少用，没有这么仔细揣摩研究过。这样一说，这味药永远都忘不了了。

心力不足用红参

老师说，红参不单能补气补血，还能补神。当你摸到病人脉象六脉无神时，肯定少不了红参。红参这味药，大补元气，不凉也不燥，很符合心脏这个离卦的特点。离卦是两阳夹一阴，红参就是这股纯阳之气，然后经过糖制，又能补血。你们掂量掂量红参，它质地比较沉重，这是因为糖制过。未糖制前，就像二三十岁的年轻人，还有燥气火气，经过红糖锤炼后，就像五六十岁的中老年人一样，变得缓和温和，补力也持久些。你们可以去药柜里拿出来称一称，掂一掂，这样印象更深刻些。果然，大家都掂了掂，比寻常药物质地要沉些。

有个病人坐长途火车来任之堂，还没看病，就心慌气短，面色黄白，脉虚数无力。老师马上先让她吃了几片红参，原来她有严重的贫血。等她嚼完红参后，就缓过来了，脸色才开始有些红润，脉也有劲了。

老师说，古人治大失血，脉空虚者，首选补气药，人参或黄芪，因为有形的血不能速生，无形的气应当速固。《内经》里讲阳生阴长，心脏阳气起来后，阴血才会慢慢充足，这也是气能生血的道理。我们用红参就是直接给心脏一股动力，心脏动力一足，气血就鼓动起来，所以面白、心慌、气短这些症状就得到缓解或消除。

有时会碰到晕针或晕拍的病人，这时也是给他们调服红参，或者用红参粉泡水喝，也能够快速缓解症状。《药性歌括四百味》里第一味就是人参，里面说，人参味甘，大补元气。可见红参用于补元气救急，是古人首选的药物。

《本草乘雅半偈》里说，人参安定精神魂魄意志，于仓忙纷乱之际，转危为安，定亡为存。而晕针，其实就是气血处于仓忙纷乱的时候，这时人参进去，大补元气，就像拨乱反正、安邦定国一样。

有一类病人是六脉神不足的，老师一摸到这种脉象，常会问病人是否老梦到一些过世的人？病人都会以惊奇的眼光说，你怎么会知道？

老师说，很简单，神是阳性的，阴阳消长，阳虚则阴盛，你阳神不足，就容易有阴梦。这种情况用桂枝汤加红参，常常一剂知，二剂已。

有个中年妇女，45岁，心慌气短，面白背凉，神疲乏力，六脉无神。一年多来，经常梦到死人，她都习以为常了。老师就给她开桂枝汤加红参，重用到30克。老师开玩笑地跟她说，不怕，这药你喝下去，它们就不敢碰你了。病人半信半疑，但3剂药后，她就不再梦死人了。再回来复诊时，高兴得不得了，好像多年的阴影一下被阳光照开来一样。

老师引《内经》原文说，心者，君主之官，神明出焉。不仅梦见死人这些古怪的病症要强心治疗，很多疑难杂病，到后来都要从心而论治。主明则下安，主不明，整个身体都是动荡的。从心论治，我们常少不了红参。《神农本草经》说红参能安精神定魂魄，止惊悸，除邪气，明目，开心益智。而这阴梦就是一种邪气，是精神魂魄层面上的东西。这种怪病要调治的是君主之官，君主安定，"妖魔鬼怪"就无从作乱。

老师说，桂枝汤加红参，不单治疗梦死人，老年人眼花，心气不展，健忘，只要是左寸脉阳气不足的，奇奇怪怪的病都可以用。因为从神的角度上调治疾病，站的层次是最高的。人有三宝，精、气、神，神是统摄精、气的。

张景岳注解"心主神明"时说，"心为一身之君主，禀虚灵而含造化，具一理以应万机，脏腑百骸，惟所是命，聪明智慧，莫不由之，故曰神明出焉。"

老师接着总结说，心三药，银杏叶是直接强心治心的；红景天能够给周围血液循环增加气量，使细胞载氧最大化，增加血能载气的功能；而红参直接补神，所以对于各种虚劳、心脉受损、气虚的人都非常适合。其实现代人的气虚不外乎是三个环节出了问题，一是水谷之气的来源受到污染了；二是我们呼吸吐纳，没有掌握一些技巧，不能很好地吸收大自然的清气；三是身体先天的元气，通过纵欲亏耗掉了。这三方面任何一方面出了问题，都会使人觉得非常疲劳，头晕脚重，不爱动，很累，甚至眼花，少气懒言，寸脉弱，六脉沉细。

这时心三药就可以用上了，一用上去心脏就像吃饱饭一样。这三味药能把大自然的清气运送到周身需要的地方，缓解疲劳非常明显。身体哪个地方缺气缺氧了，哪个地方就容易出问题。但不管哪个地方缺气缺氧，都离不开心主神明，心主血脉，心为五脏六腑之大主。心强大了，身体就强大，心乃君主之官，所以这强心三药不简单啊！

◎通脉三药治头项

有位河南大叔，五十多岁，忽然间头晕乏力，嗜睡，量血压正常，就是不能干活工作，不得不到当地医院住了 7 天，仍然头晕，甚至输完液后还加重。大叔的儿子说，在医院做了一系列检查，都没查出什么原因。然后给老师打电话，老师说，头为诸阳之会，阳气升不上来会晕，浊阴降不下去会晕，头脑中血脉闭阻不通也会晕。升脑中阳气，以升督脉、膀胱经为主，降脑中浊气以降阳明胃肠为主。这病人二便通调，浊阴能降，还是一个清阳不升的问题，于是老师给他开了葛根、丹参、川芎三味药，葛根重用 50 克，服了 6 剂药后就不晕了。

老师说，这三味药就是通脉饮的思路，葛根升阳气，还能够缓解颈部经脉拘急，因为葛根是蔓藤，长得非常长，能通达人体十二经脉，色白入气分，升阳气。

丹参乃活血养血妙药，还能清心安神，以其色赤入心故也。俗话说，一味丹参饮，功同四物汤。丹参一味药，就把活血与养血两方面都照顾到了。

川芎既是引药，也是主药，头脑清阳不升引起的头晕头痛少不了川芎。古人称川芎上行头面，下行血脉，旁开郁结，这川芎的本事还是比较大的。

虽然只有三味药，却能有效改善大脑气血供应，所谓万物生长靠供养，没有供养不生长。人体的头晕气短、记忆力减退，中医叫作上气不足，大多是大脑疲劳退化，长期得不到足够的气血供养所致。这通脉三药，直接通心脑血脉，针对性强，对头颈部长期疲劳，得不到充足气血供应有明显的效果，故我们又称之为头三药。

病人在医院输液，补充了营养，如果身体阳气不够，这些精微物质只处于阴成形的状态，很难进入阳化气的状态。而中医汤药就解决了这个问题。用丹参注射液和丹参煎汤服用，最大的不同就在于煎汤的丹参，它有一个阳化气的过程。人体有阳化气，才能够上达头面，因为清阳之气是往上走的。如果少了阳化气，吃进去的营养化不开，它就会囤积在肚腹腰间，升不上来，就容易出现向心性肥胖。

而在脉象也有相应的体现，中焦郁住，偏大，寸部偏小，升不上来。这样的人，肚子大，容易头晕，是阴成形的多，累积在下面，阳化气的少，升举不上来。所以中药加强阳化气的功效，用通脉饮或补中益气汤，对这类头晕效果很好。西医称之为大脑缺氧缺血，其实从中医来看，不过是一个清阳不升、阳不能气化的问题。

老师的经验就是凭脉加上望形，结合症状，脉象中焦郁，下大上小，形体上出现肚子偏大的，这样的病人出现头晕，用上通脉饮，或单用，或加入辨证方中，都有佳效。

有个女病人，在政府部门工作，经常要伏案整理文书，面对电脑，患颈椎病三四年了，眼花头晕，鼻塞，胸闷，以前也经常做针灸、理疗，局部颈椎问题能缓解，但不久又复发。老师摸她双寸脉不足，关部郁，认为她鼻子、颈椎的问题不单纯在局部，跟她的肠道、胸腔的气机不通畅有关。于是给她用通脉三药加鼻三药（苍耳子、辛夷花、通草）、胸三药（枳壳、桔梗、木香），再配合桂枝汤。

5剂药吃完后，病人反馈说，以前做理疗效果都没这么好，早知道中药有这疗效，前几年就来吃中药了。因为她吃完中药后，鼻子不塞了，眼睛亮了，头脑也清醒了，以前一上班就犯困，疲惫。这几剂汤药喝下去，她觉得整个人都有劲了。

老师说，现在伏案工作的人多，局部颈椎的问题，跟胸部压迫、心脏劳累、肠道不通都分不开，所以我们会选择多组药物配合，叫作强强联合。

◎降小肠浊的通肠六药

船动力、河水与风

有个病人，是从西安过来的。老人家30年前曾经大病一场，连续赤白脓血便四十余次，肌肤憔悴，形容枯槁，从此得了慢性腹部隐痛症。后来通过练习书法、调心，慢慢地身体恢复过来了，但仍觉腹部有股气堵在那里，经常不适，到现在仍然不能断病根。

我们跟他说，你当时正气足，才能把邪毒拉出来，如果不拉了，中医叫关门留寇，那可就危险了。为什么？因为《内经》里说，五脏不和，七窍会有病变，六腑不和，肠道会留结痈脓。

身体在生病的同时，也在排除邪气。我们医生看病，包括每一个病理细节，都要从正反两方面来看。人体泄泻，是肠胃在排浊，但如果泄泻过度，就会泻伤正气，导致体虚，疾病缠绵难愈。但反之，如果肠道有痈毒，却不能排泄出来，那才是最可怕的。即老师常说的，虚不死人，实会死人。实会痹阻病机，关在里面出不来，这才是最要命的。

老师又跟这位老人家说，腹痛别担心，把臭屎拉干净，能拉是好事，不能拉，那才可怕。病人听了，笑逐颜开。

老师看他是老年人，脉象也不是太郁滞，所以用通肠四药，还没有用到通肠六药。加以病人腹部长期隐痛，除了用润肠通便的思路，还要考虑到气机的问题。就像船在水中行一样，河道水足畅通很关键，而风吹帆动，给船以动力，也相当关键。

润通大肠，相当于让河道水足，用的是火麻仁、猪甲、艾叶、苦参，即通肠四药；而给船以风力，用的便是理气的五味药，即郁金、香附、枳壳、桔梗、木香，这五味气药，从上往下顺，从肝胆到脾胃到大肠，一路理下来。

由于老年人营卫不足，久病体力会有所不足，就像船本身的发动机或划船的动力跟不上。桂枝汤直接入心脏，给心脏动力，心像肠道这条船的发动机，甚至是五脏的发动机。所以老师加入桂枝汤，以助体力。

方药为：火麻仁 20 克，猪甲 20 克，艾叶 5 克，苦参 5 克，郁金 20 克，香附 15 克，枳壳 12 克，桔梗 12 克，木香 15 克，桂枝 15 克，白芍 20 克，生姜 15 克，大枣 5 枚，炙甘草 10 克。2 剂。

2 天后，老人家来复诊，疗效好得很。他说，喝药后，大便是黑色的，臭得不得了，以前从来没有拉得这么多。腹部经常痛的那个地方，以前像打结一样，喝药后腹部像是一下子松开一样，非常舒服，走路都有劲。老师再把脉说，嗯，气顺了。

人体的腹部要像一团活水，肠道就像九曲回环的溪流，要进得来出得去，其间气机流通要活活泼泼。有形的大便，每天要保持通畅，而无形的气机流通更要通畅。这是中医的治病效果。像这位老人家，西医院也检查不出肠道有什么实质性的病变，但就一直为那团气而困扰了几十年，治疗也没有效果。老师用这些极其简单的药，帮他疏通肠道，调顺气机。他服完药后，脸色比来时光泽了很多，特别高兴。

为了让他回去后不再复发，我们就教他拍打，用空心锤轻轻敲打腹部，目的是让腹部时常保持一团活水，而不是一股死气。

半年后，他从西安打电话来，非常高兴地说，这几个月一下子回归到十几年前的健康状态，腹部很少隐痛，家人都说我精神大好，比以前还要好。

是啊，这船本身马力要足，外面的风要大，加上河中的水要充沛，这样三事俱备，畅通无阻。

老师说，这个思路不仅可以用来治疗肠道瘀阻，因为气机不能周流而引起的一系列顽疾，都可以用通肠之法，令病痛消除。周身五脏气血要能够很好地周流循环，第一大前提就是肠道要能够正常排泄。肠道瘀堵后，脏腑就像没吃饱饭一样，还要备受浊气的污染，自然没劲干活。如同贫困的山村，路没有修好，物质进不去出不来，经济发展不起来一样。

桂枝汤高屋建瓴，从心而动，在上面给足动力，各种调气的药入中间肝脾，给予丰富的动力，使两个轮子转起来。通肠药直接入肠道下窍，肠通腑畅，把道路给修好，这样气机循环起来就更圆融快速了。上中下畅通无阻，病得消除。

通肠腑治脚气病

有一个来自荆门的病人，患脚气病 18 年，反反复复，一直治不好。他慕名而来，找到老师。老师不问他脚气病，而是问他肠道大便怎么样？他说，非常不好，排不干净，黏黏腻腻，很不爽快。

老师说，人家治脚气病治细菌，我治脚气病治环境。人家治脚气病，治在脚上，我治脚气病，治在肚子上。我们换个思路吧。

于是，老师给他开火麻仁 30 克，猪甲 30 克，艾叶 8 克，苦参 8 克，炒薏苡仁 30 克，冬瓜子 20 克，白术 20 克。5 剂。

他刚开始不相信这么简单的几味药就能治病，可服完 2 剂后，大小便很多，人也一下子轻松了很多，脚丫子居然不出臭水了，把药服完后就好了。

他跟老师说，你这药神得很呐，我 18 年的脚气，这么简单的几味药就搞定了。

猪甲这味药非常好，它能于浊中降浊，肠中有积滞，顽固不化的，用上它都可以迎刃而解。再加上火麻仁，凡仁皆润，火麻仁润通小肠还带补，肠道像点了润滑油一样，猪甲把肠中的浊气刷出去。所以火麻仁和猪甲相配，一个点油润滑，一个把浊气刷下去。看似平凡的两味药，治疗很多疑难杂病，往往收到意想不到的效果。

我们问老师，为何通肠四味还要加炒薏苡仁、冬瓜子呢？

老师说，清阳出上窍，浊阴出下窍。人体下窍是排浊的通道，下窍排浊有二，一个是浊滓，一个是浊水。浊滓归肠，浊水归膀胱。病人长期有湿热，留浊不去，除了通肠，还要清利膀胱。炒薏苡仁、冬瓜子可令湿浊从膀胱分利而去。而苦参这味药，虽然在通肠四味药里，但它除了降肠浊外，还有利小便的功效。本身通肠四药里就包括利膀胱、祛湿热的。

我们又问，为何最后还要加入白术一味药？

老师说，降浊之中不要忘了升清，脾宜升则健，胃宜降则和。长期浊气不降的病人，必然也会伴随着清阳升不上来。《内经》说，升降相因。这升清和降浊通常是同时进行的，只是我们用药侧重点不同而已。

学生们马上把老师这个方子视为秘方抄下来。老师笑着说，你们要记的是医理，不是方子。你们把人体正常的生理搞明白后，出来的都是秘方好方，用之不竭，取之不尽。老师引《内经》清升浊降的思想说，你把这清浊升降搞通后，用方治病，又何止脚气病呢？这可是心法。随后老师便总结吟出治病用药的心法：

> 浊气降下，清气升上，
>
> 食入胃肠，水归膀胱。
>
> 二便通畅，百体安康。

这个清浊思路理顺后，又何止治一病一疾呢，百体都可以调畅啊！老师这一句话在我们耳朵里回旋，久久不去。

> 脚气病，有口诀，换个思路治肠腑。
>
> 原来医中有大道，我们方才恍然悟。

我们终于明白，为何老师要大家破除秘方的思路，直接去探求最精髓的医理。古人说，神用无方。当你得到神机妙用的时候，信手拈来，天底下都是好方子。

苦参、艾叶用意深

今晚老师特别讲到艾叶和苦参。

老师问我们，艾叶、苦参这组药对的用意何在？我们说，艾叶、苦参，一个辛温开散，一个苦寒降下，辛开苦降，能够祛除肠道湿热败浊。对于大便黏滞，排不干净，用这两味药很好。

老师说，是的，还有没有其他用意？我们又说，艾叶能够温通血脉，苦参可以清热燥湿，这两味药除了治疗肠道湿热阻滞，应该还可以治疗血脉湿热瘀滞。这两味药也是寒温并用、寒热对流的。

老师点点头说，没错，除了肠腑败浊、血脉湿热外，还有呢？我们就等着老师讲。老师说，艾治百病，艾叶用得好，可以治疗很多疾病。上等的艾叶叫蕲艾，这蕲艾服之则走三阴，而逐一切寒湿，转肃杀之气为融和，灸之则透诸筋，而逐百种病邪，起沉疴之人为寿康。艾叶既可外用泡足，也可制成艾条艾灸，还可以放入内服汤药中，用途非常广泛。苦参，除了清热解毒燥湿外，它还有杀虫的功效，用于妇科下焦湿浊生虫，或皮肤湿疹虫痒。

有个年轻的小伙子，手足湿疹，一吃海鲜，胸腹部起疹子，红痒难耐。老师只给他开了六味药，艾叶 30 克，苦参 30 克，荆芥 30 克，薄荷 30 克，青风藤 30 克，海风藤 30 克，5 剂，熬水外洗就好了。

这外洗方也有外洗方的理法，艾叶、苦参最能去湿热，荆芥、薄荷能祛风止痒，青风藤、海风藤，凡藤类药都善于疏通经络。这样湿热得除，经络能疏通，外邪又可以疏散，所以湿疹红痒很快就可以消除。

湿生虫，治环境

又有一个妇女，得了顽固性的真菌性阴道炎，反反复复，常规的妇科洗剂、治疗阴道炎症的大部分西药都用遍了，抗菌、消炎、杀毒，疾病却越发顽固，人也被折磨得很累。她一来就问，有没有更好的杀菌止痒药？

老师跟她说，我们中医治病不看病菌，看的是大环境。中医认为，湿生虫，虫是结果，湿是原因。《内经》说，必伏其所主，而先其所因。必须要在原因之前介入治疗，这样就能够控制疾病。好比地上有一滩死水，它自己会长很多微生物，这是自然现象。不把死水清除干净，那些虫子微生物就会没完没了地繁殖，怎么杀菌消炎都搞不干净。那么怎么治这个湿的大环境呢？

老师说，治湿从外面来治是治标，从里面来调才是治本。好比水库外面漏水要从里面堵才能堵得住。阴道外面渗湿，生虫痒，要在五脏里恢复功能，令湿浊不下注，这样真菌失去生存的环境，你不除它它自己都走了。

于是老师给她用完带汤加艾叶、苦参、黄柏，还有阴痒三药（丹参、菖蒲、蜈蚣），这样吃了 5 剂药后，痒痛大减。

她说，以前痒得忍不住，心烦气躁，根本没法工作，现在偶尔也有点小痒，但能忍住，也不那么烦躁了。

老师说，痒能够让人心烦，我们给她放了强心的药，心功能强大，自然不怕痒。痒是来源于虫，虫是来源于湿热的环境，我们用药把湿热环境一改善，真菌虫类失去繁殖的空间，自然没法再作乱了。剩下的只要慢慢去调理，不要吃生冷的东西，身体就会慢慢康复。

心有千千结，苦参亦能解

老师说，大凡参类都含有补益的作用，对于心脏不好，苦参除了通过治肠缓解心脏压力，还有强心的作用，可用于治疗心律失常、心悸。

我们恍然大悟，原来老师用艾叶、苦参这组药对，不是局限于看到一个肠道，看到的是整个身体的气机，看到的是心与小肠相表里。这样，用这组药治疗各种心脏疾病我们就好理解了。

比如，风湿性心脏病，艾叶有温通经脉之功；病毒性心肌炎，苦参有解毒祛湿之力。艾叶、苦参一配，又能涤荡肠腑，一个开，一个合，一个温，一个凉，心经的郁热都往小肠下面走了，心开郁解，病情减轻。

用好这组治肠的药，可以治疗精神方面的疾病。

老师又举了个病案。有个江苏的小伙子，中专毕业后，想找份平常的事业做做，可他的家族却希望把规模巨大的钢材生意交给他做，希望他能接下这个大事业。而他却觉得自己学历低，性格内向，扛不起这种压力，因而战战兢兢，结果不久就因为压力过大，得了抑郁症，晚上睡不着觉。家人为他请了各路名医，也没能改善病情，反而让他更加郁闷烦躁。他看到老师的书后，就坐车来找老师。来时满脸苦瓜相，脸色非常憔悴疲倦，无法正常入睡。他问老师这个病有没有把握治？

老师说，你以前都吃了些啥药？他把药方拿出来，大都是龙骨、酸枣仁之类镇定养心安神的药，医生看到的是病人心神不安，但用了药后，也不能解决问题。

老师说，你还年轻，这病要好起来也容易，但你要学会把心静下来。我可以用药，辅助帮你把心经的热通过小肠引导下来，心没那么烦了，身体就会好转。

这样，老师就另辟蹊径，不用镇定养神的药，直接用艾叶、苦参、火麻仁、猪甲"通肠四药"的思路，导心经之热，从小肠排出，釜底抽薪。

老师说，不是疑难杂病，不会到这里来。既然是疑难杂病，以前常规的治法，其他医生应该都用过。他们如果能用常规镇心安神治好的话，这病早就好了。我们要另辟蹊径。老师说，这病人是心脉亢盛，肝郁，治心要治小肠，治肝要治胆。心主神志，肝主情志，心经之热要靠肠腑来排，肝经之热要靠胆腑来排。这样心热肝郁，通过治小肠与胆，这叫作"以腑治脏"，釜底抽薪，其热自平。治肠用肠四味，治胆用温胆汤。

这病人长途舟车奔波，加上病苦折磨，脸型都走相了。再加上睡不好，长期失眠，苦不堪言。他当天喝了老师的药，喝完后排了大量浊屎，奇臭不堪，当天晚上就睡得很好。第二天起来，浑身都是劲，这真叫里通一身劲啊！

治疗了一周，脸上因长期失眠留下的皮肤皱纹暗斑居然一一消除了。老师说，皮肤粗糙，不用给他补阴，只要能令他睡觉，睡觉睡好了，就是补阴。

年轻人，身体有活力，药又对症，身体康复得很快，一周左右身体就好得差不多了。他非常感谢老师。

现在情志病、饮食病的人很多，老师选用苦参一味药很有深意。原来它除了清热燥湿、杀虫利尿功效外，本身还有治疗情志抑郁、肠腑积聚的能力，老师叫大家去看《神农本草经》就明白了。

《神农本草经》说，苦参主心腹结气、癥瘕积聚，逐水。原来这味苦参在通肠六药里还充当排浊水、利膀胱之功。它能主心腹结气，既能治上面心有千千结，抑郁气滞，还能治下面肠腑积聚，以及膀胱水道不利，堪称从上至下，降本流末，散心经郁结降火，又清利膀胱肠腑的妙药啊！故曰：

胸中有结气，精神便抑郁。

排便又黏腻，肠腑有积聚。

上下有湿热，尿黄也不利。

这该怎么办，快寻苦参去。

重用鸡矢藤治风湿痹证

鸡矢藤味甘酸，性平，归心、肝、脾、肾、大小肠经，能祛风除湿、消食化积、活血止痛，主治风湿痹痛、小儿食积腹胀、腹泻、跌打损伤、蚊虫叮咬等。

由于鸡矢藤是藤类药，"软藤横行筋骨中"，大凡藤类药都有祛风通络的功效，所以把鸡矢藤用于治疗风湿痹痛，这是常理。

有个腰背痛的病人，他服用寻常的壮腰肾药效果并不明显。老师见他舌苔根部厚腻，便说：

肠积生湿浊，经脉不通利。

重用鸡矢藤，可除风湿痹。

于是鸡矢藤一味用到100克，再加入寻常的壮腰肾之药。他吃完后腰背就不痛了。为何之前用壮腰肾药不效，加入一味鸡矢藤后就大效呢？老师说，鸡矢藤既能化肠积，也能治风湿，它是藤类药，能通经络。

我们又问，用这么大量的鸡矢藤，会不会伤到正气？老师说，有病则病受。

病人舌苔垢腻，你不用大剂，还刮不下来它。而且鸡矢藤药性平和，小孩子都可以用到 30 克、50 克，如果要治风湿痹证，不用大剂量就达不到通筋透骨的力量。

《太白本草》中说鸡矢藤是风药儒将、止痛妙药。既然它是儒将，又不是猛将悍将，所以不怕大剂量。

厌食症与三高

十堰当地有个小孩子，家庭富裕，却养得病怏怏的。原来这小孩平时不爱吃饭，就爱吃零食，他妈妈带孩子来看厌食症。

老师说，厌食症是家长没养好，你只要不给他零食吃，他慢慢就会好起来。

他妈妈说，不给他零食吃，他也不爱吃饭怎么办？老师说，他不爱吃饭，就是因为你给他零食吃。你饿饿他，他就爱吃饭了。零食养病，主食才养命啊！

于是老师就给他开木香、山楂、鸡矢藤，这三味药又叫开胃消食三药，熬成糖浆给孩子喝。孩子喝了就爱吃饭，爱吃饭了，整个脸色就红润起来。

他妈妈说，余医生，你这药真灵啊！老师说，不是药灵，是你不给他吃零食了，药只是起到很小的辅助作用。孩子他只要爱吃饭，生机旺盛，恢复就会很快。

> 木香山楂鸡矢藤，消食开胃治厌食。
>
> 熬成糖浆又好喝，养出健康好娃儿。

所以老师把鸡矢藤用于治疗各类食积、厌食病症。老师说，鸡矢藤治疗各类肠积是一流的，平和而有效。

当今时代，从小孩到老年人没有不因饮食过度而食滞胃肠的。这种有肠积的，脸色一般都泛黄泛暗，胃口不好，又容易感冒。老师说要用药物把积滞化开，颜眉才得以舒展。刚开始老师用肥儿散，虽然有效，但却因为药物苦涩难食，难于推广。后来老师发现鸡矢藤不仅效果好，没有难食的异味，而且药性平和，有效持久。

《太氏药谱》里提到一位民间郎中善于用鸡矢藤治疗小儿食积而闻名乡里。这在一般教材、方书中比较少见，可见学问并非尽载名家论著中，许多极有效验的秘方都在民间实践派手中。因为临床实践才是中医的生命，他们所受的医学教育往往不多，但却有相当丰富的临床实践经验。

太树人老家太家庄的周围有一个小村庄，小村庄里有一个张姓草医，祖传疳积秘方，以其简验便廉，远近求治者络绎不绝。此医视为枕中秘，从不轻易示人。为了学到这一长处，太树人多次与他攀谈，敞开心胸交流，此医知道太树人是大地方大医院的中医，见对方这么无私地传授用药经验，于是也愿意共同切磋医道，久而久之，情深相惜，渐去戒心。有一次在畅饮醉酒后，此医道出他祖传秘方，一味鸡矢藤研末就是。

老师往往重用鸡矢藤，给有积滞的病人恢复胃口，排除宿积，治疗厌食，焕发生机。宿积严重的可见黑褐色大便，大便色泽变浅不再发黑，标志着积滞化开了。

有个病人高脂血症，一脸浊气，打呼噜很严重，舌苔垢腻，双关郁。

老师只给他用了通肠六药，重用鸡矢藤 80 克，再加进大黄、泽泻、炒薏苡仁。服了 3 剂药后，排出大量各种颜色的大便，整个人再来复诊时，脸色清爽，看起来像换了一个人，病人也自我感觉非常良好。老师说，如能长期保持肠通腑畅状态，你这血脂、血压都会恢复正常。

人能神清气爽，源于二便通调啊！所以老师很喜欢用鸡矢藤与火麻仁合成药对加入汤剂中，而且重用，治疗肠道有积滞引起的"三高"，既化食消积，又润通肠腑，肠通腑畅，百病消除。

老师说，三高不可怕，关键你每天要做到四能，四能就是健康的标准，只要做到四能，那便没什么大碍了。这四能便是能吃、能拉、能睡、能笑。鸡矢藤便是消积开胃，令人能吃能拉的佳品。故在民间有不少人懂得用鸡矢藤泡茶喝，被视为寻常保健良药。

健康减肥的好药对——苍术和鸡矢藤

鸡矢藤还用于减肥，消积去滞，恢复脾胃运化能力，就是它减肥的机制。

有个病人身体肥胖，痰湿特别重，前来找老师要求减肥瘦身。

老师问他胃口好不好，他摇摇头说，以前很好，现在不好了。

老师就开了鸡矢藤与苍术两味药，以 2∶1 的剂量，打成粉，叫病人平时拿来泡水喝，一次一大勺，一日三次。

病人吃了不到一个月，体重居然就减了下来。以前吃饭都不敢放开胃口吃，现在胃口好，体重反而下来了。他们单位的人都很难相信，世间居然有这种既可以减肥、又不会伤胃口的良药，吃后还更精神。于是他们也都过来要开这种减肥药。

老师说，中医里没有减肥药，只是把你们的肠道积滞化开，脾胃功能恢复，靠你的正气把痰湿赘肉消化掉。平时还是要多锻炼，不能依赖药物。

为何吃了鸡矢藤，腿脚更轻便，胃口也好了呢？原来对于肠壅腹滞的人来说，他们好像超载的车爬坡一样，爬得很吃力，上楼梯也没劲。这时让超载的车辆把货物卸下来后，它就开得快了，而鸡矢藤就是一味能使肠道"货物"卸下的妙药。肠道的货物一卸，脾脏这个五脏六腑的车轮子旋转得就快。脾胃恢复正常升降，身体很多垢积都可以清理出去，这样病人就进入一个良性循环，排便通畅，胃口又好，体重减轻，精神更足。

老师说，这组药对是治疗脾虚肠滞的，在排肠滞的同时，让脾功能正常运化。

由于苍术气味雄烈，偏于走散，而白术平和偏于守中，它们在选择时有所区别，肥人用苍术，瘦人用白术。肥胖的人健脾减肥可用苍术，因为肥人多痰湿壅堵，它需要雄烈之气，健脾燥湿。而瘦弱的人健脾增肉则可用白术，因为瘦人脾虚耗散太过，所以反而要用白术，能健脾之中带补。可见，同样脾虚的人，一者表现为痰湿重，肥胖，代谢不去；一者表现为气血生化少，瘦弱少肉。

这个小药对，药小力不小，已成为健身减肥的良药。因为它们符合中医一升一降的思想。鸡矢藤消积化浊，以降胃气；苍术健运湿阻，以升脾中清气。鸡矢藤降胃中浊气，苍术升脾中清气，一升一降，正符合《内经》所说的"清阳出上窍，浊阴出下窍；清阳发腠理，浊阴走五脏；清阳实四肢，浊阴归六腑"。

所谓"肥人多痰湿，瘦人多虚火"，这减肥就当以祛痰湿，恢复脾胃脏腑升降功能为第一要义。

儿科心法与食积方歌

小孩子的疾病，一般都离不开"二太"，即太阳病（外感邪气）与太阴病（内伤饮食），所以儿科的中医大夫普遍都有这样的心得，就是把解表药和消食化积药组成方剂，便解决了小孩子大部分的疾病。

老师常用的就是小柴胡颗粒解外表邪，午时茶冲剂消食化里积。

我们刚来任之堂学习时，最深刻的就是老师治疗小儿食积的方子。因为现在小孩吃的东西非常杂，而且普遍超过了胃肠的负担。很多小孩吃水果，吃到脸上冒虚汗，吃到腹痛面青，家长还不知道问题出在哪里，还以为小孩缺乏维生素呢。这样的小孩很多。

老师只要辨为单纯性食积，一般开这十味药，就解决问题了。我们把它编成方歌，歌曰：

> 一味鸡矢藤消积，二药枳桔调气机，
> 三仙消食开胃气，四君补养脾中虚。

这个方子就是以重用鸡矢藤消积化食为主，配上枳壳、桔梗来升降气机，再用焦三仙开胃气，四君子补脾虚。因为小孩肝常有余，脾常不足，脾胃虚了，食物不能运化，所以要补脾。同样，食物超过了脾胃的运化能力，才会伤到脾胃，所以要消积。这个方子把扶正、祛邪都考虑进去了，还融入了升降的思路。

小儿闹夜的小妙方

鸡矢藤这味药，单用效果也非常好，配成药对也不错。晚上哭闹的小孩很多，老师说，一般是大人没带好，不外乎是喂养不好，或感风寒。用20克鸡矢藤，加上2克的竹叶，或2克的灯心草，熬成水，小孩子喝上一点，就不闹了。

这组配伍也很有意思。小孩子哭闹，一个原因是心经有热，所以用竹叶或灯心草，竹叶是导赤散中重要的一味药，它能把心经的热邪导到膀胱小便出来。而灯心草顾名思义，以前洋灯时代的灯心就是用它做的。灯心草也能清热利水，以其甘淡归心、肺、小肠、膀胱经，能够把心火降到水道中利出来。所以用于治疗小儿夜啼、心烦不寐、口舌生疮、小便不利，效果相当好。

用鸡矢藤也是根据中医理论，心与小肠相表里，小肠里有积滞，就会加重心脏的负担。所以小儿小肠有积，就心烦哭闹，要解除小孩哭闹，首先要保持小孩肠道通畅无积。

> 小儿心中老烦躁，晚上睡觉总爱闹。
>
> 这是食滞在肠道，心热才会向上扰。
>
> 竹叶清心热下导，通肠鸡矢藤有效。
>
> 心与小肠不阻滞，闹夜从此日渐少。

欲补先通选红藤

有个病人，男，三十来岁，右腹部常有隐痛，伴随大便稀溏不成形一年多。人显得消瘦。他说，我也看了些中医，吃了些止泻药不管用，参苓白术散这些健脾的药也吃了不少，都没明显效果。他问老师如何把消瘦的身子补起来？

老师一摸他的脉说，你关尺部郁滑，左寸不足，小肠有积，大肠有湿热，欲补先通。你这大便次数多，拉得还不够，小肠里很多东西拉不出来，所以才会反复腹中隐痛，大便不成形，消化不好，人也消瘦。

于是给他用通肠六味，红藤重用到40克，还加了苍术、木香、大黄。

病人吃完3剂药，回来复诊时说，这三天拉的东西比平常多了一倍。

老师问他，拉完后，人会不会觉得没劲啊？

他说，不会啊，还有点轻松，舌苔也不腻了。

老师说，这就对了，你拉的是肠道里头的浊垢，这些东西排出来后，人才会神清气爽。脾胃压力一减轻，运化吸收功能会加强，这样虽没有用健脾的药，却能起到健脾的疗效。随后，老师就给他开了几剂四君子汤加味，给他适当补补气调调脾。他不单腹部隐痛消失了，连长久的大便不成形也好了。

从这个案例之中，我们看到了老师欲补先通的思路。老师说，肠道垢积没刮干净，止泻你也止不住，健脾你也健不了。这好比补轮胎，轮胎破了，要先把轮胎破口周围黏滞的垃圾去干净，把破口周围反复刷光滑，然后再补上，就牢不可破了。

老师给病人补脾胃时通通肠道也是这个道理。老师只要摸到小肠脉有瘀滞，不管是什么病，首先都要清理肠道。老师比喻说，你要先把屋子打扫干净，再干其他活儿。所以用通肠药，目的是把消化道六腑打扫清理一遍，然后五脏才能正常工作。

这一味红藤很不简单，它既能清热解毒、活血化瘀，还能祛腐排脓，乃肠痈腹痛之要药。对于肠道积滞化热产生炎症，导致局部壅堵，血脉不畅，造成血瘀的病理，用上去就有良效。红藤直接活血化瘀，又通肠排浊，一味药身兼多种功效，所以老师把它作为肠积腹痛的先锋而重用之。

> 欲补先通选红藤，肠浊排尽气血生。
>
> 好比修车补轮胎，污垢除去功自成。

伤科用红藤

红藤在伤科的地位是比较高的，治疗肠道肿瘤，它也能发挥巨大的作用。

医生在临床上经常会碰到经络受损的病人。懂得修复经络，治起病来，就更加得心应手。我们看《内经》"调经论"这一篇，里面把调经络放到至高的地位，"五脏之道皆出于经隧，以行血气，血气不和，百病乃变化而生，是故守经隧焉。"这就是说要严守经络隧道这些气机流通的通道，就像一个国家要守住交通运输大动脉一样。一个国家的交通运输大动脉一瘫痪，整个经济体系就会迟滞。人体经络瘫痪，身体就会废用。

老师一直在思考用什么药来修复经络最好呢？因为很多疾病都会导致经络受损重创，特别是肿瘤，长在那里把经络都堵住了。如果能把经络修复接通，就像把交通运输的通道接上一样，身体虽有重病，亦可以带病延年。

这样老师就从伤科角度来寻找这样的药，因为骨伤科经常遇到筋骨经络损伤修复的问题。一个伤科医生，他的用药水平有多高，从他配的伤科汤药修复伤口的效果就可以看出来。这种汤药除了考虑到补肾、活血化瘀、解表散寒外，最重要的一点还要看它的药物有没有修复经络的作用。

　　于是老师就找到当地一个向氏伤科的传人，他的膏药特效，远近闻名。用上他的膏药，伤口就不痛了，再用点内服药，效果就更好了。老师发现，那一包内服药里居然有一半是红藤，这可是伤科的秘诀心法，就像治疗儿科食积的秘诀心法——单味鸡矢藤一样。这红藤在伤科修复经络的地位就像鸡矢藤在儿科治疗食积一样。

　　为什么这样说呢？因为红藤的功用是相当全面的，它不单通肠道排浊，还通血脉化瘀，更能通经络止痛，还可以清热解毒，所以伤科、妇科乃至内科肿瘤包块病变，都以之为要药。它既可以走气分，也可以走血分。

　　老师说，肿瘤并不是因为血脉不流畅，相反，它的血液循环特别丰富，那是什么不通呢？就是经络气机不通。通经络，走气分，红藤的作用比鸡血藤要强。所以同样是活血的药，红藤却能抗癌，而鸡血藤却不能。正因为它有通经络的功效，所以用于修复经络效果特好。

　　老师看向氏伤科传人用药时，第一天是腿痛的病人，扭伤了，用的是红藤。第二天是肩膀痛的病人，用的也是红藤。第三天闪了腰的病人，用的还是红藤。效果都很好，可见这红藤不但是活血的效果强，修复经络的效果也强，伤科要的就是它修复经络的作用。

　　老师的好友张老爷子，也善中医。他和老师一起谈医时，老师问他哪味中药修复经络的效果最好？张老爷子跟老师说，用乳香、没药怎么样，可以活血生肌啊！

　　老师说，乳香、没药试过了，效果平平。

　　张老爷子又说，用川续断怎么样，活血止痛。老师说，也试过了，效果还不够。

　　张老爷子又说，那红藤呢？张老爷子提到他一次入山采药时，在悬崖峭壁上采到一根大红藤，回家后用这红藤泡成一坛酒，不久这酒都变成红色的，就像葡萄酒一样，打开来，酒香逼人，就像桂花香味一样。那些陈年腰痛，还有摔伤的，张老爷子都给他们这红藤酒喝，喝几次就好了。

　　这样老师对红藤的理解就更深刻了，于是临床开始大量用红藤。这红藤通肠、通脉，又通经络，还清热解毒止痛，有抗癌的作用，真是多才多能的中药。

◎ 多用途的丹参槟榔饮

丹参槟榔饮由四味药组成，即丹参、菖蒲、枇杷叶、槟榔。

这个方子能补养心脏气血，祛除风湿邪气，并且还可以降气、血、痰、火、水五邪，使这些邪气不能上逆于心，闭塞心脉。

先讲讲这个方子的来由吧。老师说这个丹参槟榔饮不是自创的，不是家传的，也不是古书上看来的，而是一位老医生告诉老师的。老师去这位老医生家拜了两次年，最后这位老医生才传给了老师。老医生视这个方子为宝，跟老师反复强调。

老师说，这个方子虽然只有四味药，但它的理法立意非常深远。这个方子在《医间道》两个轮子的指南针中。这四味药能够从心、肺、三焦、膀胱这条路，把瘀血痰水降下来，还能够从心、胃、胆、小肠这条路，把瘀血痰水降下来。

临床上，凡是三焦肺气郁堵，胃气上逆，痰涎壅盛，引起心脉不畅，心血不足，都可以用这个方子。不局限于心脏病，各种痤疮、面斑、咳嗽、头晕，但凡是心肺痰湿浊邪上逆化热的都可以放胆用之。

枇杷叶——降十二经逆气

老师说，先讲枇杷叶吧，你们说说枇杷叶有何功效？一个学生说，清热化痰止咳。另一个学生引《药性赋》说，枇杷叶下逆气，哕呕可医。

老师说，药书上是这样说的，但有很多未尽之意，不可局限于药书。用枇杷叶来治疗心脏方面的疾患，很多人都想不到。这个方子的精髓也在于这味枇杷叶。

枇杷叶，你们不要只把它理解为清热化痰降肺胃的药，这样还不足于把它的妙处用出来。我在《一个传统中医的成长历程》那本书里写了，枇杷叶这味药，能降十二经之逆气，化十二经之热痰。怪病皆由痰气作祟，逆气得降，痰热得化，则很多怪病不治自愈。

学生们明白了，原来老师把枇杷叶放的高度并不局限于一条两条经上，而是放在十二经中去看，从整体来用这味药。它降的不单是肺、胃二经的痰邪逆气，十二经脉的痰邪逆气它都能降。

老师说，现在有些西医医生也开始用中医的整体观了，用枇杷叶来治心脏病，通过降肺胃浊气来降心之浊气，进而把五脏浊气都往下肃降。这只有中医的五行学说能解释得清楚。

人民医院治疗过一个病人，心脏不好，吃了很多治心脏的药就是不管事，一个西医师后来给他开了治胃的药。这病人并没有检查出胃病来，胃也没有什么不适，可你猜怎么着了？这治胃的药一吃下去，心脏就好了。以前常胸闷不舒的毛病也不犯了。老师一看就说，这个医生虽然是干西医的，但也厉害。病人吃了很多治心脏的药都管不住，就这胃药把心脏给管住了。这是中医说的心胃同病，胃中浊气不降，顶住胸膈，则心脏能安吗？彭子益《圆运动的古中医学》中有句话，胃是诸经降之门，也就是说阳明胃经是周身上下最大的降机。

我们看两个轮子指南针里面，心气接下来往下转，不就是转到胃里面去了吗？所以很多老年人一吃香蕉或糯米，胃堵住了，心脏就不舒服。这是因为胃不能为心脏降逆气啊！

有个退休老人，冠心病已有十余年，常胸中刺痛，舌质紫黯，舌下静脉曲张。他吃过不少中药，也喜欢中医，久病识药。看到老师给他开血府逐瘀汤，便说，以前我也吃过，但效果平平。老师说，同样的菜，张师傅、李师傅炒出来的都不一样，你身体里有瘀血没错，瘀阻脉道补不进去，一补就堵就不舒服。但纯用活血化瘀的药也化不了，因为你这瘀血是元气不够，气虚血瘀所致，单纯用活血化瘀药，吃多了反而气不够。他点点头说，是这样的。

第二天，他吃完药来复诊时说，你开的药比我以前吃的要好。

老师笑笑说，不是药好，是给你用血府逐瘀汤化瘀血的同时，加了心三药补正气，还加了枇杷叶30克降逆气。这样化瘀不伤正，扶正不堵塞，又有枇杷叶降诸经逆气。痰瘀同源，有瘀血都兼夹痰湿，痰瘀随气会上逆，枇杷叶也通过肃降肺气，令痰瘀都往下行。所以你吃后，觉得很顺气，很舒服。

看到《医门法律》里说，肺气清肃，则周身之气莫不服从而顺行。我们才明白为何老师总喜欢用枇杷叶一味药。枇杷叶是在肺这至高点上肃降气机的，肺是五脏六腑的华盖，是天空，天空中阴云密布，人就会烦闷，表现的病理就像胸肺被痰瘀所蒙蔽一样。在大自然看来，就好比城市的天空被沙尘暴或被工厂排出的废气污染了，灰蒙蒙的。这时下一场及时雨，整个气往下肃降过后，天空就重新恢复了清新与蔚蓝。所以老师在血府逐瘀汤和心三药里加一味枇杷叶，并重用，就是取它导胸肺痰浊污垢之气向下顺降之义。所以病人服用后，身体变得清爽，双手的青筋也变淡了。

枇杷叶降的是肺胃之气，通过降肺胃之气，有助于缓解心脏压力，这在两个轮子里头有充分的体现。所以中医看病是整体观，一个心脏病，不一定用治心脏病的药，用治肺的药，用治胃的药，使肺气肃降，六腑浊气下行，心脏压力变轻，这就能达到很好的调心效果。老师说，你别小看这一味枇杷叶，它背后代表的是一个降周身痰浊逆气的象。你把这个降机调好后，它能够从至高点的肺直接刷下来。很多怪病疑难病都需要用到这个思路。

南方有很多老中医善用二陈汤、平胃散治疗内科杂病，调的也是胃这个降机。甚至有些老中医对这两个方子情有独钟，内科杂病十有七八都是用这两个方子加减变化的。能把人体胃这个降机理顺了，周身百脉皆顺了。《内经》说："六经为川，肠胃为海。"《清静经》说："降本流末，而生万物。"这个阳明胃气能顺利下降，才能够升发长养周身上下、五脏六腑、三焦九窍、十二经脉，乃至无数细胞毛孔。

肺气能够肃降下来，就像天下雨一样，所有的万物都能得到灌溉滋润，才能够茁壮生长。我们可以看到，为何沙漠地带的植被稀少，就因为它的气往上冲得多，下降得少。只有把气肃降下来，万物才能够归元。《道德经》里说，归根曰静，静曰复命，复命曰常，知常曰明，不知常妄作凶。这个归根就是常态，身体的气机要能往上升发，还要能够往下归根，往下收，长期宣发太过，收不下来，就容易有凶灾病痛。把这个气收下来后，病痛随之而愈，凶灾亦随之而化解。

所以麻瑞亭老先生就化裁黄元御《四圣心源》中的下气汤这个方子，灵活运用，救人无数。因为这个方子帮助病人把气往下纳，往下收。

老师对我们说，这一味枇杷叶用好了，就是一剂下气汤。对于肺脉亢盛、心浮气躁的人来说，是一杯清凉的雨露，是一帖顺气的汤方。

槟榔治顽垢

槟榔是海南的特产，《本草纲目》说槟榔"饱能使人饥，醉能使人醒"。也就是说，槟榔一方面可以行气，促进食物消化吸收；另一方面对于饮酒过度引起的食积、酒积，它还能够消积。所以南方很多人有嚼槟榔的习惯，不过嚼多了牙齿会变黑，还可能导致口腔癌。槟榔内外都是宝，外面的果皮又叫大腹皮，能行气利尿消肿。

老师问大家，槟榔是一味什么药？学生回答说，槟榔能杀虫，也能行气消胀。

老师说，槟榔能杀三虫，古书里有记载，这是槟榔本身对肠道寄生虫有麻痹的作用，它还可以降浊泻下。以前有不少报道，用单味槟榔大剂量煎水治疗猪肉绦虫病。你们再想想槟榔还有什么特别的功用？大家想了想，但都摇摇头。

老师说，槟榔不局限于杀虫消胀，还能逐水下痰，是一味破散顽痰的良药。

《日华子本草》说，槟榔可除一切风，下一切气，通关节，破痰结。《本草汇言》还说槟榔主治十三种气，如开郁气，破滞气，下痰气……

我们一听这些描述，就知道这槟榔药性还是挺猛的。

老师说，槟榔和枇杷叶两味药就把痰气浊水肃降下来了，比你用瓜蒌、枳实效果还好。枇杷叶降十二经之气，槟榔能下十二经之水，水气得下，心脏就舒服了。

所以中医治心有时要看到邪气的一面，这些邪气有痰、气、浊、水、瘀，不把它们降下赶出去，心脏是很难安定的。痰水瘀浊往下走后，心脏就安定了，这个叫邪去则正安。

有个病人口中臭浊数年，每天早上起来口都是苦的，舌苔白腻。他刷牙时，可以刮出厚厚的腻苔，问老师，怎么能够把这些厚厚的舌苔刮干净呢？老师说，舌苔乃脏腑的反应，刮是刮不干净的。除去脏腑的浊湿，它就下去了。

病人说，我也喝了不少清热除湿的凉茶，都没除干净。老师说，这苔厚腻，舌根部比较厉害，是湿浊伏得比较深，停留的时间比较久，用一般的去湿浊药不行。

于是老师用达原饮加小柴胡汤，以达原饮里的槟榔、厚朴、草果为君药，重用槟榔20克，利用它质重破气下痰水，直接把顽垢伏湿堕到下面，排出体外。

老师说，这个要当作邪伏膜原来处理，并叫他要戒烟酒，晚餐要吃七分饱。

3剂药吃完后，他说，最明显感觉就是早上起来不口苦了，舌苔也退了一大半，吃东西也比以前有味道了。

老师说，你以前舌苔蒙得那么厚，吃东西哪有味道？所以口味越吃越重，这样对身体就越来越不好。现在恢复了，可以吃清淡一些，都能吃出味道来。

消除痛痒的丹参与菖蒲

关于丹参这味药，你们不要仅把它想成一味活血的药，丹参为参类，若只把它想成活血的药，就屈才了。老师这样说。

宝松反应很快，说，一味丹参饮，功同四物汤，丹参把活血、补血都照顾到了。

老师说，这样看还是看浅了，像玄参、红参、西洋参、苦参，这些参类都有与众不同之处，即带有补益之力。活血只是丹参的一面，它还有其他鲜为人知的作用。丹参注射液，复方丹参片，效果都不错，这里面是有道理的。

老师又说，治痤疮我们也常用丹参槟榔饮，长痤疮是什么道理？

学生说，是上火。老师说，不全是。

学生又说，是郁火，火为寒气所包裹，发不出来。

老师说，也不全是。长痤疮的人都知道用清热的药，这是从上火角度来看。我们应该从心肺来治。中医治痤疮，要看痤疮这个象，要把它看成一个包块。很多痤疮都不是纯寒纯热的，你看成寒热，用扶阳或泻火都不全。你要直接取它这个象，把它看成是一个包块。这个包块要想办法消掉，这个包是痛痒疮，要治心，长在脸面上，心其华在面，也要治心。是血脉不通畅，心主血脉，还是要治心。所以用活血顺气的药是主要的，也容易生效。学生恍然说，原来老师治疗痤疮经常用到丹参，就是这个道理。丹参归心经，活血凉血，还能补血益气。

老师说，关于治痤疮，还要注意用药搭配。比如脸色偏白的，痤疮老好不了，是肺脾不足，这时要加些黄芪、白术，由中焦往上焦，再往外托，取脾主肌肉、肺主皮毛之意。痤疮长在皮毛之间，表面是皮肤功能不好，深层次是脾肺不能健旺。

学生又问，老师经常用丹参、桂枝药对是什么道理？

老师说，丹参活心血，桂枝通心阳，这组药对是阴阳配。包块偏于色红的，就重用丹参；不怎么红的，丹参就少些，桂枝就可用量多些。其实，这个道理不单对于痤疮、包块有效，对于肿瘤也是这个道理。你们不要被西医的诊断吓倒。

老师然后总结说，丹参，要突出几个特点，一是它活血能化瘀，二是它养血不滋腻，三是它还能补益精气。一般偏凉性的药都容易敛邪，而丹参虽凉而不留邪气。一般凉性药容易引起血脉收引凝滞，所以用凉性药清热时，凉过头了就会伤了正气，反倒祛邪不成，把邪气留下来了。而丹参就没有这方面的担忧。

学生又问，那菖蒲呢？老师说，菖蒲配丹参，能够把心经的风热透出来，菖蒲既能开心窍，还能祛风湿，也可以引药入心，这两味药专门治疗诸痛痒疮。所以这个丹参槟榔饮能够引药入心，降浊利水，血中的浊气，脉中的湿邪，凡气、血、痰、湿、水、瘀，这些浊邪都通通考虑进去了。方子本身又有升降寒热，如果病人心气不足的，我们还加入银杏叶、红景天，这个药组就相当强大了。

有个痤疮病人，读高中，额上长包，鼓得大大的，痛痒难耐。他经常用手去抠，搞得感染发炎，结疤凹凸不平。再看他的背部，整个膀胱经两侧都长满大小不一的痤疮。俗话说，抠成的疮，那疮口也越抠越大，不忍目睹。老师跟他说，别再用手抠了，忍不住你就用手去拍打它。不要吃鸡蛋、冷饮、韭菜这些东西。

老师给他开了丹参槟榔饮加活络效灵丹，再加白芷、连翘、扣子七。6 剂药后，脸上的痤疮减少了一大半。他说，以前红痒难耐，现在舒服了，不痒了。

老师说，诸痛痒疮，皆属于心。病人心经有风热、痰浊，加上血脉不通，郁而为痤，左关脉粗大。所以我们用丹参槟榔饮，把痰水往下堕；再用活络效灵丹，把血脉疏通；最后加些扣子七、白芷、连翘，把心经的风热透出来。身体血脉流通，痰浊下降，风热外透，自然就不痒不烦了。年轻人的痤疮，密密麻麻，好像很严重，其实只要对证治疗，它来得快，去得也快。而丹参与菖蒲两味药常常不可缺少，它们能够使心脉流通，郁热得透，痛痒消除。

> 面上长痤疮，心脉有壅堵。
>
> 丹参槟榔饮，加味可消除。
>
> 痰浊降下来，血脉通无阻。
>
> 郁热透出去，不再痛痒苦。

还有一个荨麻疹的病人，荨麻疹，中医又叫作风疹、风团。病人运动出汗后，一吹风就出疹子，特别难受。搞得他想锻炼身体，又怕疹痒，不锻炼身体嘛，又不行，两边左右为难。老师叫他伸出舌头来，舌尖红，明显心经有热。便说，这简单，正好趁其势，疏散风热，透邪外出。于是便用银翘散加丹参、菖蒲。

病人服完药后，反馈说，风疹很少发了，运动运动也不怕了。如果以后再发怎么办？在学校里熬药很麻烦。老师说，那简单，你就去买中成药，维 C 银翘片加丹参片吃，也很管用。

为何皮肤风疹也用丹参、菖蒲呢？一是心能布气于表；二是凡痛痒都要内统于心；第三，风疹是要治风，但中医却认为治风先治血，血行风自灭。

血脉流通不畅，郁在那里，就像病人出汗后，一吹风，束缚住了，才瘙痒难受，而瘙痒本身就是身体的一种自救反应，它目的就是要疏通身体气血。我们用活血的药，也是在帮他疏通局部气血。这样气血得到疏通后，其疹自消，其风自灭。

> 风热荨麻疹，银翘加丹参。
>
> 血行风自灭，热透不痒人。

◎一味三七治跌仆伤奇效

三七是我国传统名贵中药材，古称止血神药，李时珍又名为金不换。《本草纲目拾遗》记载："人参补气第一，三七补血第一，味同而功亦等，故称人参三七，为中药中之最珍贵者。"闻名中外的云南白药、片仔癀，主要药物成分就有三七。

老师以前配有三参粉，丹参、西洋参、三七，三味药打成粉，对高脂血症、冠心病、高血压，甚至脑动脉硬化等，凡为血瘀体质者，有明显的治疗效果。

老师说，三参粉三味药，考虑得比较全面，治疗气虚血瘀、瘀久化热这种证型，"三高"病人有不少是这个证型。西洋参益气，三七活血化瘀，丹参养心安神，还能养血除烦。病人服用汤药期间配合三参粉，可以提高临床疗效。

现在我们来看三七为何有金不换之名，为何又为跌仆损伤圣药呢？

老师就给我们讲他以前用三七加冰片的经验。

一个八十多岁的老人，上楼时不小心摔下来，当时意识还清晰，想不到两天后就不能说话，身体也动不了了。老师就用三七打成粉，加了些冰片，嘱家属给老人服用，并叫老人上医院去做相关检查。老师说，他能吃多少，让他吃多少。结果老人吃了二十多克，这三七加冰片吃了后放屁多。老师说，农村治疗闪腰岔气，通常会加点冰片，取它强大的走窜之力，冰片能成为众药的先导，穿透走窜力极速。

第二天老人家还是动不了，连喝水都喝不了，赶紧往医院送，送到医院时都昏迷了。县里做 CT 检查，是颅脑出血。医生建议开颅，但不敢保证开颅后能否醒过来。家人想了一下，八十多岁的老人了，开了颅也不能保证有效，干脆回家了。老人家一直都没吃没喝，但给老人家静脉补充能量五天，家人都等着办后事。可五天后，老人家居然自己醒过来了，肚子饿，说要吃饭，还能下地走路，也没有任何后遗症。结果又活了三年才去世。

老师说，从这例病人来看，这三七真乃金不换也，可以救人命。三七配冰片，取三七走血分，冰片走气分。单纯走血分还不行，气分不通透，瘀血也难以化开。气分最快速之药，莫过于冰片。很多急救药，如麝香保心丸、复方丹参片里都会放一些冰片，这个思路很好，能顺气活血救心。

以前古代将要受杖刑的犯人，如果买通士卒的话，士卒会先给他喝上一碗三七水，这样受杖刑后，就不至于瘀血攻心而死。这真是预防的远见啊！很多不知道的人就受不了杖刑而死。

◎治疗痤疮、面斑的痤斑四药

任之堂治疗了上百例痤疮，还有面斑，效果都不错。病人都知道中医可以美容，可以减肥，这是从病人角度来看的，但从我们医生角度来看就不同。中医调好心脏、血脉，瘀血阻滞消除，容颜自然光泽、润泽。中医调好脾胃、肠道，痰湿之邪去，自然就达到减肥的效果。

那么最常见的治疗痤疮或面斑的药有哪些呢？我们带着这个疑问问老师。

老师说，我们常用的有四味，用的频率最高，就是丹参、桂枝、乳香、没药。这四味药是从强壮心脏，还有疏通血脉角度来用的。痤疮和面斑不是什么大病，基本上没有不能治的痤疮和面斑。病人要配合，医生用药要辨证准确，再疑难的痤疮和面斑也会治好。

学生问，用这四味药是以活血化瘀为主吗？老师说，活血化瘀只是一方面。血脉运行不畅，面部循环就差，就容易堆积东西，脸色也不好看。好比一个城市，倒在街边的垃圾不能及时运走的话，就会在那个地方腐烂发臭。这痤疮通俗地来说，就是面部的垃圾。按西医的说法就是毛囊阻塞，皮脂腺分泌不畅。用活血化瘀就起到疏通血脉、加强运行的作用。这还不够，我们通常还加入桂枝或者心三药，起到什么作用呢？强大心脏的作用。血脉流畅只是一方面，心脏还要很强大。就像河道里面要清理干净，一方面要疏通河道，另一方面上游过来的水量要足，水势要猛，才能把垃圾一下子冲走。

学生又问，痤疮和面斑治疗有什么不同呢？老师说，相同的是都要从心入手，但痤疮好治些，面斑难治些。年轻人一般爱得痤疮，中老年人一般爱得面斑。痤疮是年轻人阳气足，发不出来郁在那里才得的。如果阳气不足，很难长痤疮。而面斑呢？中老年人一般才长，叫老年斑，又叫黄褐斑。一个点是痤疮，一大片是斑，当你阳气不够，鼓动不出来时，就容易形成斑。从这个痤疮和面斑形成的过程来看，它们有共同之处，所以我们都可以用痤斑四药，即丹参、桂枝、乳香、没药，用来强壮心脏，疏通血脉。治疗过程始终要围绕心，心其华在面，诸痛痒疮皆属于心，心才是面部的真正领导。美容也要强大心脏，疏通血脉。

40岁以上的妇女，头面容易长斑，对于爱美的人来说，这无疑是一种压力。十堰一个妇女，36岁，平时老爱生气，脸上的斑一片一片的，很严重了。

她不解地问老师，为何三十多岁，就长这么多斑？

老师跟她说，你这是气的。她想了想，也点头称是，因为自己的病自己知道。她每次生气后，都明显觉得面斑会加重一些。

老师说，相由心生，脸色要好，首先你心态要好，你天天和老公吵架，和孩子怄气，把气郁在那里，跟猪肝的颜色一样，你这不是自己折磨自己吗？

她问老师，有没有办法快点消掉？老师说，痤疮好治些，面斑时间要长一些，一般至少要15天，并交代她用热毛巾打上薄荷味肥皂来敷脸，这可是绝对廉价的的护肤品。面斑和痤疮皆可通用，重的可以减轻，轻的单用这种办法也可以治好。

老师说，你别小看这个生活小窍门，热毛巾是温通血脉的，血脉得到温则流通，遇到寒则凝滞。脸上长痤疮、长面斑的，没有哪个血脉会顺畅通透的。而用薄荷味肥皂也有道理，薄荷辛凉，能够把在肌表的风热透出来，肥皂是碱性的，酸碱中和，能够把酸性的污垢中和成盐，析出体外。老师把这个外治小窍门教给不少长痤疮、长面斑的病人。有些反映单用这办法，还没吃药，脸上就好了，大部分都反映有效果。这个办法既安全，又实惠，还方便，可以广为推广。

当然这小窍门只是外治法，病人的气不消，积滞不排出去，这面斑还是难以彻底根治。于是老师就给她开了痤斑四药和通肠六药，她吃了十多剂中药，面斑终于退下去了，整个脸部光洁得很，跟刚来时完全是两个模样。并且说，她以前怎么死命地搓脸都感觉洗不干净，现在轻而易举就能把脸洗干净。

老师笑着说，人的脸色是从心脉里头透出来的，洗脸要从里面洗，你心中不气，肠中无郁，脸上就好看。所以治斑要上下观，上面心脏动力不够，下面肠道压力阻滞，才使血脉走不动，在脸上留下很多垢浊。我们用痤斑四药有强心通脉之功，而通肠六药直接通肠降压。这样心脏动力变大，血脉疏通，肠道又能排空，压力一减，自然轻松。气血自然就流通，跑到脸上来美容。

我们一下子明白了，原来治面斑同样要遵循这个大道理，第一要在上游心脏那里增强动力发大水；第二要从下游疏通河道，使肠道的浊垢排下去，这样浊降清升，肠通血活，则暗斑可消，气色变好。

> 痤斑好治理，先要观整体。
>
> 相由心中生，必须少生气。
>
> 强心给动力，通肠去垃圾。
>
> 压力一时减，血活斑自愈。

治病要有天地人的大思路

学生又问，碰到一些不同类型的痤疮，要怎么治？老师说，这些在《医间道》，还有《高手过招》中都有。总的来说，不单是痤疮，乃至所有的皮肤病，我们都要站在《内经》高层次的原则来看，围绕着"清阳发腠理，浊阴走五脏"这个医理。你们想想，要是清阳不发腠理了，浊阴也不走五脏了，清阳发不出来郁在那里，浊阴降不下去，堆积在那里，清浊不分，升降不明，就算是皮肤病这个小病，能好吗？如果把这个医理想通后，那就不是治疗一些小病痤疮、褐斑了，甚至皮肤顽疾都可以治疗。围绕这个思路，我们用的是透表和清里的治法。应当往外发的风寒湿，要帮它往外宣发；应当往肠道下降的痰浊、食积，我们要帮它往下降；应当在中间疏通流动循环通畅的，我们就通过理气活血的药，让它们斡旋起来。所以这治疗痤疮也是天地人的思路。

学生不解地问，什么是天地人的思路？老师说，治上焦要清，治下焦要浊，治中焦要活。上焦是天，下焦是地，中焦是人。不单如此，把脉浮中沉，也代表着天地人。一个痤疮在皮肤的表现，它也可以分三层——天地人，在外层的我们要透；在中层的我们要行气活血，让它流动起来；在下层的我们要降浊。

因为风寒湿在表，我们要用一些风药，取这股清气，用治天的药，治上焦如羽，让它宣发，让它清阳上升，这叫"治上焦要清"，如荆芥、防风、蝉蜕、薄荷等。这些风药，进入人体开孔窍，就像家里长期不开窗户，空气很闷浊一样，把窗户打开后，新鲜空气进来，人就神清气爽。

由于瘀血阻在脉络里，肥腻之物堵在毛囊中，我们要疏通，要让它活起来，这就要用到治人的药，要活，让它运行顺畅，气血对流，通而不滞。这叫"治中焦要活"，如枳壳、桔梗、木香、当归、赤芍等。

又由于痤疮的根部都是一些败浊物，你要全让它往外面透发，它不可能透发干净。《内经》里说，其高者因而越之，其下者引而竭之。在下的我们要采取釜底抽薪之法，把这些浊邪撤出来，使浊阴不走皮肤，而走六腑。所以要用到治地的药，要降浊，让它下行，这个叫"治下焦如权"。我们常选用通肠四药，或通肠六药，还加入枇杷叶、竹茹或川牛膝等引败浊之物下行的药。

学生们听后，思路大开，一个小小的痤疮，里面天地人俱全啊！不论是大病小病，无非是升降出入。当我们把这个治痤疮的理法搞明白后，面对其他的疑难杂病，我们同样有了底气。

老师笑着说，其实治病不难，《内经》里面早已经把最精髓的东西道破了，你们只要肯去琢磨，从生活小事中去多观察发现，你们的进步会天天不断的。故曰：

清阳出上窍，浊阴出下窍。

风药透肌表，宣发开窗妙。

通肠排浊药，肃降下水道。

中间气周流，痤斑何愁消？

学生们又问，以前看老师经常用防风通圣散的思路治疗痤疮，这是解表通里吗？老师说，是解表通里，也叫升清降浊。防风通圣散里面的大法很好，有祛风宣散的药，也有通肠降浊的药，很符合升降的思路。

现在痤疮的病人，有一部分有长期便秘。这个与经常坐办公室，肠道腑气不通分不开。你们想一下，便秘看似肠道的问题，肺与大肠相表里，心与小肠相表里，这个大小肠可以帮心肺降浊气，我们常用这个以腑治脏的道理也在这里。如果大小肠动力下降，便秘，这些浊邪不能够正常下行，它循着经络往上发，这样肺的宣发肃降功能首先就会出现异常。肺主皮毛，皮毛开合就不利了，风寒湿从外面进来，赶不出去，而心的浊邪也上泛于面，心其华在面，这些血脉里的浊邪和外面的风寒湿狼狈为奸，结合在一起，小则得痤疮，大则得各种疑难怪病，甚至肿瘤。

我们治病要必求于本，所以碰到脉象出现肠道郁而不畅的病人，或者病人有便秘习惯的，我们用这个防风通圣散的思路，很快就能见效。

学生们又问，老师有时候用仙方活命饮是什么医理？

老师说，这仙方活命饮，古人称为仙方，是治疗疮疡开手第一方。对于那些严重的痤疮化脓的，我们要把它当成疮疡来治，就用仙方活命饮，把这些脓消透掉。

学生们又问，老师要痤疮病人不能吃花椒、辣椒、肥肉等一切辛辣垢腻之物，也不能吃水果、冰饮，甚至凉茶，一切寒凉之物。这点很多病人都不解？

老师笑着说，正因为不解，才得这个痤疮，才老好不了。用药物来调痤疮是下下策，不得已而为之。如果从生活习惯、饮食运动来调痤疮，那是上上策，不战而屈人之兵。这些辛辣的东西是往上发的，你用药治痤疮，治好了这边的，它又给你发另外一边。那些老好不了的病人，就爱吃这些往外发的，当然不止于花椒、辣椒，海鲜、烧烤也是往上发的，这些都会令肺脉亢盛，疮毒下不来。

而另外有一些人，又走了另外一个极端，一有痤疮，他就以为是火，拼命地喝凉茶、吃水果，暂时压制住了，却把身体搞成寒热错杂体质，将来暴发起来更厉害。这些凉冷的东西伤了心脏阳气后，这些堆积的垃圾更加难以推动排出去，不要说痤疮治不好，甚至会因此而引发很多新的疾病。

◎ 肉桂粥

有个病人，经常咳嗽，脉双关郁，左寸不足。服用止咳糖浆反而加重，背心凉。老师给她开桂枝汤加胸三药（枳壳、桔梗、木香），吃药的时候不咳，可停药后又咳。老师说，你这十几年的老寒咳，不是一两剂药能治好的。你这咳嗽不能单治肺，久病必及心，要治心。咳而背凉者，心脏阳气不能敷布于背部。你回去买点肉桂粉，每天早上用肉桂拌粥喝，喝段时间看看。

后来这个病人喝了一个多月的肉桂粥，后来就不咳了，背也不凉了。可见五脏六腑皆令人咳，治咳不能独治肺，久咳背凉的要治心。

我们问老师，为何这么少量的肉桂粉，治愈了这么多年的顽咳？

老师说，你莫小看那一点肉桂粉，它是温阳的，为什么要拌粥喝？粥是养阴的。温阳，心的动力就有了；养阴，心的阴血就足。这也是肉桂一定要拌热粥饮的道理。仲景《伤寒论》里，服桂枝汤后要饮热粥也是这个道理。

老师又说，《景岳全书》指出，善补阳者，必于阴中求阳，则阳得阴助，而生化无穷。这句话说得很好，就像点煤油灯一样，点火属阳，燃油属阴，燃油不够，火点不着，也烧不久。没有足够的火也烧不旺，烧不起来。这肉桂粥，肉桂就像中间那条火心，热粥就像燃油，两者一结合，就能产生熊熊烈火。这也是治心要取象离卦的道理。

第3讲 肺与大肠用药

肺主气，司呼吸，开窍于鼻，主皮毛，故鼻塞、气短、咽喉不适、咳嗽、皮肤病，首先考虑从肺论治。我们有肺三药——麻黄、杏仁、甘草；鼻三药——苍耳子、辛夷花、通草；咳嗽喑哑二药——凤凰衣、木蝴蝶；扁桃三药——威灵仙、白英、青皮；湿疹三药——杏仁、白豆蔻、炒薏苡仁；治斑二药——土大黄、桔梗。

大肠为传导之官，传导失常则大便秘结，或泻痢便溏，或痔疮肛裂。肠燥不通者，有润肠三药——杏仁、郁李仁、火麻仁；泻痢便溏者，有风六药——荆芥、防风、羌活、独活、柴胡、川芎；痔疮肛裂出血者，有效方乙字汤，痔疮二药——猪甲、炒薏苡仁。

肺在胸中，大肠在腹中，两者各司其职，一上一下，看似有分别，实则在脏腑表里气化上却是互通的。所以治疗皮肤病，在上在外的，一般要问病人大肠通畅程度，若大肠不通或通而不畅，必先以通肠药降腹中浊气，则肺主皮毛清阳之气方能升发。同样，病人长期便秘，服通肠药效果不明显时，当考虑肺气不宣发肃降。在通肠药的基础上，加上杏仁、苏梗、郁李仁这些宣发肃降肺气的药，会收到意想不到的效果。

肺与大肠相表里，肛门长痔疮，也是五脏失调的表现，其中最常见的就是肺热亢盛与大肠湿热。所以治疗痔疮要肺肠同治，常用痔疮三组药，第一组为乙字汤，第二组为猪甲、炒薏苡仁，第三组为黄芪、地龙。

◎肺三药

外感的风寒之气，首先容易犯肺，因为肺主皮毛，肺能在皮毛肌表布上一层保卫身体的气，这层气可以形象地理解为人体的金钟罩。如果这层气遭到破损，人体最容易表现的就是恶寒发热、咳嗽、头痛、身痛。所以肺功能正常的宣发开合，直接决定身体的健康与否，它对于人体而言，相当于一个国家的边防。

老师说，人体无处不升降，肝升胃降，是脏腑之间的升降，单独肺里头也有升降，肺的宣发与肃降就是一个很好的升降。这个升降如果没搞好，浑身都不舒服。我们常用麻黄、杏仁、甘草三味药来治疗各种肺气郁滞引起的各种咳嗽、胸满、痰多、气短、鼻塞不利。

气顺咳自止

有个小孩，因天热，他母亲便买了一盒雪糕给他吃，小孩吃完雪糕后，当天晚上就咳嗽，咳了一夜。第二天，他母亲便带孩子来任之堂，边看病边咳嗽，舌苔薄白，左寸关郁浮。

老师给孩子开了肺三药（麻黄、杏仁、炙甘草）加胸三药（枳壳、桔梗、木香），还有凤凰衣。里面并没有用到专门止咳的药。

老师说，这小孩咳嗽是气机不顺畅，不要见咳止咳，见咳，我们要顺气，气顺则咳止。肺三药里，麻黄打开肌表汗孔，让寒气排出去；杏仁能肃降肺气，让咳逆之气往下顺；甘草补中调和，令土能生金，一开宣，一肃降，一和中，整个肺部就舒服了。

孩子只吃了 2 剂药，便不咳嗽了。他母亲也说，以前打吊瓶，一打就是一个星期，吃中药反而快些，所以我家孩子生病了，都先来看中医。

> 咳嗽不止咳，先把气机调。
> 麻杏开肺窍，助气走肌表。
> 甘草守中焦，名为肺三药。
> 再加胸三药，气顺咳消了。

提壶盖，风寒散

有一个小餐馆老板，他经常早上开摩托车到几公里外去买菜，常年累月这样下来，前段时间开始经常咳嗽，打过吊针，吃过西药，用过止咳的中成药，都不见好。他来任之堂时，老师习惯性地问他，干什么工作的？

当他告诉老师后，老师便跟他说，你这病不全是药物能调好的，这跟你工作性质分不开。厨房里你经常要跟水火打交道，水性寒，容易伤肌表，闭塞毛孔，火性燥，容易伤了肺。肺是五脏六腑里最娇嫩的，一有外邪干扰就容易咳。

他说，以前只是咳，这两个月晚上还胸闷，是不是心脏有问题？

老师说，如果你现在不治好的话，将来就会出问题。你以后要少开摩托车，早上寒气重，又开得快，风邪直接侵入身体里去，我见过很多开摩托车的司机，他们要么得了哮喘、支气管炎，要么得了风湿。

他说，没办法，工作需要。老师说，你可以开慢点，把衣服穿厚点、包紧点，戴上头盔，套上手套，把损害降到最低。

于是老师给他开了肺三药，加桂枝汤，还有胸三药、心三药。这个汤方也算是强强联合。风邪从肌表口鼻侵入上焦心肺，引起咳嗽、胸闷、气短。我们就用药强心宣肺，恢复胸部气机升降，让风寒之邪原路返回，排出体外。几剂药后，他晚上就不咳了，胸也不闷了。

老师说，我们是表里并调的，咳嗽、胸闷是气郁在里，怕冷是气闭在表，肺三药和桂枝汤是开其表气，胸三药和心三药是通其里气。人体表气闭则里气郁，你只要把表气打开，里气也就通畅了。就像茶壶，揭开壶盖，水就流得很顺畅。人体也一样，揭开肺盖，毛孔打开后，胸部心脏和肺部的气血就像流通的茶水一样，没有阻滞，所以咳嗽、胸闷就消除了。

老师说，肺三药不单调肺部疾病，肺是五脏六腑的华盖，表气一郁，五脏六腑的气都闷在那里。就像我们把所有窗户关上，房间里的气是闷的，再怎么开风扇去吹，它的空气还是闷的。你把窗户一打开，让自然风进来，不开风扇都不觉得闷。

所以，现在很多抑郁症的治疗，我们仅仅从疏肝解郁、调畅脾气还不够。因为病人如果长期关在屋里，那股气出不来，你再怎么疏，它还是郁闷的浊气。

现在城市里很多抑郁病人都是这样的，处在钢筋水泥的"牢笼"之中，金能够克木，所以肝郁的病人多。为何我们要多叫他们到山里去？山里的那个象，就是一个开宣肺气的场，城市里头，它就是一个束缚肺气的场。

在疏肝理气的基础上，还常加一些苏叶、杏仁、麻黄这些开宣肺气的药，把金克木的状态给解除了，这样情志抑郁就恢复得快。

我们马上想明白了，为何逍遥散里用薄荷，薄荷辛凉解表，能够通表里之气，后下取它疏散脏腑郁热，走上焦，把皮毛的窗户打开，让自然界清新之气进来，这比单纯在脏腑里面搅浑水要好多了。

老师经常说要调脏腑寒热对流，身体内部的怎么对流，始终都离不开肌表正常的宣发肃降。如果表气开合失司的话，里气就没法很好地对流。这也是为何《伤寒论》要把麻黄汤、桂枝汤放在太阳篇的首位，它们从表面看是治外感风寒的，但从深层次来看，却是能够提携天地，把握阴阳，呼吸精气，出入内外，沟通自然啊！

◎鼻三药

老师治疗各类鼻炎，清阳不升，鼻通气不畅，往往会选用三味药加入辨证方中，即苍耳子、辛夷花、通草。我们称这三味药为鼻三药。

能走督脉的苍耳子

老师说，为何鼻三药能治疗鼻塞呢？首先，我们讲到治疗鼻子，就要想到哪个脏腑与鼻子相应。学生回答说，肺开窍于鼻。肺主气，司呼吸，肺能通气于鼻。《病因赋》里说："鼻塞者，肺气之不利。"

老师说，没错，苍耳子能够直接透气于脑，宣通鼻窍。你们不要小看这苍耳子，中药里能透脑的药物还真不多。你们看一下，苍耳子取其象，满身都是刺，叶边有刺皆消肿，同样果实有刺的也大都能消肿，因为它有这股穿透性。所以用苍耳子通鼻窍非常适合，它能够把堵塞的孔窍通利开。

有个过敏性鼻炎的病人，每当阴天鼻子就堵住不通气，靠口来呼吸，郁闷难耐，头晕头痛。老师叫他搞一大把苍耳子，用麻油一炸，制成苍耳子滴鼻剂。由于苍耳子能透脑，直接通气于鼻。这麻油炸过苍耳子后，就把苍耳子透脑通阳的药劲融了进来，加上本身麻油又能润，是治鼻炎的良药，于是这苍耳子滴鼻剂就具有辛润通透之功。

病人复诊时说，你这小偏方很管用，现在即使阴天下雨，鼻子也不至于完全不通气，以前一遇上阴雨天就怕，现在好多了。老师说，滴鼻剂也只是帮你治治标，治本还是要恢复你身体阳化气的功能，要远离寒凉生冷。

《得配本草》称苍耳子能走督脉。老师说，走督脉的药用于升阳气，可以治疗很多疑难怪病。苍耳子的这种归经属性，你们要记牢。治疗项背拘挛、风湿痹痛，用苍耳子，既有引经走督脉的作用，又有祛风寒湿邪气的功效。所以，当地很喜欢用苍耳草熬水外洗治疗各种风湿关节痛。因为风湿痹证都要统归到督脉治疗。

项背拘挛，乃督脉主病。苍耳子和葛根相配，效果也相当好。一般人都知道苍耳子是治鼻炎通气的，这是常用功效，而走督脉治疗风湿痹证，这却是它另类不同寻常之处，你们也要记牢。

三花聚顶的辛夷花

第二味药是辛夷花。辛夷花既可作名贵香料，还可作药用，甚至还可以作观赏植物。一般能作香料的，都有一股很独特的气味，而辛夷花这股独特的气味，正是向头面部散发，开通孔窍。所以《神农本草经》说辛夷花"主五脏身体寒热，风头脑痛，面黯"。外感寒热，头痛鼻塞，甚至颜面美容，常用辛夷花，取的就是辛夷花这个象，什么象呢？老师说，辛夷花，又叫作木笔花，这花非常奇特，在春天的时候，它把所有的阳气都汇聚在花心上，像道家修炼三花聚顶一样。

辛夷花是先开花，而后长叶子的，它把一个冬天攒积的阳气都聚在花心上。所以人一服用辛夷花，整个阳气都有股向上攒、向鼻子通开的感觉。

任之堂有个学生叫文军，他学中药，每一味药都要自己去品尝，然后对照书本，加深印象。老师很赞赏这种尝药的精神。文军喜好喝酒，有一次喝多了，酒气上攻，把痰浊也往头面鼻子上面带，加上又受了点寒，马上鼻塞不通，头晕晕沉沉的，很难受。这就是锻炼的机会了。文军马上到药房里找药尝，学张锡纯从单味药里面试疗效的精神，吃了苍耳子、通草都不管用，力量还不够。然后他找到了辛夷花，直接嚼服，才刚吞下咽喉，辛夷花辛散独特的劲马上把他的脑窍、鼻孔冲开，鼻子一吸进新鲜空气，脑窍马上清醒过来。文军得意地对我们说，我知道为什么辛夷花能通鼻窍了，我这一尝一辈子都记得了，它的那股气啊，太冲了，以后碰到鼻子不通的病人，我就用辛夷花了，哈哈！

老师说，你们要多学学文军，药房的药他尝得最多。学好一味药，既要看到、采到，还要尝到、用到。中医是一门实践性很强的学问，纸上得来终觉浅，绝知此事要躬行。毕竟从故纸堆里面得来的东西，你们还不够深刻，如果有了切身体验，你用起药来，一辈子都深刻。不用费脑筋去想，凭感觉就知道，这是实践出真知。好比你没吃过梨子，别人再怎么形容梨子的味道，你还是模模糊糊的，可你一旦尝过后，所有形容梨子的用语你都明白了。你们尝了辛夷花后，再看药书上诸家本草对辛夷花的记载，就能领悟得更透彻。

通草四大功效

通草，顾名思义，具有通气的作用。通草色白，归气分。

王蒋熬药最清楚了，药中有通草的，熬到后来，都纷纷往水面上飘，可见这通草质地非常轻。打开锅盖，就可以看到通草像蚯蚓一样，在锅里欢快地跳动。

老师说，通草，取这个主要的象，可见它通经之力非常独特。它在锅中变化非常快，对热胀冷缩非常敏感。所以，人体因为寒热不适，以及风湿痹证引起的经络不通，鼻子孔窍不畅，甚至妇人产后乳汁不通，用上通草，有通气、通经、下乳的功效。通乳常配丝瓜络、路路通、穿山甲、王不留行。即俗谚常说的，穿山甲，王不留，妇人服了乳常流。

老师问，你们知道这通草是怎么采集的吗？我们都摇摇头。

老师说，采通草也很有意思，农村管这种采法叫"通通草"。就是在通草的一头一捅，另一头就会飞出一根芯来，这芯就是白色的通草，严格来说它是通草的茎髓。它跟里面连接得非常疏通，非常流畅。当人体经络孔道不疏通不流畅时，用通草就取这个象，用了就能疏通透气。所以，通草不单用于鼻塞，还用于耳鸣。耳鸣常配通气散（香附、柴胡、川芎）、木贼草。

通草还有一个重要功效，就是下通水道，能走三焦。有个胃胀的病人，用常规的行气降气药都没效果，后来在原方中加入通草一味，胃胀很快就好了。

老师说，通草走的是三焦水道，胃黏膜外面就是三焦水道，一般的行气药是走里面的气道，而通草能直接把阻塞在胃周围的水湿分流到三焦去，再由膀胱排出体外，胃就宽松不胀了。所以我们可以总结出通草四大功效：

上通气息，下通水道，
中开乳汁，外达耳窍。

治鼻炎要扶正气

老师说，鼻三药通鼻窍是以治标为主，要治本还得提高身体的正气。

这三味药，我们都知道怎么取象，苍耳子取的象是周身都是刺，有刺能够消肿，鼻息肉、痈肿它都可以通开。

辛夷花取的象是它花心顶端攒够一个冬天的阳气，春天时先开花而后出叶。

通草取的象是它通达流利之性，色白入经络，善伸缩。

怎么用好鼻三药呢？比如病人一来就说，大夫，我的鼻子一吹凉风就鼻塞不通气。这时，很明显是寒主收引，就用桂枝汤加鼻三药。利用桂枝汤温通心肺阳气，助阳化阴，再通过鼻三药往头面孔窍升举，这股阳气一升上来，鼻子就不怕塞、不怕风了。小孩子经常吹风扇，一吹就一个通宵，患了鼻炎，用这方法很管用。只要生活注意些，风扇不要对着鼻子吹，桂枝汤和鼻三药相配，心肺阳气一足，鼻子一通，呼吸就很舒服了。

如果病人是左路心肝脉象不足而见鼻塞，用桂枝汤配鼻三药。可如果病人是右路肺脾肾不足，鼻炎鼻塞，怕风怕冷，白天还好，可一到晚上，太阳下山，阴气加重时，鼻子就堵得厉害。这时，就要用麻黄附子细辛汤加入鼻三药。

有个老奶奶，患慢性鼻炎多年，吃了西药不管用，还头重，既怕风也怕寒，一碰凉水，鼻子就塞得更厉害。用麻黄附子细辛汤配鼻三药，服了 1 剂，鼻子就通气了，头也不重了。她把这个方子视为宝，逢到感冒鼻塞，她就直接按这个方抓药。

又有一个喜欢冬泳的病人，身体看起来很强壮，却是外强中干。老师说，自然界是春生冬藏，本来应该藏精气的，你把精气调出来，里面就空虚了。所以冬泳的病人，平时好像不得病，可一得病就是大病，因为他身体里面有伏寒邪气。

老师摸他肾脉也不足，这种脾肾都不足的病人，鼻子又塞了，怎么办？老师说，单用桂枝汤加鼻三药，只是把上焦心肺的阳气往鼻子上发，下面力不足，上面再怎么发也不行。就像打拳一样，你没有把拳头收回来，打出去的劲力就不够强。这时，要把药力一直收到肾中去，把肾中寒邪透过脾胃心肺，层层驱赶出去，那些冬泳乃至常年在空调房中受寒的伏邪才有可能被驱赶出去。

桂枝汤是从心肺驱赶出去的，玉屏风散是从脾胃驱赶出去的，再加入一味附子，就从下焦肾中把寒气驱赶出去，效果就好多了。

这个病人吃了温热的药，身体反而发凉、流清鼻涕。老师说，这是好现象，是身体在排寒气，伏寒开始消融，这是一个阳动冰消的过程。

《内经》里说，阳化气，阴成形。所有这些肿块、结节、息肉，从大的方面来看，都是阴邪过剩成形的产物，要靠阳气去气化，就像太阳把冰块融化一样。阴邪气化后，人就会流清鼻涕，或者排稀便，排后觉得非常顺畅舒服。

这个病人后来高兴地跟老师说，鼻子很多年都没有这么顺畅通气了。老师就教他要注意了，养生要顺从四季，道法自然。冬天不适合去游泳，你们看老鼠、蛇都躲在洞里去了。该收藏的时候，就要收藏。相反，你夏天要不厌于日，应该多到外面出出汗，把自己关在空调房里，就违反了自然规律。大自然给你设定了春夏秋冬，就有它设定的道理。在夏天时，它就需要把积攒了一个冬天的寒气，通过汗孔排放出去，你如果躲在空调房里，就错失了大自然赐予的一味最好的良药。

现在为什么那么多鼻炎的病人，他们都不耐热，把自己关在空调房里，窗户闭得紧紧的。对于人体而言，身上的皮毛、鼻孔就是窗户，关外面的窗户，就等于关人体的窗户。所以，为何会有无穷无尽的过敏性鼻炎？就因为他们最基本的健康理念都出现问题了。

鼻三药的新境界

鼻三药是老师常用来宣通鼻窍的三味药，一般用于治疗各类鼻炎，感冒后鼻不通气。但如果我们仅从病名上来看这三味药，用途就被局限了，这三味药的真正功效远远难以淋漓尽致地发挥出来。

有个病人长期脾虚，腹泻，头晕，食不知味，前前后后好几年了。他吃了各种健脾除湿的药，还有补肾壮阳的药，可疾病依然没有好转的趋势。他看老师给他开桂附理中丸这种常规的治脾虚湿盛的药，马上认得，便说，这药我以前吃过，不管用啊！老师问他晚上打呼噜吗？他说劳累的时候，偶尔会，早上起来还打喷嚏。老师便在原方基础上加鼻三药。

病人服 3 剂药后，回来复诊说，这药跟我以前吃的大不同。我觉得吃完药后，人很精神，也不头晕了，吸气都比以前饱满，这几天也没拉肚子。

老师说，你这不单鼻子不通利，脑袋阳气不够，甚至周身上下都缺乏那股阳气。鼻三药是沟通内外的一个桥梁，能把大自然的清气引到体内来。长期抑郁的病人，中焦郁阻不通，下焦湿浊化不开，你想让它上下气机升降对流，前提是它内外气机要能出入得好。好比把鼻子塞住，怎么用药让它在里面升降转圈子都白搭。一旦把鼻孔通开后，出入的气息就大起来。人能够大口大口地呼吸出入，这本身就是一种大补。大自然的清气直接灌进身体里来，就是最好的升清阳。

老师常带大家去爬山，每次爬完山后，大家都有一个共同的感受，从山上回来，鼻孔比以前通畅，吸一口气抵得上平时的两口气，所以神清气爽。试想一下，如果让病人鼻孔通畅，吸进的气量比平常多了，那么头晕、疲倦这些亚健康的症状很快就能得到缓解。从鼻三药看来，这气机的出入真是巧妙啊！

传统养生认为，必须要懂得采集天地之间的精华，大自然赋予我们的新鲜空气就是最大的精华。《内经》说，呼吸精气，独立守神，肌肉若一，故能寿蔽天地，无有终时。守神，若一，还有长寿，健康，前提都是要建立在呼吸精气的基础上。人在健康状态下，呼吸是很饱满通透的；人在疾病状态下，要么唉声叹气，要么鼻塞不利，最明显的表现是人体内升降紊乱，通过鼻子、毛窍和大自然沟通气机的能力减退了。我们用鼻三药就是提高人体内外沟通气机的能力。如果让五脏六腑都能够得到鼻子吸纳的大自然新鲜空气的补养，让脏腑吃饱饭，你不去调升降，它们的升降自然都会恢复。所以，《内经》里的圣人通过呼吸精气来调神，调脏腑，调百病。故治病不要忘记了人体最正常的一个功能，就是要呼吸饱满通畅，这点如果忽略了，就像鱼忽略了水一样，没法生存。

病人鼻孔通气了，脑窍得充足的清气则头不晕，胸中得充足的清气则胸不闷，腹中得充足的清气则可以化湿邪，脚上得充足的清气，走路有劲，手上得充足的清气，干起活来不累，而且也很轻巧。这样人体周身上下都要通过鼻窍来沟通清气。

我们治病要看到三团气，一是自然界的新鲜空气，靠鼻和毛孔来沟通出入；二是脾胃的水谷精微之气，靠中焦这个枢纽来升降；三是肾命门的先天之气，靠它来蒸腾气化周身。现在很多人都重视脾胃后天之本的升降，加上肾命门这先天之本的蒸腾气化，却忽略了鼻窍这沟通自然新鲜空气的出入。

所以，我们用补中益气汤调中焦那团气，用肾气丸调下焦那团气的同时，还要重视宣开肺气来调上焦吸纳自然界的清气。为何我们开药给病人吃的同时，经常交代医嘱，叫病人要多爬山运动，事实发现，这些多爬山运动的病人，同样的药，却能收到更大的效果。因为他们把大自然的清气吸纳到体内后，原有的药力发挥得更好，有事半功倍的效果。

苍耳子、辛夷花、通草，目的就是打开鼻窍，使周身能更好地吸纳到自然界的清气，并不是说这三味药有多么神奇，而是通过这三味药通开孔窍后，人体自身利用大自然清气来修复的功能才是最神奇的。许多疑难杂病久治不愈，病人处于虚劳状态，缺气缺氧缺血，百补乏效，这时我们就要通过调沟通内外气机的医理，使人体能够与大自然寒热对流起来，这比自身上下寒热对流站的层次要更高一些。

所以老师说，当你站在道的高度来看一些中药，指导一些中药运用临床时，你会发现中药世界里有一片更广阔的天地。这绝不局限于简单的发散风寒、解表除湿、清热泻火，它是在天人合一，内外对流。《内经》里说，肌肉若一，跟天地抱而为一，以天地的清气来疏通人体的清气。这样用药，它就不只是在调动五脏六腑，它更是在调动大自然的灵气啊！

鼻炎真正的根源

现在的过敏性鼻炎，以及鼻子不通气的病人，都快要和痔疮的病人一样多了。为何有这么多这样的病人呢？这背后有一定的时代烙印。肥甘厚腻，肠道湿热，熏蒸日久，容易长痔疮，这是食物的"污染"。空气质量不好，粉尘多，首先就容易导致鼻通气功能变弱，这是空气的"污染"。回想我们去爬牛头山，在市区里，明显觉得鼻子处于收缩状态，对各类汽车尾气、污浊之气都是拒绝的，这其实是身体的一种自救反应。但我们一旦到了山里，每个人都可以感觉到胸肺舒畅，鼻窍一下子宣开了，仿佛能闻到空气清新的味道。这鼻孔和毛孔好像一下子全都开放了，拼命地饱餐着大自然的恩赐。但在高楼林立的城市里，空调房内，或街道上，完全没有这种感觉。鼻子只想尽最大努力闭起来，尽量少吸些浊气。从这个自救自调反应里，我们可以看到，鼻子、毛窍的纳气功能是多么神奇。

这样我们就明白了，何以农村里鼻炎的病人少，城市里鼻炎的病人多，这鼻炎也是身体为保护自己不得已的一种反应。但现在很多人就只看到这个表面现象，鼻炎嘛，我就把它通开，通得越开越好，而不知道一下子把它通开后，身体就会吸纳进更多的粉尘来，引起身体其他脏腑的不舒服。这样看来，治鼻炎，通开也麻烦，不通开也不舒服。

这已经不是一个单纯的医学问题了，它更牵涉到环境保护问题。医生可以调节人体的小环境，但整个大环境的清洁与否，却往往是医生难以控制的。但这方面恰恰又是人体健康长寿的根本。就像污染的水里难以长出好鱼，给这些鱼吃再多的药，把它的孔窍打得再开，它吃进来的也是污染的水。只有大家共同去环保，还这个城市一个蔚蓝的天空，整个城市里，肺病、鼻病、皮肤病自然就少了。

从小小的鼻三药之中，我们就可以看到很多鼻炎真正的根源。

广州有个病人，他有慢性鼻炎，经常头晕，还有皮肤湿疹，屡治不效，晚上还经常咳嗽。他住的是工厂的厂房，一是吵，二是空气流通不畅。他每个月都要拿出几百块钱的工资买药吃，有时候吃药的钱比租房子的钱还要多，身体越来越差。听说哪里有好医生，他都去寻找治疗。各种咳嗽药，皮肤病软膏，还有鼻炎的滴鼻剂，摆得满书柜都是，书柜居然成了一个小药柜。我们也建议他用通宣理肺丸治疗夜咳，吃了后有所缓解，但没根治。又让他吃防风通圣丸，皮肤的湿疹消了一些，始终缠绵不愈。甚至还想到给他吃香砂六君子丸和玉屏风颗粒，给他健脾胃，使土能生金，让肺更强大。吃药的时候，会觉得鼻子舒服些，但一停药又加重。最后我们建议的各种药，他统统都用了，可还是没办法把病治好。

我们把这件事情都忘记了，直到有一次回老家时跟他相遇，问他鼻炎、湿疹、夜咳怎么样了？他说，都好了，你看我现在气色多好啊！我们一看，果然面色比生病的时候要红润，连说话声音都底气十足。我们不禁问道，这么多年的老毛病，怎么好的呢？是哪个老中医给你治好的？他笑笑说，我也没吃什么药，它自己好的。我们更疑惑了，疾病怎么会自己好了呢？

他说，我回到家乡工作，家乡山好水好，才知道以前跑到城市里去是找病受。我从城市里一回到家乡，鼻子立刻通了，住几天后，喝着家乡的水，呼吸着家乡的空气，头再也没晕过，晚上也不再咳嗽，躺在床上，一觉就到天明。

我们又问，那你的湿疹呢？他说，我也不知道怎么回事，它就慢慢好了。

我们一想，明白了，家乡山里的空气，首先让他的鼻孔大开，这就像吃了鼻三药一样，而且时时刻刻都在服用着鼻三药。在城市里，即便是用了鼻三药，或者用了滴鼻剂，通开鼻子又能怎么样，通开后，你不还继续吸进污浊之气吗？这些污浊之气进到肺里，要么表现为咳，要么表现为皮肤湿痒，因为肺主皮毛，肺气不清，它就要通过咳嗽，或者皮毛孔窍来排浊。你天天吸，它天天排也排不过来。

这样人体就进入了一种恶性循环，不把鼻子打开，头就因为缺气而头晕头痛，把鼻子打开，肺就因为吸进很多浊气而咳嗽，皮肤也因为自救排浊而变得湿痒，左右两难。只有一个办法，就是跳出这种污浊的环境。这明显就是一个改变了生活环境而根除疾病的案例。

现在城市里为何呼吸系统的疾病越来越多，首先也是鼻子这个关卡出了问题，进来的东西都不干净了，身体自然就不舒服。一个地方的空气质量决定了在这个地方生活的人们肺、鼻、皮肤功能的强弱。所以一个中医他是在治一人一病，但一个中医家他就必须要站在时代的高度上，治疗的是一个地区一方百姓的病痛。这样就已经不局限于在药物、人体里打圈圈、玩升降了。他要看到整个时代大环境、大气场，呼吁大家提高环保意识，为我们共同的蓝天，共同的肺部，而共同努力。

> 鼻子不通鼻三药，通开鼻窍纳气好。
> 道家因此而修炼，延年益寿境界高。
> 云何城市多鼻炎，云何城市多喘哮。
> 打开鼻窍也不效，只因污染源未消。
> 期待大家身心好，提高意识去环保。
> 真把空气搞好了，少服医药也寿高。

◎ 咳嗽喑哑二药

凤凰衣——小鸡的衣服

不论是外感咳嗽，还是内伤咳嗽日久，不管是老年人，还是小孩子，老师在辨证方里通常会加入木蝴蝶 10 克，凤凰衣 10 克，以利咽开音。

学生问，这两味药有什么特效？老师说，这两味药对虚火上冲、咽喉不利、咳嗽咽痒有特效。

有个学生问，什么是凤凰衣？老师说，凤凰衣就是小鸡刚出壳后，留下的那层小衣，小鸡就是小凤凰，这层薄膜就相当于小鸡的肺皮毛系统。中医取象比类，认为这薄薄的外衣善走上焦胸肺，治疗慢性咳嗽日久，咽痒喑哑，效果非常好。

肺主天气，肺主咽，凤凰衣甘温入肺经，质轻善走上焦，治疗久咳咽痛失音。它能养阴清肺，敛疮消翳，还有接骨之功。

老师又说，凤凰衣治疗烧烫伤也非常好，而且不留瘢痕。这是杭州一个病人的经验，说这个单方治疗烧烫伤极效，是从东北传过来的。他有个小孩，玩弄热水瓶，被烫伤后哭闹不止，用这凤凰衣贴了几次就好了，还不留瘢痕。

有个学生说，朱良春老先生治疗胃溃疡，也用凤凰衣，能生肌和胃。老师说，这是一样的道理。外面皮肤烫伤了，凤凰衣能敛疮生肌，胃黏膜吃酸辣热的东西损伤了，出现溃疡，用凤凰衣还是那个理。这叫外治之药即内治之药，外治之理即内治之理。

还有人用凤凰衣治疗头目眩晕，大概是取其质轻善走上焦，治上焦如羽之功。

十堰当地有个小孩子，一吃水果就咳嗽、吐痰、声音不清爽。每次他母亲带他来找老师看病，老师基本都是给他肺三药、鼻三药、胸三药，再加上凤凰衣、木蝴蝶，2剂就好了。小孩子听老师念到凤凰衣时，便问，什么是凤凰衣啊？老师笑着说，这就是小鸡的衣服。

孩子的母亲问，老是咳嗽，家里有上好的川贝母粉，要不要给他吃啊？

老师说，用不着，咳痰背后是气不顺，把气理顺了，痰自然就消了。咽喉不利也一样，咽为肺之门户，肺气不利，咽喉就会处于闭郁状态，肺气通利了，咽喉自然就不闭郁了。

所以老师很少直接给小孩子用止咳化痰的药，也很少给小孩子用清利咽膈的药，基本上是调小孩子的气机，恢复他的升降开合。

咽炎的泡茶饮方

木蝴蝶又叫千张纸、玉蝴蝶，就像纸片那么薄，入肺经。能利咽润肺、疏肝和胃、敛疮生肌，属于止咳药和治胃药，治小儿百日咳有效。

很多人都有慢性咽炎，特别是在南方熬夜的病人中多见，说话多的病人也多见，如教师，几乎成了职业病。有个泡茶饮的小偏方，叫"玄麦甘桔汤"，加上木蝴蝶，开水泡服，治疗肺肾阴虚的咽炎有特效，取它养阴生津、润咽喉之效。这玄麦甘桔汤已经做成颗粒剂，用此颗粒剂直接冲服木蝴蝶也有效。

◎ 扁桃三药

这个方子有三味药，我们称之为扁桃三药，威灵仙 30 克，白英 30 克，青皮 10 克。这个方子是治什么的呢？治疗急性扁桃体炎。这可是西医的说法，中医不是讲辨证论治的吗？其实民间中医有很多偏方单方是讲究辨病论治的。不能否认这种辨病论治的疗效有时也相当惊人，所以就有单方气死名医的说法。

这个方子是老师在第二届道医会上取回来的，当时阅素灵医生献宝，其中一个方子就是这扁桃三药。这个方子可以作为一个基础方随症加减。这是成人的用量，小孩子可以适当减一点。

急性扁桃体发炎，咽喉肿痛，这个方子效果比较好。阅素灵医生说，不能说百分百有效，但基本上百分之七八十没有问题。这个方子的效果是入了喉咙就可以感受到的，入口即效，好像那肿大的扁桃体在慢慢地恢复正常。

老师回到任之堂后，就碰到了扁桃体肿大的病人，有小孩子，也有大人。老师说，一定要试一下效果。于是就给这些病人使用，不用不知道，一用效果好得很。

有一个扁桃体肿大的病人，说话声音沙哑，在医院输了一周的液，还是消不了。三味药原方不动，开了 3 剂，然后留下了病人的电话号码。

第二天老师叫我们回访一下，我们打电话过去问病人服药后的情况，病人高兴地说，当天晚上就舒服了，咽喉部也不堵了，不胀痛，也很顺气。

这样我们对这个方子的认识就更深刻了，看来民间里的单方偏方还是有它存在的重大价值。

我们来看一下这个方子，为何要用到威灵仙？这味威灵仙不是治疗风湿的药吗？和咽喉肿痛似乎八竿子打不着。原来威灵仙味苦气温，可升可降，能入十二经络，性走而不守，祛除邪气速度很快。但有一个弊端，就是重用、久用容易耗伤真气。

以前我们提到凡药物名字带有"仙"或"灵"字的药，如仙茅、仙鹤草、灵芝这些都不简单，一般都有独特的功效。因为古人给药起名字绝不是乱取，而威灵仙"仙""灵"两字俱全，古代本草书里说它有这特殊的作用，能宣通五脏元真。

《金匮要略》开篇即说到，若五脏元真通畅，人即安和。这威灵仙能把五脏的元真调动起来，所以这药不简单。

不局限于治疗风湿痹证，治疗一些肿瘤也少不了它。《本草新编》提到威灵仙能"消肠中久积痰涎，除腹内痃癖气块"。所以古人用它治疗一些顽固久积的便秘，整条肠腑上有积滞都能宣通。而扁桃体肿大，肿在咽喉部，药物经过那里也能化开。

白英呢？清热解毒，利湿消肿，抗肿瘤，常用于治疗肺癌以及消化道肿瘤。

有不少人一生气咽喉就觉得不适难受，这是什么原因？爱生气的人特别容易得慢性咽炎，因为整个咽喉部是上下气机最狭窄的地方，一有气郁，这里反应最明显。青皮是破气下行的，整个咽喉部因扁桃体肿大变得狭窄，青皮直接疏肝破气，把郁结之气散开。

许多慢性咽炎的病人，用疏风清热的方法治疗咽炎效果平平，而用上疏肝理气的方法往往有意想不到的效果。

又有一个慢性咽炎，半年多都好不了，扁桃体也偏大。老师给他号脉时说，上大下小，虚火上扰，水浅不养龙。选用引火汤加扁桃三药，也是几剂药就好了。

可见慢性久病，身体多有下元亏虚，下元一虚，上面的火就收不住，可见慢性咽炎、牙痛，还有耳鸣，所以把扁桃三药加进引火汤里，利用引火汤引火归原，培补下焦真阴以治本，扁桃三药直接治其标，就起到了标本兼治的效果。

◎取象走势用麻黄与桂枝

老师说，每一味药都不只教材上所说的功效那么简单，都有它们更广阔的用途。我们理解药性要从升降聚散的角度来理解，这样就可以知道药物的基本走势。

我们把脉把的是病人的脉势，用药用的也是药物的走势，怎么理解这个势字？《孙子兵法》中有一句很出名的话，南怀瑾先生说，把这句话读透，兵法就了然于胸。以少胜多，以弱胜强，全凭这句话，这句话就教人怎么造势。

"如转圆石于千仞之山者，势也。"这句话是说，当你跟敌人对阵时，要是能造出这种势，就像让圆石从极高极陡的山上滚下来一样，那是相当有威力的。一块普通的圆石在地上，没有人会理会，可如果把它放在千仞之山上，人人都需要仰望它的时候，那就莫不心惊胆颤了。这就是高屋建瓴、居高临下的兵家用势思想。

老师常用龙骨、牡蛎，既治痰也治气，还治肝阳夹虚火上亢，这就是用龙骨、牡蛎这股势，能从上焦一直把人体的气机往下焦收。

善治者治皮毛

讲到麻黄，老师就说，麻黄，首先要知道它的走势，麻黄能够把骨节中的寒气层层透发出来。麻黄是一节一节的，类似人体的筋骨关节。《伤寒论》里提到，凡骨节疼痛、身体酸痛、无汗恶寒者，就用麻黄汤。所以重感冒，骨节疼痛者，必须要想到用麻黄汤。

我们以前读书时，夏秋之交，由于夏天喝了凉水，又吃了大量冰冻的东西，一到秋天就有很多人骨节疼痛、关节痛，这时喝一两剂麻黄汤，透发透发就好了。

学生问，怎么用麻黄汤，麻黄的用量是多少？老师说，只要用对了，三五克都有效。用药物的功效时，同时要知道药物的不良反应。比如，麻黄多用时，它发汗就厉害一些，发汗厉害，就会伤了正气，要取它微发汗的效果，不能发汗太多。所以用麻黄时要多煮一会儿，把上面的那层泡沫去掉，发表之力就会稳妥一些。

麻黄和桂枝是《伤寒论》太阳篇里很重要的两味药，它们的共同走势是从里面往外面打，只是麻黄是从肺里头打出来，桂枝是从心里头打出来。

心肺同居上焦，我们就可以知道，为何仲景把此二药放在《伤寒论》之首，原来凡是外邪，都有一个由表入里的过程，它们所犯的是太阳膀胱经肌表，或者手太阴肺经皮毛。仲景很高明，他所著《伤寒论》一书，不引用《内经》里一句条文，却处处体现着《内经》的宗旨。这是最善于化裁传承古圣先贤的精髓啊！《内经》说，善治者治皮毛。就这一句话，可以把《伤寒论》整个体系提起来。疾病在皮毛时，把它透出去，或者把入里的邪气，由里面一层层赶到皮毛，排出体外，这就是《内经》里所说的善治者，高手！

帅师父来任之堂交流时，他提到道家把肌表那层保卫身体的正气称为金钟罩。帅师父说，人体金钟罩一破，永远处于反复感冒状态，鼻炎、湿疹、荨麻疹、头风、偏头痛等常见病反复不愈。说穿了就一句话，身体那层金钟罩之气，反复受到破坏，没修复好，所以常年处于亚健康状态。

老师治皮毛用药里最常用的还是麻黄和桂枝两味药，用这两味药来修复肌表的金钟罩之气。老师说，桂枝走左寸脉，麻黄走右寸脉。左寸心，右寸肺，心肺同居上焦，心主血，肺主气，麻黄、桂枝能把气血布于体表。所以小孩子一受凉，感冒初起，咳嗽，背凉，最常用的就是麻黄汤、桂枝汤的合方。把左右路脉调起来，因为正气虚了才招寒邪，寒邪反而把肌表闭住了。这时通过桂枝汤强大心脏，扶助正气，麻黄汤打开汗孔，把风寒之邪驱逐出去，机体恢复健康。

这两个汤方，麻黄汤如同将军宰相，逐邪于千里之外，桂枝汤如同君主帝皇，坐镇于朝廷之上。这样国家内部强大，国防巩固，好比大汉朝鼎盛之时，一鼓作气，直接把侵入中原的匈奴赶到塞外，却匈奴于塞外七百余里，等于为大汉朝的边防布上一层牢固的金钟罩之气，这也是正胜则邪从皮毛而退的道理。

外圆内方看桂枝

我们来看看桂枝，《伤寒论》里群方之首就是桂枝汤，这个汤方的配伍很巧妙，古人称桂枝汤是内外并调，外证得之解肌和营卫，内证得之化气和阴阳。所以有些老中医，甚至把桂枝汤作为百病的总方来加减变化用之，也能左右逢源。那么这桂枝汤里的君药桂枝又是怎样的呢？我们来看看。

老师说，桂枝是啥功效？王蒋说，桂枝解肌发汗，温通经脉，助阳化气。

老师说，去把桂枝拿过来，我们看一下桂枝的象。研究一味药，对它的取象走势以及归经不可不知，这是认识这味药临床用途的关键。你知道了这味药怎么走，不但可以治疗教材上提到的疾病，还可以治疗教材上没提到的疾病。所以功效在于书中，但又不止于书中。

王蒋从药柜里拿出桂枝，放到桌上，大家一起观察桂枝。

老师说，你看这桂枝心红，它是入血分的，归心经，所以病人左寸心脉柔，心阳不足的，用上桂枝汤就管用。有是脉，用是药。只要摸到左寸沉软，你用桂枝汤就有底气了。在脉与药上，找到它们之间的作用点，用药治病就好办了。

学生问，什么时候不能用桂枝汤？老师说，脉沉弱的用它，相反脉浮越、舌尖红的病人，烦躁睡不着觉，这时就不能用桂枝汤。用上去，他更烦躁，更难睡着。

不过，有种情况，叫作盈久必亏。病人长期生病，心血消耗得厉害，元气衰微，外表脉又表现为浮亢，而里面心血却明显亏虚，这叫外强中干。碰上这种虚亢的现象，可以少用点桂枝。看起来好像不能用，但又能够用，必须用，这是为什么呢？

因为你需要用上桂枝点点心火，但用桂枝时有用桂枝的技巧，你需要配上生地黄、酸枣仁，或丹参，或山药，把桂枝阳燥之性养一养就好了。

老师又说，你们发现没有，桂枝的切面很有特色。它外圆内方，外圆它就能通，内方它就有破。所以这桂枝汤温通活血的力量看似简单，但却非凡。

桂枝外圆内方，温通血脉的时候，还带着一股破的力，不是我们寻常想得那么简单。它的功效有温经通脉一说，就是寒凝血脉导致的不通，比如冬天的冻疮，就适合用桂枝。我们再把思路扩大一下，凡是身体处于冬天状态，畏寒怕冷，身体容易长肌瘤包块，用桂枝汤就相当合拍。桂枝茯苓丸就是用来化各种寒痰寒瘀包块的。

我们看桂枝汤，它这个功效叫温阳化气，这四个字不简单。凡寒水之气停聚在体内，桂枝能够把这些阴寒之气向阳方面转化。《内经》说，阳化气，阴成形。长期吃水果，喝冰冻饮料，外面又吹空调，洗冷水，这些阴寒之气很容易结成形体包块，这时就需要一股阳的能量把它们气化，通过气化，在体内转个圈子，就能排出去。

从升降角度来用桂枝，相当厉害。道医会上，有位道医用桂枝的心得就是加上川牛膝，通过桂枝把阳气温化向上向外散，再通过川牛膝把气血往下收往下引。这样一来一回，气血形成一个圈子，身体的寒气就给温散掉了。这样用桂枝也不会偏于浮亢。

桂枝汤还有一个特点，就是作用于上焦心肺、左臂以及背部，当你号脉，左手脉有不通，病人左臂痛时，你用桂枝汤就有效。而病人背部痛，平时抵抗力又很差，你摸他脉没神的，这时你用桂枝汤加上红参，一剂下去就见效。

这种人容易做噩梦，是因为下焦寒水趁着心阳虚衰的时候往上窜，这时你在前面方的基础上，再加入龙骨、牡蛎，1 剂下去，晚上睡觉，噩梦就不敢来了。龙骨、牡蛎就把它们收伏了。

麻黄和桂枝连用，是麻黄汤中的配伍，用来治疗风寒在表的表实感冒，还有风寒之气侵袭人体造成的痹痛症，是伤风感冒咳嗽、肢体痹痛开手第一方。它们配伍的道理，《汤液本草》里说，"夫麻黄治卫实之药，桂枝治卫虚之药。桂枝、麻黄，虽为太阳证药，其实荣卫药也。肺主卫（为气），心主荣（为血），故麻黄为手太阴之剂，桂枝为手少阴之剂。故伤寒伤风而嗽者，用麻黄、桂枝，即汤液之源也。"

◎从象的角度认识竹茹

竹茹之象

老师讲药都是随性的，我们想听哪味药，老师就给我们讲。在老师看来，每味药都是自成体系，不简单的。老师讲药，重点不在于教材上说的功效主治这些知识，而在于用悟性去看这味药的象，用这个药象来用药。

所以我们每听完一味药，记忆都是非常深刻的。这就是靠领悟出来的东西与靠博闻强记的最大不同之处。靠悟出来的东西，能够直接以心印心，听起来不费解，用起来也很灵活。不用勉强费脑子去记，却能够铭印在心中。

今天晚上讲竹茹。老师让王蒋去煮几个竹茹团，让大家一起尝尝竹茹。

老师说，我们讲一味药，首先要取象，什么叫取象？取象就是取这味药的长相、形象。很多药我们可能不认识，但竹子我们大家都认识，竹子是一节一节的，中空外绿。我们看竹子，从竹根一直到竹尾，有几十个节，看似节节受阻，实则竹子里面的气机上下是贯通无阻的。

我在福建中医药大学给他们讲课，也讲到了竹茹。就竹茹这个象，与我们人体怎么对应上呢？《内经》曰："善言天者，必应于人，善言古者，必验于今，善言气者，必彰于物，善言应者，同天地之化，善言化言变者，通神明之理。"善于言竹茹的作用，就要把这竹茹放到人体中来理解。

我们人体也有很多体腔，比如从上到下，脑袋有个腔，胸有胸腔，腹有腹腔，盆有盆腔，这些腔就好像竹的节子一样，看似独立，实则一气贯通。甚至人体的经脉血管也有很多瓣膜，这些瓣膜就如同竹子的节一样，血脉也有节。我们再看三焦，从上到中到下，也是贯通的。

这样再回归到竹茹的功效去，叫清肺化痰，降胃止呕。它归肺、胃、胆经，如果只是简单地理解竹茹降肺胃胆之气、化痰止呕的话，这样就不利于用药了，因为这种理解把药物的功用缩小了。你如果从三焦这个大角度来看竹茹，就能把竹茹清热化痰的功用真正用到人体上，用到上中下三焦以及六腑之中去。

凡痰热浊气阻塞三焦六腑都可以配伍使用。可见竹茹并不是简单的化痰之品，它可以清化热痰，从上到下把痰热自三焦水道下导而出。

老师让王蒋再去拿几个竹茹团，让我们观察一下竹茹团的形状。

老师说，医药公司有好几种竹茹，一是碎竹茹，一是竹茹片，还有就是我手中拿的竹茹团。我们药房用的就是这种竹茹团。竹茹团是竹茹里面价格最贵的，单进价就要几十块一公斤。你们想想为何要用竹茹团呢？这竹茹团和碎竹茹，切断以及没有被切断，在西医成分分析上完全是一样的，但从中医的角度看它们作用的效果却是完全不同的。我们要的就是竹茹团这种长长的丝，取它能够贯通上中下三焦六腑这个象，借用于人就能够贯通从头到脚的层层气机。所以这长长的竹茹团既有清其热、降其气、化其痰的效果，更有通其络的作用。这样应用起来就非常广泛了。

从升降的角度用竹茹

有个病人早上刷牙，老容易出血，有轻微口臭，单用竹茹团 30 克给他煎水喝，喝一次后，胃气一降，放了几个屁，口没有那么臭了，刷牙也不出血了，这是什么道理？《病因赋》里说："牙宣者，阳明之热极。"这就告诉你，牙龈出血是阳明之痰热上攻，若伴随着口臭，胃气不降，这正是用竹茹的指征。药证相合，往往一味药就能把病给解决掉。

又有白睛溢血的病人，最近因为天气热，来大药房治疗的有好几个，效果都很好。白睛溢血和牙龈出血出在不同的孔窍，当然也有不同的病变机制，但都属于人体的上窍病变，从中医升降角度来看都可以往下降。所以老师用桑叶 50 克，配上竹茹 20 克，再加上小量麻黄 5 克，一般都是一剂止，二剂已。

如果是流鼻血呢？老师说，中医看的是这个证，这个肺胃之气上逆的证。只要你抓住这个证，流鼻血也一样用竹茹。竹茹和枇杷叶相配，但凡肺胃之气上逆，一用便见效。有个小孩子反复流鼻血一周，在学校里一玩得太厉害，就流鼻血，他母亲带他来任之堂。老师说这是胆胃不降，于是重用竹茹 40 克，加进小柴胡汤里，服完后就不流鼻血了。

又如眼痒，蒲公英、白蒺藜和竹茹相配就管用。道理说白了，就是把上焦亢逆的热邪往阳明胃经引，阳明胃经为多气多血之经，阳明胃之气热往下行，周身上下的气热都往下行。

用好了竹茹，它还可以治疗怪病大病。因为怪病都由痰作祟，痰热上攻会引起诸多疑难杂病。从升降的角度来用竹茹，竹茹能够令上攻的痰热下行。

枳实、竹茹治失眠

临床上见得比较多的是失眠烦躁、惊悸多痰的病人，这类病人有种非常典型的脉象，就是两手寸脉都明显上越，寸脉直接往鱼际上冲，轻取易得，甚至不用摸脉，都可以从皮肤表面上看到轻微的脉动。像得这种病的人，不用多说，大部分都是熬夜、思虑过度，对应中医的病机叫胆胃之气不降，犯胃扰心。那该怎么办呢？单用两味药就搞定了，就是用枳实、竹茹。

枳实宽中下气，竹茹降胃化痰除烦。这不正是黄连温胆汤中最关键的两味药吗？黄连清心火，枳实、竹茹把胆胃上逆之势往下顺，既治标也治本。

有个 40 岁的男病人，长期失眠头痛，眼胀怕光，两边寸脉上越，很是担忧，在医院里打了吊瓶也不好。老师问他，是不是躺在床上，翻来覆去，折腾一夜，大脑还是清醒的，全无睡意啊？

他点点头说，是的，晚上睡不好，白天又没精神，本来我就很瘦，最近没休息好，还在掉肉。老师说，你这个像是在煎鱼干，越煎越干，心火旺得很。

病人说，那我该怎么办？老师说，你以后不要喝酒了，酒是助火的，你本来心肺双寸脉上亢，喝了酒火烧得更厉害，还有晚上不要吃得过饱。饱食伤胃，胃伤就会生痰生湿，痰湿阻在那里，神就不清静。神定不下来，它烦躁了，就没法入睡。为什么痰容易化热助火呢？因为它把阳气郁在那里，不流通，更加睡不着。

他又问，这个我可以做到，还有呢？老师说，最重要的是你的心要能静下来，不要有太多的欲望，心静则心火自降，欲少则肾水自生。没有哪个失眠的病人，不是心念复杂、欲望纷飞的。他说，这个恐怕做不到。

老师说，做不到就先吃吃药吧。老师给他开了黄连温胆汤，竹茹重用到 30克，再加点龙骨、牡蛎，把痰热往下收，把神魂定定。1 剂药下去，当天晚上就睡了个好觉。后来复诊调方了几次，就治愈了。

这个黄连温胆汤加龙骨、牡蛎是任之堂很常用的方子，所以要拿出来讲讲。

从老师取煎鱼干之象来看失眠，失眠的用药也是相通的。黄连温胆汤可分为两部分，一部分是黄连、枳实、竹茹，一部分是二陈汤，即陈皮、半夏、茯苓、甘草。黄连、枳实、竹茹是降心胆胃之气火的。这些失眠的病人，多焦躁不安，双寸脉就像两把火，烧得很快，甚至你摸他的少阴心脉，常人是不明显的，在他们身上却很明显。这就好比煎锅下的火烧得正旺。这三味药一用，就是一个降气降火降热的象，如同把煎锅下的火调小一点，这样鱼就不会被急火煎焦了。而二陈汤这四味药，又另有深意，它们是化胃中痰湿的，是治痰湿在胃的总方。长期应酬饱食，容易生痰生湿，引起胃和降功能失调。《内经》里说，胃不和则卧不安。只有胃和了，才能睡得安稳。所以这二陈汤让胃气下降，让痰湿随气而顺下，痰湿不上冲心肺，就不会助火，心神才安，才能够静。

二陈汤好比化掉锅中的油垢一样。老师常引《清静经》说，夫人神好清。神志喜欢清静而讨厌恶浊嘈杂的环境，就像肝喜欢条达，而讨厌抑郁一样。所以人的肝魂要调畅，而心神则要清明。肝魂怕被扭曲，心神怕被污染。生气是专门扭曲肝魂的，痰浊是专门污染心神的。饮食不节，酿生痰浊，常在肺胃里，胃气不降，这些痰浊就上泛，上泛扰心，蒙蔽心神，心神就不安定。

老师说，心藏神，神是阳性的，心是房宅，神是主人，主人居住在房宅里，这阳性的神能够入到心房里去，它就能睡，这叫阳入于阴，就能睡好。睡不好，神不静，就是阳不入阴。阳为什么不入阴呢？因为心宅里蒙蔽了很多痰，非常污垢，就像脏兮兮的旧房子，而且又着了火，这时你叫人进去睡，他能睡得着吗？

　　我们一听，恍然大悟，二陈汤治失眠原来是这个道理。二陈汤顺降的胃中痰浊，在《医间道》的两个轮子里，我们可以看到，心火是要下降，通过胃土才能转到下焦肾中去。胃中的痰湿往下降，心里的那些烦热浊气就很顺利地导归六腑，通通进入阳明肠中去了。这样如同把房子彻底清扫过一遍，然后请人进来住，就能睡个安稳觉了。

　　老师用黄连温胆汤治疗了很多痰热上扰的失眠病人，效果挺不错。这里并没有特别用安神助眠的药，却能够达到这个效果，全在于洞悉脏腑升降的道理啊！

　　而加龙骨、牡蛎道理又何在呢？老师说，本身龙骨、牡蛎就能治痰，《医学衷中参西录》里写着，龙骨、牡蛎乃治痰之神品也。同时此二药还可以镇心安神，《四圣心源》中黄元御称此二药最能聚精会神。能够在神的层面上影响到人的药并不多，这龙骨、牡蛎绝对是重要的一组。

　　我们再想一下，失眠的病人，有哪个不是心浮气躁，神不能静呢？他们都处于耗散、注意力不集中的状态，严重的会变成狂躁症，不能聚精会神、控制自己。我们用龙骨、牡蛎就是帮他收敛凝聚，安定神志。孙思邈《大医精诚》里说，凡大医治病，必当安神定志。这里头不单讲医家自身的修为，只有神安志定的医生，才能渐入大医行列。但同时也是说，我们治病先要能够让病人神安气定。神志能安定下来，再大的病也算不了什么。安定不下来，小病也会闹得很麻烦。

　　　　　　痰热扰心入睡难，翻来覆去也心烦。

　　　　　　好比锅中煎鱼干，一剂温胆眠即安。

　　　　　　为何加入龙与牡，它们本身能治痰。

　　　　　　失眠病人心浮散，还需将神向下安。

竹络与人络

　　还有些顽固性的腰腿痛，比天气预报还灵，气候一有变化，腰部就酸胀报信。西医检查，这些人大都有腰椎间盘突出。这该怎么治呢？

　　中医认为肺主治节，肺主周身之气，看来肺不单管胸中的大气，管皮毛开合的气，它还管关节腔隙间气脉的流通。肺气一降，百骸空隙的气都会降。而关节酸胀疼痛，从中医角度来看，完全是不通则痛，不荣则痛。骨节关节的气脉不能很好地流通了，里面郁久就结痰湿。这些痰湿除了要靠一些穿筋透骨的猛药打通外，一定要配上竹茹，通过三焦之高层次来降整个周身的气势。

老师说，中空能通表里气。竹子里面是中空的，它不单对于机体上焦表面的气能通降，对于里面筋骨中的气同样能够通降。中医所说的通降，从小处看来是脾胃，从大处看来，周身上下，凡经脉所到之处，无一不有升降运动。

那这骨节中的气机该如何调升降呢？就用竹茹。老师在临床上治疗中老年人腰腿痛，有寒湿腰痛的，有坐骨神经痛的，也有椎间盘突出的，基本上都会用竹茹，普遍反映效果不错。

有个腰椎间盘突出的病人，颈椎也有问题，经常头晕，腰酸，腿时常痛得不敢走路。脉象整体还可以，就是右手关部有些降不下来，左手脉偏弦涩。弦主肝胆病，又主痛症，涩为血少或精伤。长期的疼痛，消耗人体大量的精血。所以这个病人，老师很有把握地给他开了我们任之堂治疗腰椎间盘突出的五组常规用药。

第一组药是杜仲、桑寄生、川续断。这三味药是平补腰肾之佳品，既能引药入腰，又能够补肾活血，令腰中气脉流动起来。

第二组药是黄芪、青风藤、黑豆。这是民间治疗腰椎间盘突出的一个偏方。黄芪把整个大气往上举，腰椎间盘突出是因为整个腰椎都往下压，有气虚的因素在里面。青风藤祛风湿，通经络，这是藤类药独特的功效。黑豆能利水，腰椎间的浊水需要渗利出来，才会变得轻松。

第三组药是党参、猪鞭。这两味药是一位民间草医传给老师的，治疗腰间神经痛有奇效。

第四组药是鹿衔草、小伸筋草、透骨草。腰椎间盘突出引起的下肢麻痹疼痛，往往也少不了这三味药。伸筋，透骨，一听药名，就知道它们有哪方面的功效。

第五组药是通督脉的，鹿角片和狗脊。如果是腰部瘀血顽固不化，土鳖虫和蜈蚣也可以用，一用上，力量就霸道了。

最后要调一下这些药的升降，药往下面腰部走，所以老师重用竹茹 30 克，降肺胃的同时也是把这药力往下送，还能够把腰部络脉为痰所困阻的地方化开。

这病人第二次来复诊的时候，喜笑颜开，说以前从来没有这样好的效果。

老师说，再给他拍打拍打，效果会更好。后来又调整了方药，就基本行动自如，不再为腰痛所困了。

老师说，用竹茹治疗肺热胃逆，是一小方面。把它用来降周身的气机，利用竹茹这种走势，以竹之络通人体之经络，既通络且化痰来治病，站的高度就不同了。它把腰背部经络中的痰湿，像用钢丝球刷碗一样刷下来排出去，人自然就舒服多了。

王蒋把竹茹熬开十分钟后，又焖了十分钟，再把竹茹水倒出来，然后每人分了一杯来尝。这竹茹熬的汤水，平淡清香，没有异味，入口清爽，还有股特殊的竹香味。服用后大家最大的体会就是额头有股清凉之感，这是立马就可以感受到的。额头为阳明胃经所管，竹茹降了阳明胃经，额头就好像被拨走一片乌云一样。

老师马上想到，以后治疗阳明额头痛，把白芷和竹茹相配，应该有效。

竹沥是个好东西

接着，老师又讲到竹沥。竹沥也是好东西，是竹子用火烤出来的汁液。竹茹偏于降胃逆，而竹沥却偏于化痰浊。

老师说，小儿热咳，有黄浊痰，买几块钱的鲜竹沥，喝了热痰就往下降，往下化，效果很好，也很安全。

有位八十多岁的老人，得了肺结核，抗结核药吃了很多，身体很差，始终咳浓浊黏痰，胸闷不舒，实在是吃不进药了，感觉胸中的顽痰堵得严严实实，连出气都困难。吃怕了西药，就来找老师吃中药。

老师一问他，好几天没大便了。肺与大肠相表里，肺胃之气不降，为黏痰所困，大肠动力不够，不能排浊。老师说，这么大年纪，攻也受不了，药也进不去，连吃饭都很困难。

老师再三考虑后，就跟他家人说，你们到山上砍些竹子回来，放在炉火上，烤竹子的中间，竹子两头会有汁液流出来，把汁液接住，然后拿来服用。

病人家属就上山砍竹，烤竹取沥，得了二两左右，趁着新鲜喝了下去，居然不排斥，喝完后，气就往下顺。第二天咽喉、胸中的痰就感到像是被拨开化开一样，呼吸顺畅了，胸中也不闷了。又服用了两天，放了很多屁，排出的大便很黏腻。随后一周，胃口大开，感觉正常了。

老师就说，看来竹沥对那种化不开的黏痰效果特别好。它既能化，又能降。痰的病机就是凝结成块往上逆，而竹沥的作用就是把这些痰块化开，往下顺。

怪病皆由痰作祟，治痰是治疗很多疑难怪病的思路。

老师说，治疗黏浊热痰，或用竹茹，或用竹沥，取其化痰通利之性，凡热痰、黄痰阻滞三焦六腑，皆可配伍使用。

◎痔疮三组药

治疗痔疮，老师常用三组药，第一组是乙字汤（大黄、黄芩、升麻、柴胡、当归、生甘草），第二组是猪甲、炒薏苡仁，第三组是黄芪、地龙。

治疗痔疮，要调肺和大肠

我们就问老师，这三组药是何用意？老师说，首先要明白痔疮是在哪里？在大肠，什么脏与大肠相表里？我们说，肺与大肠相表里。

老师说，没错，治疗痔疮，要调肺和大肠。我临床上摸到痔疮脉，最常见的就是病人右路寸脉亢盛，这种病人肺火很亢，大肠也容易生湿热生痔疮，通过下面痔疮来泻肺部的亢盛之火，所以号脉也能够号出痔疮。

有位病人，我一号他右手寸脉，相当亢盛，问他长痔疮没有？他说没有。然后他就到医院里去检查，一周后过来说，大夫，我是长痔疮了。看来这痔疮脉是骗不了人的。甚至很多病人长痔疮了，他自己也不知道。

我们又问，俗话常说，十人九痔，为什么容易长痔疮呢？老师说，《内经》中有治疗痔疮的总纲，你们读到没有？我们摇摇头。

老师说，《素问》曰："魄门亦为五脏使，水谷不得久藏。"这魄门就是肛门，五脏中肺又藏魄，这个魄字又通糟粕的粕。肛门排泄糟粕功能异常，会引起五脏升降失常，而五脏升降失常，排浊能力降低，也会引起魄门的病变。你们想一下，魄门是六腑最低的地方，所有浊气都要从那里出，所有的浊邪都要往那里送。所有的湿热往下注，一个注到膀胱小便中，一个就注入到魄门里。现代人久坐不动，所以前列腺炎和痔疮就成为常见病。我们今天不谈前列腺的问题，先来谈谈痔疮吧。

我们就问，那为何要用这三组药？老师说，刚才已经跟你们说了，你们只要在脉象上能够号出痔疮来，用药自然就知道怎么用了。如果连脉证都搞不清楚，就没法入手。你们只要号出痔疮的病机来，那么这治法方药全都出来了。没有号出病机的话，就永远处于迷茫猜病的状态，所以要摸脉。而常见的痔疮脉，在病机上有三种，第一种是肺脉亢盛，这种人很容易犯痔疮。像这种病人喝点酒，脸就红，一吵架，痔疮就痛，就发作，这是为什么呢？你们想过没有？

我们说，是不是酒这些东西湿热下注啊？老师说，这只是一方面，不是主要的。主要的是你要看到肺。你要搞清楚，身体任何一个地方的反应，都是身体在自我保护，这点不要忘了。包括流鼻血、痔疮出血，如果你们弄懂了，都是一样的治法。

病人喝了酒，或者生气，肺脉就特别亢盛，肺处于水深火热之中，那么这些热气要从哪里发泄出来呢？要么是肺主皮毛，发汗吧；要么就肺开窍于鼻，流鼻血吧；要么就是肺与大肠相表里，痔疮痛、肛裂出血吧，身体通过这些地方来泄热，来减少肺的压力。

我们一拍脑门说，明白了。难怪老师上次用竹茹、桑叶治疗酒后痔疮发作的病人，效果很好。老师用竹茹、桑叶治疗流鼻血的病人，效果也非常好。

老师笑着说，其实这一点你们想通后，所有肺火上亢的病人都会治了。肺火上亢的掉头发、头皮发油、脸上长疮，这些都是用同样的治法。所以这治病，说难也难，说简单也简单。你们不要把中医搞得很复杂，中医治的就是这个病机、这个脉象。像流鼻血、掉头发、头皮发油、痤疮、便秘、痔疮、口臭，但凡摸到这个肺火旺，肺火亢盛，一个乙字汤就解决了。这个在中医叫作"百病一方，异病同治"。

你把血热往下面引，使得脉势没那么亢，不往上冲了，痔疮出血疼痛立马缓解。而这乙字汤，它好就好在升降理法全面，既有升麻、柴胡往上提、往外透，痔疮是肠道的一团瘀血，热会郁在中上焦，而升麻、柴胡，一个把上面的清阳往上升，再把上焦的郁热往外透，所以用量不能太重，重了就加重肺脉亢盛了。而黄芩和大黄能清肺热与大肠热，黄芩主归肺经，大黄主归大肠经。肺与大肠的热一往下撤，痔疮的主要病机就解决了。

我们接着又想到，为何还要加当归呢？老师说，这当归加进去也很妙，你们想通了就好办。当归能够引药入血分，凡是痔疮热盛的，没有不伤及血分的。而且当归本身也能够通肠活血，有助于痔疮那团瘀血的消除。还有当归，当归顾名思义，阴血归位，血归其位，自然不出血了。

我们又问，那第二种证型呢？老师说，叫作"盈久必亏"。这种脉证就像月亮过了十五一样，月过十五光明少。肺脉长期亢盛，就会导致肺脉不足。所以有组药对，黄芪和地龙，黄芪本身能补不足，益肺气，往上升提；而地龙却能够活血化瘀，往下钻，还可以降浊，通血脉。肠道有瘀血引起的痔疮，加上地龙这味药作用就不同了，它能把肺与大肠之间的通道打开。黄芪这味药，《神农本草经》里说它主痈疽久败疮，排脓止痛，五痔鼠瘘。

这两味药加到乙字汤里，黄芪和当归相配，它就是一个补血汤的思路。痔疮久治不愈，可以当作气血亏虚的疮痈来考虑，用这补血汤以扶助气血，托毒外出。

我们听后，又明白了一点，难怪老师对于反复发作的痔疮，一定要加上黄芪，就像病人反复感冒，要用玉屏风散扶助正气为主，不能一味攻邪。中医叫作不患邪之不去，而患邪之复来。就是说我不怕你邪气散不开，就怕散开后，正气不够，邪气又回来了。所以老师很重视黄芪和地龙这组药对。

我们接着又问，那最后一组药对，猪甲与炒薏苡仁又该如何理解呢？

老师说，这个就好办了，用猪甲和炒薏苡仁的病人，一般关尺脉都是明显郁住的，特别是右边的关尺，是因为水湿都郁在下焦化热，这种病人大便黏腻，排不干净。所以我们用炒薏苡仁除下焦湿热，用猪甲直接排浊通肛门，古人说猪甲主五痔、伏热在肠、肠痈内蚀。凡是肠道浊阴不降的，用猪甲这味药都很好。

◎中空三药

竹茹、芦根、苏梗如天空布雨

老师说，中空里头有大道。六腑大都是中空的，所以它们能够容纳水谷，吸收营养，排泄糟粕。能进能出，能升能降。那么五脏就不同，五脏，《内经》说藏而不泻，它是充满的，储藏精气的器官。但五脏里头，肺是很特殊的，它有很多肺泡，肺泡里头可以容纳空气进行交换。肺功能失调后，也会有很多痰湿壅堵在这些肺泡里，咳吐不利索。表里之气郁闭住，不舒服。这些痰浊不能排出后，肺的气机当升不得升，当降不得降，五脏六腑都会受其累。

这时要使浊气排空肃降，以行金之令，恢复肺像天空一般的明朗清新，常会选用到中空三药。因为中空善通表里气。这中空三药里有竹茹、芦根、苏梗。它们皆善于通降气机，同时还能把痰气往下收降。

《医门法律》里说，肺气清肃，则周身之气莫不服从而顺行。所以通过调理被痰浊气机瘀阻住的肺，就可以让周身的浊气往下降。因为肺在大自然对应的是天空，天空饱受污染，几场大雨过后，空气就清新了。所以，这中空三药也是取的天空下雨之象。

梅核气案

有个病人，咽喉不利三四年了，老觉得有东西吞不下，吐不出，哽在那里，双寸脉上亢，右关数，胃气上逆，肺气不降。她担心会不会喉咙里长肿瘤了，在医院里检查又查不出来。便问老师这是为什么？

老师说，你这个是气的，一生气就加重。你脖子下面一团赘肉，生气后，这上逆的气把痰湿都带到那里去了，哪能不哽住呢？

她点了点说，是啊，跟老公吵架的那几天就加重。老师说，你现在是小病，脾气不改过来，将来会得大病，食管、胃容易出问题。

于是老师就帮她捏喉结，这也是外治法里的妙招。对于一般的梅核气，咽中如有痰阻的，老师这招用上去，十有八九在两分钟内缓解。病人也忍住痛，一捏完，咽喉那里出了很多暗红色的瘀痧。老师说，这全是气郁化火，便问她，现在吞咽唾沫试试，还哽不哽？她边吞边说，咦，真的不哽了耶。

老师再给她开半夏厚朴汤加味，加了最重要的中空三药。本来半夏厚朴汤就是《伤寒论》里专治梅核气，咽喉中有东西哽在那里吞不下、吐不出的。现在再用上中空三药，等于加强版的半夏厚朴汤，令肺胃之气肃降下行得更迅速。

她再来复诊时，我们问她现在吞唾沫怎么样了？她说，好多了，不堵了。以前老觉得喉中有痰，现在痰也没了，人也清爽了。

肺主气，咽喉为肺之门户。凡咽喉痰逆不降的，当清肃其肺金之气，使金气下行。那么这些痰浊，有形的瘀滞，就随着肃降的肺气，归到阳明胃肠里去。好比天空污染，下场雨，那些污浊的空气，通通因为肃降的气机，而把它们带到大地上，融入土中，被土所包容消化掉。在人体而言，就是归入阳明胃肠，然后排出体外。这样空气就清新了，人的咽喉也清爽了。

> 肺部如同一天空，痰浊上逆易阻壅。
>
> 好比大气受污染，雨后浊降归土中。

口臭咽炎案

十堰当地有个病人，口臭、咽炎几个月了。刚到诊台前坐下，我们在他对面都能明显闻到口中有股重浊之气。老师看他指甲被烟熏得黄黑，又看他舌苔黄厚腻，六脉都粗大，便说，你要把烟酒戒了，你这整条消化道上下都有问题，像很多年没打扫的房子一样，管壁上沾满了厚厚的痰浊。

他用带着沙哑重浊的声音说，我吃了好多泻火的药，怎么都不管用？

老师说，你看的是火，我们看到的是升降。你这不是火大，是火不归其位，泻火的药越吃越不舒服。他点点头说，是啊，我也有这感觉。

老师说，现在的人啊，一看到有些火苗，就以为是火上烧，其实是气不降。

你老用泻火的，反而伤了气。我们给你用顺气降浊的药，把六腑通开。

他说，最近几个星期，我老没食欲，看到东西不想吃。

老师说，火都被你清掉了，它自己不能消化食物。胆、胃、食道的浊气降不下去，往上泛，哪能有胃口。于是，老师便选用中空三药、胸三药、开胃三药、通肠六药，这一大堆三药，强强联合。

这个组方气势算是强大了，消化道从咽、食管那里，转到胸、胃，再下行到肠，一路都有药物归属，直接扫下来。

老师笑着说，这么强大的配伍，还拿不下吗？

病人吃完药后，再来复诊时，舌苔退了一大半，胃口开了，口臭也不明显了，他说，泻了好几天，但泻后觉得舒服。

老师说，你那些东西堆在整条消化道上，好几十年没清理了，以后你要少吃荤多吃素，把烟酒戒了，将来不得癌症。他听了笑笑说，好的。

老师说，五脏的浊气都要靠六腑来排，六腑是中空管道，通肠六药偏于排胃肠以下的积滞，而胃肠以上，咽、食管以及胸部这一块的浊气，往往就需要中空三药来清扫下排。人体的管道就像水管一样，水管用了多年后，管内壁上会有很多垢积，整条消化道的垢积非常多。所以我们要建议病人少吃荤，多吃素。

这中空三药连通带降，竹茹、苏梗、芦根都是降中上二焦、肺胃之气的良药。药物本身就呈一个中空疏通之象，六腑以降为和，也是中空之象。以药象来对应藏象，所以就能够把浊气降下来，让管道壅阻之气散开，使管道恢复空透通畅之性。

口臭肠不通，喑哑咽又肿。清火无用，问题何在？整条消化系统。

管宜中间空，浊宜降肠中。强强联合，从上到下，肃清整个腹胸。

第4讲　脾与胃用药

　　脾胃居中焦，统属土，为人体周身气机升降出入最重要的枢纽。胃主下纳水谷，脾主运化精微。一降浊腐熟，一升清输布，为周身气血升降提供源源不断的精微。脾气上升，滋养五脏六腑；胃气下降，十二经脉浊气皆能顺降，故脾胃升降乃周身上下清浊升降最为重要的通道。

　　土能化生万物，脾土之气的升降至关紧要，此气升降郁滞，则上下内外皆不舒畅。《内经》里说，先病而后生中满者，当治其标。古圣先贤对中焦的作用都是反复强调的。所以老师立枳壳、桔梗、木香、炙甘草这四药，来守中焦升降出入之道。凡周身百病，但见中焦关郁者，皆当从中焦入手，以调畅上下内外左右前后，故此四药又名升降出入四药。这四味药不但代表着脾胃的升降出入，还代表着周身气机循环往复之道。

　　脾胃病最常见的是升降失司，脾虚不升，胃热不降。故此时用药可寒热并用，如黄连、干姜寒热搭配治脾胃病。食气入胃，不能消化，常见胃胀，此时可用胃胀三药——枳实、枳壳、通草。若胃中积热，胃气不降，一味良药金果榄有奇效。中焦不和引起左右脉不一致，可用生姜、大枣调和中焦，调和阴阳，调和左右脉。

　　进入小康社会，从小孩到老人，都有饮食过度的倾向。不少病人来后就反映吃饭没胃口，这很简单，我们经常会用到开胃三药，木香、山楂、鸡矢藤。还有一些病人，为自己的口臭而心烦。口臭有常见的三组药：一个是射干、马勃；一个是竹茹、谷芽、麦芽；一个是火麻仁、猪甲、艾叶、苦参。

　　由于当今人们饮食非常丰富，因此得胃肠炎的病人非常多。《内经》曰："饮食自倍，肠胃乃伤。"老师配制了胃炎散，以治胃病。若病人胃炎，伴反酸、嗳气，这胃炎散效果最好。

　　思虑过度会劳伤心脾，那么劳伤心脾的什么东西呢？中医认为，脾主思，思则气结，暗耗阴血。所以思虑过度，劳伤的是心脾的阴血。我们常选用脾三药，山药、芡实、炒薏苡仁，通过补脾阴、除湿，来把耗伤的阴血补回来。

◎升降出入四药

《内经》说，出入废则神机化灭，升降息则气立孤危，故非出入无以生长壮老已，非升降无以生长化收藏。古人把这升降出入看作是生命最重要的东西。《内经》又提到，先病而后生中满者，当治其标。这是指不管什么病，最后引起中间痞满升降郁在那里，这时调升降是最紧要的，把这升降调开后，再调其他病。

因为人体中焦脾胃升降，就像一个十字路口，为何十字路口最容易堵车？为何十字路口交通警察最多？为何十字路口红绿灯最多？因为这个地方连通东西南北，都要从这里出入，其他小道堵住了，或者手，或者脚，这些肢末堵住关系不太大。可如果这十字路口中焦的脾胃堵住了，周身气血生发乏源，疾病就会加重。所以我们就选用升降出入四药来疏通这个十字路口。

有个病人手心发烫，心躁急，治了好几年都治不好，滋阴的药吃了不少，吃到舌苔都垢腻了，手心还是那么热烫；泻火的药也吃了不少，吃到胃都凉凉的，还是手心烫。

老师说，我们就换个思路吧，调他中焦，掌心对的是中央土，掌心有热，不一定是阴虚，他是中焦脾胃瘀阻。我们看他关部脉郁得那么厉害，帮他疏通开看看。

于是就开升降出入四药，加上郁三药这些调气的药。病人才吃完几剂药，回来就反映说，好得很，晚上睡觉手心不觉得烫了，睡得也香。

老师说，我们治病不能被病症所迷惑，要把脉，如果中焦关郁，按《内经》说的，中满的，首先要治其标。不管阴虚不虚，身体热不热，先要把中焦理顺。

这关部郁脉的病人，为什么还心躁急呢？凡摸到这种脉的，肚子周围都长了一圈赘肉，堵得严严实实，这些东西没办法化为能量，输送到全身需要的地方去。所以表现出一派郁热躁急的病症。故我们治病不能光看到表面的热，还要看到深层次的郁。

桔梗，它代表的就是升，为舟楫之药，直接升达到肺咽部上来。

枳壳，能宽中下气，解除中满的状态，它代表的就是降，降周身之浊气。《药性赋》里说，宽中下气，枳壳缓而枳实速也。如果枳壳力量不够，还可以加枳实，这样肃降之力更大。而且枳实这味药，古代本草称其能利七冲之门。整条消化道，从上至下，有气滞阻塞的，它都能够像关云长过五关斩六将一样，层层破下来。我们看大承气汤里面为何要用它来配大黄这将军，它们合用，就能起到降浊涤荡诸污秽的功能。

木香这味药，能醒脾化湿，能统四肢。木香这味药能让懒动的脾胃振作起来，把肚腹那团郁滞之气分散到四肢去。因为脾主大腹，大腹壅堵，四肢乏力。脾醒过来后，它就把大腹满阻的状态疏通开来。所以病人服用木香后，放屁很多，手脚也有劲，这叫里通一身劲。

桔梗、枳壳、木香这三味药，其实又叫作胸三药，治疗胸胃气机郁滞有良效。但我们加入炙甘草又不同了，立马变成升降出入四药。

炙甘草又叫国老，是一个和事佬，能够静静地守在中焦。中焦是一个粮仓，它负责把粮仓管好。凡升降出入，就好比出兵打仗，必先有粮草一样。汽车在路上跑，飞机在天上飞，首先必须要有燃油。所以炙甘草就是桔梗、枳壳、木香这三味药升降上下内外的后勤补给。

老师说，如果不用炙甘草，病人久用后会觉得气不够，就像要让脏腑干活，但是又不给它吃饱饭，干着干着它就累了，所以我们用炙甘草就是让它吃饱饭，枳壳、桔梗、木香就是让它动起来。

桔梗代表升，枳壳代表降，木香代表出，炙甘草代表入、代表守。这样再去调，整体思路就理顺了。至于我们要在里面升多一点，降多一点，还是出多一点，守多一点，这就是临床上个人用药的悟性和技巧了。

古人说，大匠能诲人以规矩，不能使人巧。老师把脾胃中焦治病思路的大的规矩跟我们讲清楚了，我们拿这规矩去选药用方时，思路就清晰，就不会迷茫。

中医精髓最难逢，升降出入妙无穷。

千变万化总不离，治病用药须守中。

中间如同十字路，汇总南北与西东。

中间如同铁路线，沟通物流上下送。

人体对流亦如此，周身滞涩须贯通。

若问医间道何在？沟通阴阳百病终。

◎黄连、干姜寒热搭配治脾胃病

宝松抄了老师的《集腋成裘本》，那都是老师临证读书多年来的总结。他问老师，老师这么多方子，治病是不是有主方？

老师笑着说，任之堂的方子还不算多，天下的方子更多。我们治病没有主方，我们治病不是用主方，而是用主线。治病不是靠主方，而是靠理顺主线。

宝松问，什么是主线？老师说，升降是主线，演变出来的散收、寒热、攻补、动静都是主线。

宝松又问，老师治脾胃病经常用什么方子？老师说，专方专药不是没有，但更多时候，临证治病，不是专方专药，而是要把人体的升降道理搞清楚。你们都想速成，如果都有速成方，中医就不会像现在这样。

宝松又问，老师是否常将黄连和干姜搭配？老师说，没错，寒温搭配就是一个升降思路，温升寒降，辛开苦降。治疗脾胃病，就是要讲究中焦升降。黄连、干姜搭配，就是从半夏泻心汤来的。古人说，未议药，先议病。我们如果离开了人体的病机而来谈疾病选方，这没什么意义。好比打靶的时候，必须要先瞄准靶点，再扣动扳机。这瞄准的过程，就是在诊断定位，把病议清楚。扣扳机就像是在出药方。这样病和药能相合，才有疗效。寒热不调的脾胃病，就得用调和寒热的药。从寒热搭配角度来看，黄连和干姜是治各类胃病的绝妙搭配，胃炎散里就有这组药对。

宝松又问，黄连、干姜用多大量？老师说，干姜是治寒的，黄连是治热的。若热重于寒，黄连用量则大点；若寒重于热，则干姜用量大点。一般胃热都伴随有肺热或胆热，这时你也可以加点黄芩。如果病人痰浊重，就要重用半夏。半夏这味药很好，集化痰、降痰于一体。胃中最容易生痰饮，除了要把痰化掉，还要把痰降下去，因为胃气以降为顺，半夏这味药两边都兼顾到了。如果是虚证，就要用一些红参、大枣、炙甘草。所以这半夏泻心汤非常灵活，寒热虚实都照顾到了，不局限于治脾胃病，由脾胃升降寒热失调引起的周身上下各种疾病，都可以用。说实在的，如果治脾胃病，离开了这个寒热搭配，那还没了解治疗脾胃病的奥妙。

◎脾胃三药

我们有脾三药，山药、芡实、炒薏苡仁，这是偏重于养脾阴除湿的。能够把湿伤脾，还有思虑劳伤脾的病机解除了。我们还有开胃三药，山楂、木香、鸡矢藤，能开胃消食化积，把肠胃积滞化开了。而对于脾胃同伤，导致寒热不对流，上下不交泰而成的痞满胀痛之势，我们就有脾胃三药，黄连、干姜、延胡索。这三味药代表两个大法，一个是黄连、干姜的寒热对流，一个是延胡索的大气一转。

很多脾胃病问题都在这里，中焦郁滞不通，升降卡在那里，寒热不能对流，大气转不开。所以这三味药治疗各类痞满胀痛的脾胃病，可发挥很大的作用。

有个病人，糜烂性胃炎十余年，一吃生冷的东西，胃就痛得冒冷汗，一吃热燥干硬的东西，就堵在胸口反酸难受，中药也喝不下。她说，我现在没有什么好吃的了。老师说，那你就吃素吧，不要再给脾胃增加负担了。汤药喝不下，我这里有个药粉，叫胃炎散，你拿回去吃吧，会好些的。

她说，我不是单来治胃病的，还要治失眠。我这几年睡觉越来越不好，经常一晚上都睡不着，白天老没劲。吃安眠药后人更不舒服。

老师说，胃不和则卧不安，你这胃不好和睡眠的问题是一样的道理。你右脉上越，降不下来，中焦郁滞，胆胃不降，所以这气啊，都带着酸水反流。都这年纪了，还那么大火气干嘛。少跟儿女发火，你这气下来后，啥病都好了。你这气没下来，脑子老静不下来，即便是躺在床上，眼睛闭着，脑子还是转个不停。

她说，对，对，就是这样的。病人再来复诊时，明显胃就不胀了。她说，吃了药后，放了很多屁，晚上能够睡个好觉了。

老师说，你那个气都郁在那里，就是要往下面排，否则以后要出大问题。

脾胃三药，黄连、干姜、延胡索，在汤方里很关键。胃炎散里这三味药是主要的。当然还有降胃气的赭石、枳实、金果榄。单味延胡索治疗一些气滞血瘀的老胃病引起的失眠效果好，我们常用到30克、40克，疏通了中焦气机，病人就舒服了。

黄连、干姜，一升一降，一寒一温，使脾得温而升，胃得苦而降。这样中焦升降开，气旋转，上面心中的郁热烦躁就能够迅速从两个"轮子"里转到肠胃中去，再通过肛门排气排走。

人的心神是好清静的，受不得浊邪的干扰，浊邪一上逆，就烦躁静不下来，所以我们主要用降其浊的方法来安其心神，助其睡眠。

常用的降其浊有两个途径，一个是在两个轮子里，心可以到肺，再经过三焦膀胱这条水道肃降下来。这种失眠的病人，常常少阴心脉亢盛，舌尖红，尿赤。尿赤是身体在自救，我们顺其性，就用导赤散，把炽热在心导归到膀胱州都之官的水府大海里来，这样脉静则身安。

另一个途径就是在两个轮子里，心可以直接从胃肠而降，很多心脏病要治胃，道理也就在这里。胃能够为心降其浊火。这样失眠的病人，常常舌苔黄，舌根厚腻，一问普遍都有慢性胃炎，肠炎，容易反酸打嗝，饱胀，我们只需要把阳明胃这个通道打开来，使胃肠这个以降为和的功能恢复。邪浊从下面排走，不来上扰心神，心神就安静，失眠就好转。

可见这两种思路都是中医整体的轮子观，不是说一见到失眠就用宁心安神的药，我们从整体观来，用安眠药都制不住，这是整体的失调，并不是局部的心神不定。我们找出真正病因，通过治胃，就可以把失眠调好。

> 脾胃三药寒热配，大气一转病消散。
> 黄连干姜与元胡，一首胃炎散中含。
> 打呃胃胀酸上泛，晚上入睡真叫难。
> 不用安神把胃降，却把身心调安然。
> 治病胸中有轮子，上下旋转人健康。
> 卡在哪里调哪里，这是中医整体观。

◎ 胃胀三药

老师说，你们想想胃为什么会胀？学生回答说，胃气不通，气滞而胀。

老师说，胃以降为和，总体来说胃气不降，是胃胀的主要原因。那直接用降逆的药不就把胃胀治好了，事实上没那么简单。

老师说，我以前实习时，有个胃胀的病人，枳实、枳壳用到 30 克没动静，用到 60 克还只是小反应，没什么大起效。按常规来说，枳实、枳壳降胸胃之气极验，两味同时上去，胃之逆气很快就能下去。如果大剂量用还要加点黄芪，因为气往下行后，病人就会浑身没劲，这黄芪就能把劲给提起来，这也是治疗胃胀常规的思路。

那天我就在江边边走边琢磨，刚好碰上草医老张，跟他聊天。所谓三句话不离本行，老张快人快语说，今天又遇到啥疑难杂病了？我就跟他说，也没有别的，就是胃胀，治疗好多次，都不断根。

老张笑着说，你用啥药啊？我跟他说，用枳壳、枳实，而且大剂量地用。

老张笑着说，用中药有时要用那股巧劲，不在力量大小，其实枳实、枳壳，我看不用那么大量，你只要加点通草进去就行了。试试看吧！

后来，有个老阿婆经常胃胀，吃饱一点就撑，吃了不少中药，都不管用。我看她以前的方子都是开破的药，然后我就按照老张的思路，给她开四味药，枳实、枳壳各 15 克，通草 8 克，黄芪 12 克。结果，一喝胃胀就好了。

后来，又有一个退休的女病人，也是经常胃胀气，打嗝，胸闷。老师就有经验了，直接给她开枳实、枳壳各 12 克，通草 8 克，黄芪 15 克。病人喝完后就好了。

这三味药治疗胃胀的机制，你们想明白了没有？《药性赋》说："宽中下气，枳壳缓而枳实速也。"枳壳、枳实合用降胃气好理解，枳壳与枳实，质量一轻一重，降气速度一慢一快。而这通草呢？妙就妙在这一味通草。

很多胃胀，胃里有气胀，而胃外的网膜却有水胀。胃里起码有两条路线，一条是气机的升降出入，另一条则是水湿的升降出入，身体的水气通过胃黏膜，在胃外的网膜疏散于三焦，如果黏膜水湿停滞，那么胃胀就不单单是气堵，还有水聚在那里。这水聚得久了，会把胃压得很小，这样的病人，一吃东西就容易胀，即使吃的东西不多，也很容易胀，用普通的行气药还化不开。但这通草一下去，把三焦水道一疏通，这个胃就轻松了。

大家听后，终于领悟了，原来还有这么深的道理在里面。通草取它通利三焦水道，以减轻胃压。看似没有针对胃胀来治，实则正是针对胃胀的根本而治。是在胃的外周把通道疏散开，令胀气得消。

◎金果榄

老师今天给我们讲治胃的金果榄。因为我们看到老师的胃炎散治疗效果很好。很多慢性胃病、胆汁反流性胃炎，吃后反映效果都不错。胃炎散由十二味药组成，其中非常重要的一味药就是金果榄。

老师提问道，你们说说金果榄有什么功效？有学生说，金果榄清热解毒，利咽止痛。又有学生说，金果榄专门治疗咽喉炎、咽喉肿痛。还有学生说，金果榄治疗胃病。老师则说，用金果榄治疗咽喉炎，那是屈才了，治疗胃病，那也是大材小用。金果榄从咽喉一直到肛门，这一整条消化道，它都能治。

把金果榄当作解毒药、清热药，治疗咽炎、胃炎，那是西医的思路，我们要从中医的理法来看这味药的功用，这样你学药用药的思路就开阔了。

中药的理法是什么？四气五味，升降浮沉。当然，还有脏腑归经。你们要学好一味中药，除了在书本上学习它的功用疗效外，还要亲自看看这味药长得怎么样，亲自品尝，它有什么味道。这叫"观其色，闻其香，尝其味"。

每味中药都有它独到的色、香、味，这金果榄的色、香、味是什么？

王蒋从药柜里抓来一大把金果榄，有些是碎末，有些是金果榄块。

老师拿了一小片金果榄碎块，尝了起来，并跟我们说，大家也尝一尝，有什么感觉？我们每人都拿了一小片尝了起来，老师叫我们别拿大片的，因为金果榄一入口，非常苦，马上喉咙的津液就有下降的感觉。

老师笑着说，尝到了吧！这金果榄味特别苦，中医四性五味是怎么讲的？辛开苦降啊！苦味入咽喉，它就迅速往下面降。

苦味属阴，辛味属阳，苦味是下泄热浊的，辛味是上开发散的，《内经》里说，"辛甘发散为阳，酸苦涌泄为阴。"可苦味药不止金果榄一味啊，很多药都有苦味，金果榄又有什么特殊之处呢？

老师用手掂量一块金果榄，叫我们也掂量掂量。然后说，你们看，金果榄质地坚硬沉重，密度高，特压秤，就像石头一样沉。它不是一般的苦降，它是沉降。这药味的苦，加上质地的硬，决定了它既能清热，又能降下。所以那些胃气上逆、口苦、打呃、泛酸的病人，金果榄一用上，气就顺降下来了。

金果榄一味药，就把清热与降逆的两种功效结合于一身了。临床上如果碰到肝气不升，胃气不降，心血不足，左关郁，右关上逆的病人，你只要把它的胃气一降，肝气就顺了，肝气一顺，心血就足，心血足了，心气就能通于脑，脑一舒服，就不会看起来无精打采，病恹恹的。所以那些心脏病、肝郁的病人，老调心肝，见效都不明显。这时用点金果榄、胃炎散，胃气一降，他就觉得很舒服。

那些病人都知道来任之堂取胃炎散，因为吃了人觉得舒服。这是胃中浊气下降后清阳上升的结果。

金果榄既清且降，一味药就把半夏泻心汤里的半夏和黄连两味药给代替了。

你们看，半夏是降逆的，黄连是清热的，半夏泻心汤为什么能治疗心下痞呢？这里面的精髓就是把胃热清了，把胃气降了。所以对于那些胆汁反流性胃炎、胃溃疡、食管炎，这个汤方都有良效。

再比如，你看小柴胡汤那么出名，它方中就有半夏和黄芩两味药。柴胡和金果榄一配，就相当于小柴胡汤的思路。这两味药，一个升肝气，一个降胃浊，立马就把小柴胡汤里面的精髓体现出来了。

老师又说了一个成方，复方党参片。这个成方原来是部队用药，在高原地区修铁路的工人，刚开始去常会缺氧，容易出现清阳不升头晕、浊阴不降大便难的问题，这时部队就给他们发这种药。复方党参片里就有党参和金果榄，这个配伍非常妙，妙就妙在党参给身体补一股气上升，而金果榄把胃肠道的浊邪往下降，这样通过升降，不单对心脏有好处，对大脑也有作用。

草医手中的金刚钻

老师又说，单方金果榄治疗消化道炎症是从一个草医身上学来的。民间草医用药治病，都是千挑万选的，他们用药有个特点，就是要量少而效宏。用少量的药能达到很好的疗效，这样他们走江湖就非常方便了。这位草医用金果榄治疗了很多的消化道炎症，反映都很好。后来老师把它加入胃炎散中，果然效果非凡。

老师感慨地说，民间草医，他们在临床一线，经常与疾病打交道，不管是什么方法，只要好用有效的，他们都采纳。而那些不痛不痒的药，他们一般都不喜欢用。他们要用，就用那些效果奇特，立竿见影，而且治疗作用比较全面的药。

比如，经常抽烟的人有咽炎，咽部不舒服，单用金果榄就有效。

如果是慢性胃炎，只需用金果榄和干姜相配，一个苦降，一个辛开；一个泻热，一个温中。对那种寒热错杂、胃不升降的人来说，这两味药下去就有效了。

还有肠道不好，吃寒的也不行，吃热的也不行。把金果榄和艾叶相配，艾叶去寒湿之气，金果榄泻肠道热毒，单这两味药也能把肠道调好。

金果榄单用，或与干姜配，或与艾叶配，或与猪甲配，其走势都是不同的。

如果肠道有息肉、肿瘤呢？把金果榄和皂角刺相配，有皂角刺在前面做开路先锋，金果榄在后面跟着，再配上点红藤和金荞麦就可以了。

老师说，他有一箱最好的皂角刺，是从深山老林里采的。上好的皂角刺软坚消瘤的作用更强。为何老师一直都比较少用呢？老师说，像这种上好的皂角刺，在外面已经找不到了，这是专门为一些恶性肿瘤的病人备用的。

说完，老师就从箱子里拿出一根皂角刺，这皂角刺特硬，好像一个钉子钉向天空一样，故而它又有一个名字，叫天丁。

如果是食管癌，金果榄和白英配用。白英清热解毒，利湿消肿，是专门抗癌的，特别是咽喉、食管癌。专门治疗扁桃体肿大的三味药，为白英、威灵仙、青皮。

白英对咽喉有特殊的亲和力，若咽喉轻症，单味金果榄就可以，若重症的话，就金果榄和白英配用。

大家听后，不禁思路大开，原来一味药用活后，周身上下许多病都可以治。用药而不拘于书上所说的功效，这就是配伍的奥妙。所以老师说，你只要把身边典型的十几味药给琢磨透了，那你成为一般高手就绰绰有余了。

药象体会

中药是要用这个象，比如金果榄，味苦，质重，既有黄芩的苦泻热，又有赭石的重降逆，一药而身兼两个功用，甚至还不止。

比如天丁，你一看它长长的刺，就知道它穿透力十足，中医用的就是它的象。

再看猪甲，为何它能从咽喉直到肛门，一路穿行无阻，这也是取它的象。

还有龙骨、牡蛎，这两味也是大药，敛正气，而不敛邪气。它们为什么能敛藏呢？龙骨是大型动物的化石，伏入土中数万年，它能够把上面的纯阳之火收到下面去。而牡蛎呢？它沉在大海里面，能把上面的水气都往下收。所以那些水火不和，胶结成痰的，往往痰浊都往上亢，这龙骨、牡蛎就能把上亢的水火痰浊往下收。张锡纯称龙骨、牡蛎为治痰之神品，这高屋建瓴的论说，完全是站在天地阴阳这个高度上说的，取的就是这个象。

还有猪鞭，你们见过一次后，就终生难忘。猪鞭很柔软，就像神经一样，我们中医就取这个象，专用猪鞭治腰腿坐骨神经痛，基本上用一个见效一个。猪鞭不是补肾壮阳的，它能够营养神经，肝主筋，是不是猪鞭只对腰腿部神经痛有效呢？那颈椎痛、牙痛有效吗？当然也有效，它能够养人体的筋，只要配上相应的引经药，用猪鞭这个象，治病的思路就相当广泛了。

还有海浮石，单从这个名字，我们就可以听出道来，可以浮上来的石头，它能够化顽痰，所以从上焦往中下焦去的那些痰浊它都可以软化，由于它很轻，治上焦如羽，它就能够缓和地作用在上焦。

还有蜈蚣，老师治疗精子活力差、血管紧张性头痛、腰背顽痛，都会选用它。蜈蚣，一节一节的，跑得极快，像风一样，它是虫类药，善走窜，所以不管是头上的风痰阻络，腰背上的顽固瘀血，还是下焦肾精子活力不够，都能够借蜈蚣这股通上彻下的钻透劲把它通开，让气血动起来，并把风邪逐出去。

再比如，浮萍浮在水面上，很轻，你把它用力丢在水中，它一下子就浮起来，所以这浮萍一入人体，它就立刻发汗解表，跑到皮肤外面来。由于它在水中性偏凉，所以它善于治疗风热感冒。皮肤有痒疹，它具有发汗解表、透疹止痒的功效。它还归膀胱经，可以利尿消肿。老师治疗肺热瘙痒、尿赤，用这味药效果就很好。

它为什么能利尿消肿？浮萍生长在水里，不会被水腐烂掉。药书上说，凉利之药生湿地。这些长在水湿之地的药，通常就带有一种独特的化水湿利湿的功能。所以浮萍疏通治水的功能很强。一入人体，就能够把水给化开，最能化水的是膀胱经和肺经，所以浮萍这味药善入膀胱经和肺经。一味药能够同时兼备发汗解表和利水消肿的还真不多啊。

我们看浮萍，它在开宣肺气的同时止风痒，同时还通调水道、利尿消肿，把下边的湿浊排开，难怪老师那么喜欢用这味药治疗皮肤风湿痒疹，这一味药就相当于麻黄、连翘、赤小豆了，麻黄辛散透，连翘清，赤小豆利。这浮萍也是外发汗，透风，内清热，下面利尿，一药三法兼备。

又比如丝瓜络，古人用它制成菜瓜布洗碗，能够把锅碗的油垢刷干净。所以用这丝瓜络来对应人体，可以把身体的痰湿疏通开。丝瓜络里面全是微细的"经络"，就像一张张网一样，老师说这细小的经络，对应的是人体的三焦，能够把三焦多余的水湿渗利下来，排出体外，保持通畅的状态。所以湿痹属于三焦水不通利的，老师必用丝瓜络。

又比如蝉蜕，它能够治疗风热在肺引起的声音嘶哑、皮肤瘙痒、外感风热，五官科、皮肤科常用。因为蝉蜕是蝉退下来的衣服，非常轻，中间是一个空象，整个硬壳能够浮在药汤表面上，有一股向外透的劲。所以它归肺经，透皮肤肌表，肺主咽喉，所以又能通透咽喉以开音。蝉蜕还能退翳明目，眼科常用。这蝉蜕的象，就是蝉把自己的旧衣服脱掉。肝火上炎时，眼睛会红肿热痛，有一层浊气遮蒙住眼睛，如同薄膜一样。这时就取用蝉蜕脱掉薄膜衣服的象，把眼睛翳障给退掉。

当然蝉蜕在儿科最常用，治疗小孩子夜啼、烦躁，民间有个单方，就是用单味蝉蜕 10~15 个，加上一两枚大枣，熬水，给孩子睡前代茶服，治疗小孩白天睡觉，晚上哭闹不止，古代称为夜啼，效果比较好。

我们看这个蝉蜕，它本身就能够把心经那团热给透出来，同时蝉的象是白天叫得厉害，晚上绝对是闭口不语，这对于昼夜颠倒的孩子来说，也可以调转他的阴阳。

……

◎一味冰片治胃胀神效

老师问我们，如果让你们用中医行走江湖，身上只能携带二十种药，你们选什么药呢？我们想想，这有些难度，带的药既要特别有效，立竿见影，又要能轻松携带，比如像白术、茯苓这样的，你带上几百克都不够病人喝几次的，所以就不可能在考虑范围内。然后我们纷纷说了一些药物，比如硫黄、黑白丑、大黄、红参、附子、马钱子……

老师点点头说，还有一味药，很特别，也很好用，就是治疗常见胃胀的，这也是一个民间草医的经验——一味冰片治胃胀神效。

冰片一入腹中，翻江倒海，走窜力极强，那些不想吃药的胃胀者，只要一次吃黄豆粒大小的冰片，就管用得很，疗效比汤药还快。单味冰片这一招，往往用在木香、陈皮等药管不住的时候，用上它胃就马上不胀了。

是啊！在民间必须要有自己的绝活，能够搞定一般常见病。比如风湿腰腿痛，这时硫黄、黑白丑或马钱子的奇效就显露出来。而治疗胃胀也是相当考验人的，一味冰片，就对大部分胃胀都有效，堪称简验便廉。

冰片不单内服有奇效，外用也不简单。老师说，所有外用膏药里面，放点冰片，穿透力立刻增强，穿透皮肤的力量翻倍，所以治疗痈毒肿痛见效也特快。

难怪冰硼散治疗咽喉肿痛、口舌生疮、流行性腮腺炎、牙龈肿痛有特效。这种价格低廉的中成药，实用得很。

冰片加入风湿痹证的外洗方中，可以使药力增强好多。广州一个骨折病人，在后期康复过程中，脚踝伤处经常痛，在医院拍片，说里面有炎症，并没有完全长好，要多休息。后来我们给他开了风湿外洗方，用海桐皮、小伸筋草、桂枝、路路通、入地金牛、泽兰各30克，熬好水后，加入一把冰片，直接熏洗骨折后损伤处。他用了一周，反映说，这药才几块钱一剂，一直隐痛难受的症状就消失了。以前服了不少三七粉，改善效果都没这么明显。

三七粉也有效，不过要把药性送到脚上去，量可能要大一些，而直接用熏洗方，对局部疼痛的缓解却来得更快。再加入冰片，局部的通透性更好。

老师又说，单用冰片和麻油调匀，外擦治疗唇疿，口唇干燥脱皮，效果也很好。麻油是起到滋润的作用，而冰片温窜力强，可钻到肌肤深层中去滋润。

老师笑着说，不用药能不能治胃胀呢？

我们笑了，这正是拍打的绝活，两巴掌下去，打通胃经也有效果。我们任之堂治疗这种寻常胃胀，单用拍打，立即见效，已经是相当常见的事了。

拍打也有次第，老师融入中医辨证的思想，往往先拍足三里、阳陵泉，让胆胃之气下行，然后再拍内关，宽胸散气，这也是胸腹并调、大气一转的治疗思路。

◎生姜、大枣调和阴阳

圣药、要药需重视

平常瓜果食物用得好，能化腐朽为神奇。比如，一味丝瓜络，专治风湿，这是一个秘方。秘在用量与服法，以后我们会从取象的角度来谈这味药，看它是如何通过洗涤经络中的油垢，取到疏通经络的效果。

今天晚上，老师还是按照教材的次序，谈到生姜。生姜也是平常食物药品。

老师说，按教材谈太死板了，但又不能不提到教材，基本的还是要懂。王蒋同学，你把生姜的性味、归经、功效说说。

王蒋说，生姜味辛性温，归肺、胃经，能发汗解表、温中止呕、温肺止咳，用于治疗风寒感冒、胃寒、呕吐、肺寒咳嗽。

老师说，记得不错，以后背教材上的性味、归经、主治功效，就是要这样。虽然我们谈药，重在谈悟性，但基础的功夫还是必不可少。

学生问，生姜是发散往外走的，为什么它又能够止呕，往下面去呢？

老师说，你要明白里面的病因病机。生姜发汗解表，是把寒气散开，它温中止呕，也是把胃中的寒气散开。胃中有冷饮寒气，就会上逆作呕，用生姜把这些寒饮水气化散开，叫温中气化，脏腑只要恢复气化功能，呕吐自然就消失了。所以说生姜不是单止呕这么简单，通过恢复脏腑升降功能，呕吐自然就消除。温肺止咳的道理也在这里，把肺中寒饮温化散开，其咳自止。

你们看，这生姜，书上怎么说？说它为止呕圣药。这中药学里面，凡是被称为圣药的，功效都不同凡响，你们要特别留意研究。比如，疮家圣药连翘，伤科圣药三七，血中圣药当归，风家圣药防风，喘家圣药麻黄……

除了这些圣药外，教材上提到的那些要药，也特别奇妙。如肠痈要药红藤、败酱草，肺痈要药鱼腥草，胃热要药蒲公英，黄疸要药茵陈，排石要药金钱草，鼻渊要药苍耳子，梅毒要药土茯苓，风湿痹证要药威灵仙，疏肝理气要药香附，胸痹要药薤白，疥疮要药硫黄，破积要药三棱，止血要药白及，妇科经产要药益母草，命门火衰要药肉桂，肝寒气滞要药吴茱萸，回阳救逆要药附子，湿热泻痢要药黄连，热秘要药大黄……

生姜的四大功效

怎么用好生姜这味呕家圣药呢？老师说，民间防止晕车晕船引起的恶心呕吐，可以含生姜切片，也可以把生姜贴在内关穴，或者肚脐眼，可以减轻舟车劳顿和眩晕之感。

传统中成药人丹中就有生姜，专门防治中暑、眩晕、反胃这些常见病，用生姜化胃中恶浊，有健胃消食之功，发散清气，有提神醒脑之力。所以民间有"饭不香，吃生姜"之说，夏天饭前吃些生姜有开胃助食之功。冬吃萝卜夏吃姜，不劳医生开处方，道理就在这里。

生姜为止呕圣药。呕逆上犯，易引起头晕。根据这个道理，我们把生姜的功用再发挥些，可以看出生姜是作用在胃和脑这条线上。浊不降，清不升，则会胃反逆、脑晕胀。这时，吃些生姜就可以化解。

如果把这种机制用在一些运动适应不良症的人身上，是否也有效果？中药是取类比象的，小脑发育不良、贫血会引起眩晕失衡，如坐舟车，这时可不可以把它当成晕车晕船来治疗而用生姜呢？答案是肯定的！

　　古人云，生姜其用有四：一曰，制半夏有解毒之功；二曰，佐大枣有厚肠之说；三曰，温经散表邪之风；四曰，益气止胃翻之哕。

　　药物炮制学上常用生姜炮制生半夏、生南星，就是降低南星、半夏的毒性，同时提高它们的化痰之功。服用生半夏过量，引起咽喉麻痹，嚼服生姜片可解其毒。

　　第四点止胃呕，前面也提到了。有的病人坐火车来的，觉得水土不服，呕吐，老师看舌苔根部垢腻的，常常建议他们直接买藿香正气水，喝一喝就好了。藿香正气水里就有生姜的提取汁液。生姜被称为止呕圣药，专治脾胃不和引起的呕吐，能够把上逆的浊气给降下去。

　　第三点温经散表邪，解表祛寒的药经常会配生姜。特别是夏天，外面感受到空调、风扇的凉气，胃肠又受到冷饮、瓜果的寒凉，偶尔还会受到雨湿、洗凉水的寒气，故夏天特别多腹痛腹泻、伤风感冒、肩腰痹痛的病人。这时，家里的长者一般不会立马叫你吃药或上医院，而是用生姜50克，红糖30克，加水浓煎成一碗汤，趁热小口慢慢饮下，就能起到温经散表邪之风的作用，药后汗出，浑身舒畅。

　　《本草纲目》提到，早行山中，含一块姜，无犯雾露清湿之气，即山岚瘴疠。以前李可老中医经常翻山越岭去救治病人，他个子比较瘦小，每天又要跑很远的山路，甚至有时候还披星戴月，有的时候逢上雾雨雷电，他就琢磨了一个保护自己的好方法，便是在进山的时候，把几片生姜含在嘴里，使生姜的那股暖热之气能够久留在脾胃，脾胃气血暖起来后，肌表的营卫之气就会更加固密，能够抵抗外邪。但是又不可以多吃久吃，否则容易引起胃肠积热、疮疡，伤到眼睛。

　　很多老年人早上起得很早，到公园里练太极或活动。此时太阳还没有出来，天灰蒙蒙的，大地带着一些雾露，空中还有着风冷，有些人就把自己老毛病风湿痹痛给引发了，要么就反复地感冒流清鼻涕。对于他们，老师一般都建议早上不要太早外出锻炼，最好能在微微见到太阳，大地的寒气散开时，这样对身体更好。还有出去锻炼时，可以口中含一小片生姜，反复地吞咽唾沫，让生姜的力道温暖周身，这就是姜的第三点功用，它能温经散表邪之风，让姜能够鼓动卫气来保卫肌表，在皮肤表面布一层防风的金钟罩。

如果有些病人已经伤到风了，肩肘部痹痛，手指麻木，老师就叫他们用生姜加松节熬水外洗，很快就缓解了。这也是取生姜表散风寒之力，温通血脉，再取松节以节通节治风湿痹证。有个病人晨练过度，起得太早，再加上平时碰冷水比较多，夏天还常吹空调，经常肘以下凉麻痛，老师就叫他用这办法熬水，外加熏洗就好了。

第二点，生姜佐大枣有厚肠之说。老师说，这点用得好，有化腐朽为神奇之功。中药配伍中最常出现的就是生姜和大枣这组药对，为何它们出现得如此频繁？原来胃肠为土，土为生化之源，周身上下的气血都从这里出来。生姜、大枣既是食物，也是药物，药食同源，生姜温化阳气，大枣滋养阴血，一温通，一滋养，肠胃就会变得丰厚有力气。土厚能生长万物，胃肠厚就可以长养五脏。

生姜、大枣调营卫气血

老师随后又讲了一个病例。有位小伙子，练气功"走火入魔"，神经衰弱，身上有股气，一会儿窜上，一会儿窜下，一会儿窜左，一会儿窜右，很难自控，所以在网上向老师求助。

老师说，以前只在武侠小说里听说过练功走火入魔，还真没治过，这回还真给碰上了。我当时就想，用桂枝汤来调和营卫，会不会偏刚烈一点。

这病人从阴阳角度来看，气属阳，血属阴，很明显是气血阴阳之间不能协调，用桂枝汤外证得之解肌和营卫，内证得之化气和阴阳。可这病人很焦躁，焦躁者，不能轻用刚药。于是我就想，单把桂枝汤中生姜、大枣拿出来，给他调一下营卫气血。可如果这样吃，这么简单，他一定不太相信。

于是，我就再加入合欢皮、首乌藤，这组药是抗焦虑安神的，合欢皮偏于解郁宽心，首乌藤偏于安神定志。心中郁闷的，偏用合欢皮多一点，可佐以郁金；神志不定的，偏用首乌藤多一点，可佐以酸枣仁。

这样，老师就开了生姜、大枣、合欢皮、首乌藤四味药，给小伙子服用。小伙子当天就抓来药服用。第二天高兴地给老师发邮件，说老师这药真厉害，非常便宜，也非常管用，喝了就把身上那股气给镇住了，现在不窜了。然后又连服了一周，彻底好了。

老师说，这就是生姜、大枣的妙用，化平常为不平常。不单是因为看到了它们的功效，更是因为从高层次的阴阳理法上用它。生姜、大枣，简单来说是调和营卫，再深一点是调和气血，把它放在更大的层面来看，就是调和阴阳。

你要把中药放在调和气血阴阳上，用它们的升降聚散，这样治起病来就相当得心应手了。你想一下，一般的疾病，你如果把它们阴阳之间协调好，疾病都会自愈。所以说，用药的理法高度决定用药效果。你们学药不能学死，不能离开中医阴阳气血升降，要时时把握好这点。

生姜萝卜汤

这里再说一下古代的生姜萝卜汤。汉高祖刘邦在楚汉战争的时候，行军打仗，不幸感染了瘟疫，寒热不调，非常难受。谋臣就给刘邦献上生姜萝卜汤，服用后很快就好了。这种小汤方，在关键的时候是救命的。不是药在救命，而是药里含的那股升降之气，把人体紊乱的升降之机给理顺了，疾病自愈。

行军打仗时，很多人都内部紧张郁闭，外表风寒之气来袭，奔波劳累，中焦不通，表里不调，寒热交战。这是里气郁，表气闭！而生姜萝卜汤虽然是简单的食疗方，用生姜来开发表气，像打开窗户、提壶盖一样，用萝卜来通降里气，这样表散寒气，内通里积，可见这两味药不是简单的组合，里面有深奥的医理啊！

《东坡杂记》中载有这样一个事例。杭州净慈寺有一位八十多岁的老和尚，年纪虽老，面有童颜。人家问他养生之道，老和尚自言服生姜 40 年故不老。故古人言，人不可百日无姜。而传说中的白娘子盗仙草救许仙，这仙草就是生姜芽。故生姜又名还魂草，姜汤也叫还魂汤。

◎开胃三药

人体分为上、中、下三团气，上焦心肺之气，中焦脾胃之气，下焦肠腹之气。我们常看到老师给中焦郁堵不欲食的病人重用木香、山楂、鸡矢藤各 50 克，便问老师，这么大的量，病人能受得了吗？

老师说，你们可以观察一下效果。山楂这味药，只要病人没有明显胃溃疡或胃酸上逆，50 克不算大剂量。你们看那些吃冰糖葫芦的，一吃一大串，都不止 50 克，而且山楂和木香配伍，山楂能消有形食积，木香能化无形气滞。碰到病人胃口不开，右关脉郁滞的，木香、山楂两味药，一个醒脾行气，一个健胃消积，也是一升一降的思路，把中焦的郁滞之气打开。所以一般病人没胃口的，吃了胃口就打开了，便想吃饭了。脂肪肝或肥胖病人要减肥，也经常用这两味药。

我们又问，加入鸡矢藤一味也是消积化食吗？老师说，一味鸡矢藤消积。鸡矢藤这味药除了消积外，它是藤类药，还能够祛风湿、通肠。由于它味如臭鸡屎，还可以降浊，中医称以浊降浊。胃口不开的病人，很多不仅是胃的问题，而是胃下面肠道有积滞，就像小孩子吃了很多糖果，黏在肠壁上，运化不动。这些积滞严重阻滞人的食欲，鸡矢藤一味药，就能够把这些肠壁上的积滞化开。病人吃后肠道有明显排空感时，上面胃口就开了。

有个小女孩，8 岁，人很瘦，只爱吃零食，不爱吃饭。她妈妈带她来看病，希望老师给孩子开一些长肉的药。

老师说，小孩不要轻易用补药来长肉，小孩自动都会长大长壮。发育成长是小孩的天性，我们只要不阻滞她这个天性，不用长肉的药，也能起到长肉的效果。于是老师就用了开胃三药，配上枳壳、桔梗，升降上下气机。

老师说，治病要顺其性。肠道有积的小孩，我们帮他消积就是顺肠道之性。医生要有自己的主张，不能看到瘦小的病人，就思维定式健脾补益。也不能因为病人要求开补药、贵重的药，我们就开补药、贵重的药。能够用简单平常的药把病治好，这是我们中医最大的优势。

病人来复诊时，她妈妈说，胃口好些了，以前不爱吃饭，现在能吃一小碗饭了。老师说，一般小孩子没有啥大问题，就是没有管好嘴。管好嘴是父母的问题，不是医生的问题。

老师说，这开胃三药，如果仅从治疗厌食挑食来看，就太小瞧这三味药了。我们放到人体正常生理来看，不外乎吃喝拉撒。所以这三味药，木香、山楂，一个行无形气滞，一个化有形积块，又能开胃进食。而鸡矢藤也能够通络止痛，化肠道积块，使排泄顺畅。从这个大角度来看，人能够胃口好，吃饭进食，又能够排浊通便，这三味药可谓是推陈出新的良好药阵。

所以，不单小孩子食积厌食，甚至中老年人饱食伤脾胃，吃东西没食欲，或者肥胖的病人，身上赘肉多，乃至肿瘤癌症的病人，吃饭没胃口，这三味药都是一个很好的药阵，加进辨证方中，既有治疗之效，又有保健之功。

如果站在大道至简的高度看，一个人能吃能喝胃口好，能拉，肠道排得通畅，疾病自然就好得快。这三味药灵活运用全在于剂量。

老师摸到右关郁大，木香常重用到 30 克、50 克，甚至 80 克。如果病人脂肪肝重，唇暗乃肠道有积，肝脉有瘀，这时山楂也常用到 50 克、60 克。风湿痹证病人，胃口不好，肠道有积，这时鸡矢藤常用到 80 克、100 克，甚至 150 克，化积的时候，还能通经络止痛。因为鸡矢藤除了以浊降浊外，还能够以藤通络。《太白本草》称鸡矢藤为风药儒将，止痛圣药。

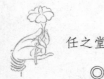

◎口臭三组药

中医认为，脾开窍于口，一般口部疾患，如口臭，口内出臭秽之气，要从脾胃来论治。学生问，口臭怎么治？

老师说，口臭不是一个病，它是身体疾病的一个反映。中医认为脾胃开窍于口，整条消化道，上开窍于口，下开窍于肛门。治疗口臭，甚至痔疮，都要从这整条消化道来思考。所以说，治口臭没有定方，但却有定法。你们只要想想水谷精微在人体是怎么走的，然后再联系"胃以降为和"这句话，那么治疗口臭的大法就出来了。治口臭主要是以降浊为主，稍佐以芳香升清。原来治疗口腔的疾病，也需要用到升清降浊的思路。

学生又问，要用哪些具体的方呢？老师说，你要把脉，看病人从上到下哪个地方有阻滞。就好比家里马桶臭了，搞点清洁就好了。可如果是马桶下面的管道堵了，上面再清洁也不管事。我们再看远一点，如果是下水道，乃至整个河道都堵了，那你清洁马桶、疏通管道都不济事，这时就需要政府去疏通整条河道了。

学生就说，那是不是治口臭有三个点，一个是口咽部有浊气；一个是胃不降，反酸，打嗝，口臭；第三个就是肠道不降，或便秘，或通而不畅？

老师点头说，其实你们把这个理法理顺后，用药就很灵活了。比如，单纯口腔有臭秽气，用藿香、佩兰煎汤漱口就有效，取其芳香除臭，《内经》叫"治之以兰"。或者碰到咽喉部有痰气阻结，用射干、马勃也能够降气除臭，这两味药善治咽喉中痰气臭秽。

有些胆汁反流性胃炎病人，吃完饭就坐着不动，这是明显的胃气不降，脾气不升，用竹茹配谷芽、麦芽就有效。竹茹能降肺胃之气，也就是降浊。谷芽、麦芽能帮助消食，由于它是种子的芽，还能够疏肝以升清。

如果是肠道不通，便秘，或者通而不畅，久坐不动，肠蠕动力减弱，这时湿浊不能够正常下行，反而会引起上攻。所以用通肠二药或通肠四药，甚至用通肠六药、八药，给下面肠腑一个出口，就像疏通河道一样。肠道为周身所有浊气最大的通道，这个地方通畅后，浊气不上攻了，口也就不臭了。浊气下行后，升上来的就都是清气了，所以人在二便通调的情况下，口中的津液都是甘甜的。

有个病人是中医的铁杆粉丝。他说，我一生很少吃西药，中药也吃得不多，我不是等到有病的时候才去治疗。我们问他，那你怎么知道要生病了呢？

他说，每当我吃饭觉得不太香，喝水没有那股甘甜味时，我就能够预感过不了多久，我肯定要生病，这是我几十年的经验，所以我赶紧放下手头工作，清淡饮食，少应酬，多休息，用一两周的时间，身体又恢复舒服了，吃饭也香了，口水也甜了。

这老爷子真厉害，这是他一生的宝贵经验，充满着中医预防医学，即中医真正养生的智慧。

◎脾三药

山药、芡实、炒薏苡仁，这三味药能补脾阴，敛脾精，除脾湿，所以我们称它们为脾三药。这三味药是一组很好的药阵，不仅可以用于辨证处方中，还可以单独用来熬粥保健养生。

我们经常劝病人要少思虑，碰到不少思虑过度的病人，他们往往会劳伤心脾。老师说，劳伤心，伤的是心血，劳伤脾，伤的是脾阴。这些阴分的物质耗伤后，整个心脾功能就会减退。好比汽车本来可以在路上跑的，你不断地踩油门，长途跋涉，开车开过度了，都忘了去加油，最后车开到走不动了。因为这车子的油没了，就像人体的阴分物质被耗干了一样。

我们常碰到这类病人，他们工作繁忙，又熬夜上网，盗用心血，耗伤脾阴，左寸脉不足，右关脉濡弱，头晕健忘，失眠多梦，神疲乏力，胃口不好。

老师说，这种病人先不管怎么样，给他加加油，没油就跑不动。给他开归脾汤，加上这脾三药，心脾气血一养足，就有劲了。

有个女病人，二十多岁，月经量减少，人也显得消瘦，右关部脉凹陷，左寸不足，每天都是超负荷工作。

老师跟她说，不能眼中只有工作，而没有身体，要劳逸结合，多运动多锻炼。权衡好工作与生活的关系。于是，她便每周抽出时间爬爬山，放松放松。老师给她开了归脾汤加脾三药，吃了以后，月经量就增加了，整个人爬起山来都有劲了。

中医认为，脾胃为气血生化之源，脾胃气血生化足，就能够滋养全身，而脾三药里，山药最能够"补中益气力长肌肉"，这是《神农本草经》里提到的功效。凡见到病人思虑过度引起长期脾胃不好，把到右关部凹陷，就知道他已经把脾精给消耗掉了，这时山药可以用到 50 克、60 克，甚至直接用山药熬粥喝都管用。

山药这味药很重要，张锡纯最善于用它来治疗各类劳损疾病。山药乃补脾阴、健脾气第一品，张锡纯有时只开一味山药，用量很大，治病效果好。因为山药不单补脾脏，肺、脾、肾三脏都能补到，山药色白入肺，味香能补脾，质黏能够养肾。

张锡纯治疗劳累闭经的妇人，通常只用单味山药熬水喝，并没有直接给她补血，月经很快就来了。山药是补阴补气的，色白，它为何能迅速生化出血来呢？原来人劳倦伤脾，思虑过度也伤脾，现在很多妇女超负荷工作后，月经常由量少变为闭经。这时按中医虚则补之的思路，通过强大脾胃，把耗伤的阴分补回来，月经就再来了。所以从另一个角度看，山药虽然不是直接补血的，但是却可以通过健脾来生发气血。

芡实这味药，能够收敛固肾，防止精华外流，所以长在陆地上的金樱子，配长在水里的芡实，这两味药人称水陆二仙丹，治疗遗精尿频，道理也在这里。

为何山药要跟芡实配呢？原来一个人脾气纯虚的时候，它就缺乏那股收敛固涩之力，保不住水土。这时欲补先收，先用芡实把流失的水土收一收，然后怀山药进去就能补得住，不然一补进去就流走了，这样就造成很大的浪费，所以补药里常用一些收敛药的道理就在这里。这时要把身体的脾脏精华藏起来，帮肾固涩封藏住。

至于炒薏苡仁这味药，就不是以补为主了，它偏于除湿。为什么要炒过呢？因为不炒的薏苡仁偏于寒凉，久服容易伤脾胃。炒薏苡仁可以除湿祛邪，防止补药的壅补呆补。为什么建桥梁的时候，要先把桥墩处的水抽掉，然后再筑上土才牢固。同样的道理，补脾时要先把脾湿给除掉，这样补进的精华才牢固。

人体是复杂的，正虚后常常伴有痰浊或瘀血，扶正的同时还要考虑除邪的药，边补边消，把邪浊消除后正气才能补得住，正气补起来后邪浊才更容易消除。

在选择药阵的时候，老师告诉我们要守住这个原则，就是一个药阵的配伍必须有补有泻，有攻有守，这样才符合气血流通，新陈代谢，人体才更容易消纳吸收，生生不息。山药、芡实、炒薏苡仁三味药，一补一敛一利，是一个阵法，既扶正固本，也考虑到除湿，给邪一个出路。

所以，这三味药不只是局限于健脾除湿，我们透过它的理法背后，可以看到周身脏腑的补泻都是相通的，好比六味地黄丸中，有熟地黄、山药的补，有山茱萸的敛，有茯苓、泽泻、牡丹皮的利，这也是一补一敛一利的思路。我们再根据病人身体亏损的多少、邪浊停留的程度加减变化剂量，这就相当灵活了。所以老师说，剂量没法详细说，但这大法要记牢，剂量属于临床上自己去领悟的东西。

第5讲　肝与胆用药

肝胆相表里，肝喜条达而恶抑郁。古人云，气血冲和，百病不生，一有怫郁，诸疾生焉。临床上最常见的郁脉就是中焦关部肝胆脾胃郁滞，故云凡郁皆出于中焦。肝体阴而用阳，既能藏血，也能疏泄，这个个性决定了它既需要用酸柔之物养其真，又需要用辛散之物顺其性。根据肝这一特点，我们常选用柴胡、白芍、当归三味药，助肝用，补肝体，称之为肝三药。

肝主疏泄周身之气机，故百病之起大都由于肝气之郁，不能升发。所以临床上最常用香附一味药，顺气最速，乃气病之总司。如果郁得厉害，我们便有常用的郁三药，香附、郁金、玫瑰花，用来解开左关脉郁滞之象。

肝郁，胆胃不降，口苦，则用柴胡、黄芩、半夏三药来疏肝降胆胃，我们称之为口苦三药。

肝开窍于目，肝胆有郁热，则眼目易干痒发涩，用眼干痒二药——蒲公英与白蒺藜；肝郁化火，灼伤血络，易见白睛溢血，则用白睛溢血二药——桑叶、生麻黄。

水不涵木，肝阳上亢，则见高血压、头晕，用降压合剂一——熟地黄、茜草、苦丁茶。血脉不通，气机郁堵，也见高血压、头晕，用降压合剂二——穿破石、丹参、豨莶草。肝胆经最容易有郁热，而见目黄、口苦、小便赤、脾气大，或者阴囊潮湿，这时要疏导肝经热火，引郁热从下焦小便而出，所以用疏肝泻热四药——柴胡、黄芩、当归、龙胆草。

肝开窍于目，肝主筋，膝为筋之府。久在电脑旁，用眼过度，耗的是肝血，很多人会觉得视物疲劳，其实已经肝血亏虚了，渐而腿脚不利索，膝盖痛，这已经发展到血不养筋的程度，所以老师用养筋五药，即酸枣仁、白芍、麦冬、熟地黄、巴戟天，来养肝血、润肝经、明肝目。

凡肝胆经脉不通，皆可用一味穿破石，以其善打通肝胆经故也。

每个时代都有每个时代的常见病，我们这个时代肥胖的病人很多，所以脂肪肝多，心脏病也多。治疗脂肪肝引起的相关疾病，一方面要疏肝气以顺其性，另一方面要补肝血以养其真。所以用药采取一攻一补、一动一静的思路，攻补兼施，动静结合。在临床上选药，一方面要选能够降血脂、化瘀血、消食导滞，甚至利水渗湿的药，另一方面要选补益脾气、补养肝血，甚至强壮肾阳的药。这样扶正和祛邪，双管齐下，以恢复肝将军之功。老师常用治脂肪肝的药对有黄芪与益母草，白术与泽泻，丹参与山楂，决明子与菊花，大黄与柴胡，何首乌与枸杞子。这些药对体现的是中医升降、补泻、动静、散收的思路。

◎肝三药

顺其性，养其真

有位老太太脾气大得很，经常生闷气，胁肋胀，吃不下饭，眼花耳鸣，她就来任之堂开中药调。吃了后，立即就好些。

老师给她开的就是逍遥散，乳房胀痛时加乳胀三药，橘叶、牡蛎、丝瓜络；郁闷烦躁时加郁三药；胃口不好时加开胃三药；因气得睡不好觉，心不静，精神不放松，便加神三药，酸枣仁、合欢皮、首乌藤，这样随症变化，效果却很好。

老师说，逍遥散用得好，不单左关的郁脉能解除，周身上下的郁脉都可以得到缓解。明代赵献可很重视这个方，他在《医贯》中说，**以一方治其木郁，而诸郁皆因而愈。一方者何？逍遥散是也。方中惟柴胡、薄荷二味最妙。**

老师说，不单柴胡、薄荷妙，里面更少不了当归、白芍。如果没有当归、白芍来养肝体，这柴胡助肝用，就不能一直很好地疏泄下去。好比开车一样，油要足，车才能开得远。如果只用柴胡、薄荷这些顺其性的药，而没有当归、白芍养其真的话，病人的阴血就会因为阳动太过而耗伤。

古人说柴胡劫肝阴，是因为柴胡顺其性太过后，消耗太多的阴分，所以我们要配上白芍、当归，这样有柴胡在前面疏泄，当归、白芍在后面补给，肝三药就最能体现顺其性、养其真的治疗大法。养真汤也是在这个基础上发展而来的。人体脏腑之真得养，脏腑之气得顺，其病不治自愈，故肝三药不独治肝也。我们又称肝三药为逍遥三药，因为肝三药就是从逍遥散里化裁出来的。此组药物以走左路肝脉为主。

顽固头痛案

有个女孩子经常头痛，生气、来月经时会加重。平时怕风，一吹空调就头痛，医院检查是血管神经性头痛。老师摸完脉说，你这六脉偏弦细，左寸脉不足。细为阴血少，弦为肝气滞。平时老爱为一些鸡毛蒜皮的小事生气，跟别人过不去，跟自己也过不去。左寸脉不足，代表心脑阳气不足，人容易累，脑供血不足，还老爱头昏。左寸脉还代表颈椎，你颈椎也有问题，

她点了点头说，是啊，我上网久了，颈部硬邦邦的，酸胀难受，头也晕。

老师说，你这病不是大病，但如果不改改生活习惯，将来会变成大病。你本来寸脉就不足，头部供血少，更要少上网，少用眼，久视伤血啊，伤到你这个脉都细成一条线了。她又问，我这头痛是怎么回事？

老师说，血不足，不荣则痛。你头部没有足够气血滋养，是空虚的，容易着风，受不得风凉，一吹到凉风头就痛。

她说，为什么我吃了活血的三七也治不好，不是说三七是活血的吗？

老师说，三七是顺其性的，你这血脉里面，血都不够，怎么顺得开。就像你去打仗，没有粮草，怎么走得远。又像你去爬山，不带干粮，爬一天你就爬不动了。

于是老师给她开了肝三药、颈三药、心三药、头三药、胸三药、肠三药，还加了扣子七。这可是一个超大阵容的三药强强联合配伍。病人只服了第一次药，整个头部就舒服得很，也不怕风了。服完3剂药后，过段时间来复诊，说再没有头痛过。就是平时月经量比较少，要找老师调调。

老师跟她说，你那头痛和月经是一个道理，中医看病是看整体，看你整体的气血状态。你这病不能常上网，再这样下去，气血都耗没了，没有气血怎么来月经。

我们来看这个顽固头痛案，老师用的大法是顺其性、养其真。肝三药为君药组，代表着补肝体、助肝用。老师说，肝三药是治疗头痛的大法，它把不通和不荣两方面都考虑到了。柴胡是阳动之气，往头顶上走。白芍、当归养阴血，所谓阴随阳升，人体身上的阴血必须要靠阳气才能升到头面上来。就像井下有很多水，要把水打上来喝，水不会自己溢满跑上来。这时我们就需要一股劲，把水打上来。而这水就是阴，就是血。把水打上来的那股向上提拔的劲，就是阳气。

你们想想，我们干活后，头面出汗，脸发红，这是运动后产生的阳气把阴血带上头来，这样人就很舒服，运动完后很清爽。现在很多人待在电脑旁上网，消耗大量阴血，又缺乏运动，阳气不够，气血就不能充分地上供大脑，所以又累又头晕又头痛。这病人左寸脉不足，明显反映她从左关脉那里带上来的阴血力量不够。所以老师加上心三药、颈三药、头三药，这三组三药配伍，心脏、颈部和头

一起用力，把血从肝库里带到头颈上来。头颈得到阴血的滋养，自然就有抵抗力，不怕风，也不痛了。但是不能光打井水，而没有水的来源，这个不用担心，因为头三药里有一味丹参就是专补血的，心三药里有红参能补气生血，肝三药里的白芍、当归能充足肝脏里的血库。这样在柴胡上提带领下，这些血都能疏泄到高巅之上，缺乏滋养的地方去。

至于胸三药和肠三药就是宽胸散气，降浊通腑，以保持这个上下管道通畅。好比你在井里打水时，周围没有疙疙瘩瘩的东西阻住时，打水就很轻松了，只要下面有水，上面有劲，中间管道通畅无阻，你就可以很快地喝到水，你的脑袋供血不足的症状就能很快解除。

这病人以前也喝过一些补血的口服液，她说不管用。为什么呢？因为你只把井水补足了，不能把水打上来，脑供血不足还是不能从根源上解决。只补阴血而没有阳气，没有那股劲，就像一潭死水。如同阴暗里的一盆水，它始终是一盆水，但在太阳底下的一池塘水，它就能够被蒸腾气化，上升天空变成白云，以养天空。人体脏腑里头的阴血，能够被充足的阳气蒸腾气化到天空心肺头，乃至肌肤表面，布上一层像白云一样的卫气，也可以理解成金钟罩，这样人才不怕风。

这个道理一想通，我们立刻明白了为何八珍汤要加黄芪、肉桂，变为十全大补汤，因为在气血充足的情况下，它还需要一股阳气，才能敷布到周身需要的地方去。

中医跟西医最大的不同也在这里。中医讲究气化，西医往往只看到有形质的东西。西医输液去补阴液，但中医还能够把这些阴液化为阳气，搬运到周身需要的地方去，这也是顺其性、养其真的精妙之处。

眼花膝痛案

有个老奶奶，上楼梯时膝盖骨痛到必须扶着楼梯扶手，医院诊断是膝关节退行性病变，说没办法，人老了就像机器旧了一样。老师摸了她脉说，你虽然人老了，但这脉象弦紧得很，缺乏一股柔和之力。你这晚上脚抽筋不？

她说，抽啊，抽到经常睡不着觉，钙片吃了不少，但还抽，这是为什么呢？

老师说，抽筋不是缺钙的问题，是身体阳虚，水湿重，水湿没除掉，钙都补不进去，就像水土流失一样，你好的东西没固护住，都冲走了，补多少，冲走多少。

老人家又说，我眼花是怎么回事？老师说，人老了，肝血不足，血不养睛，则眼花目眩。血不养筋，腿脚不利索，屈伸都很困难，硬邦邦的，像干枯的树木一样，容易脆，容易骨折。

老师给她开了肝三药，加养筋汤，加抽筋二药，再加眼花二药枸杞子、菊花。

老人家吃完药后，就不抽筋了，眼睛没那么干涩了，上下楼梯的时候，虽然还有些不太利索，但没有刚来时那种很痛的感觉了。

老师说，这方子再继续用，关节需要这些阴血来滋养，这些阴血又要靠肝气去疏泄条达，才能把这些血分送到相应部位去。当归、白芍能养其真，本身白芍可以缓急止痛，当归能引药入肝，引药入膝。再借柴胡疏泄之性，可以敷布到周身去。

至于养筋汤，它也是在加强白芍、当归养其真的功用。在任之堂，我们用养筋汤治好了很多老年人膝关节疼痛、屈伸不利的病症，这个汤方很好。

老年人，古人说人老腿脚先老，就像树老先老根一样，所以脚部最容易出现屈伸不利。这也是上了年纪的人多腰腿疾病，需要拄拐杖的道理。这背后的原因又是什么呢？我们可以取一个象，就像剪刀一样，它剪久了，会生锈，锈迹会在剪口那里堵得严严实实，结果剪刀越用越不灵活，越不顺手，要费老大的劲。这时，我们就有两个办法，一个是把剪刀周围的锈迹刮掉，第二个就是往剪口那里上点油，边点边剪，让油充分润滑，这样剪刀用起来得心应手，就像新买的一样。

老年膝关节退行性病变，腿脚屈伸不利又疼痛，我们用这种道法自然、道法生活的思路来看，不外乎就是把膝盖周围的瘀血锈迹用拍打的方法拍松，就像把剪刀的锈迹刮掉一样，或者做拔罐、刮痧都行，目的就是把局部的瘀滞疏通开来。

很多老年人刚来时，蹲都蹲不下，我们一帮他做完，他立马就能蹲下去了，连拐杖都能扔一边，可以走走，特别高兴。但这仅仅只是缓解症状，回去还需要多做功能恢复，同时老师总会给这些老年人再开上几剂养筋汤。

为什么呢？因为养筋汤就叫给关节上点油，像酸枣仁、白芍、熟地黄、麦冬、巴戟天，这些都带有柔润温和之性，就像给剪刀上油一样。我们也通过内服汤方，给身体肝肾上满油，因为肝主筋，肾主骨。肝肾精血足，精血相当于人体的膏油，就会输布到腰腿膝这些重要的关节去，你再在那些地方拍打，它就会聚到那些地方去，并在那里不断地润滑，这样筋骨就逐渐恢复灵活之性。

这样内外兼修，很多膝关节问题都能够恢复自理功能。可见这治病不单是医生的事，还需要病人努力锻炼康复。好比恢复剪刀的灵活功能，不单要靠点点油，更要靠努力地去反复运用剪刀，这样我们才能让油充分渗透到深层次中去。

我们医生不外乎就是帮病人点点油而已，病人努力地活动康复锻炼，就能使这油渗透到筋骨深层次中去。这样筋骨壮满了，关节也灵活了。所以老师常对那些老年人说，你们放心去拍打锻炼吧，我们给足你们药力，给足你们精油，这些药力精油，就需要你们把它们炼化，补充到需要的地方去。确实发现那些能够按医嘱做的，回去多跺跺脚，拍拍膝关节的，效果更好。

我们又想明白了，原来这养筋汤给膝关节点点油，就是养其真的思路，养其真不就可以简单地理解为点点油吗？而顺其性，就是要把油带到需要的地方去。本来这老太太的疾病很复杂，眼花，记忆力减退，手还麻，腿又抽筋，膝盖屈伸不利，痛得厉害，平时还容易生气，胁肋部胀，这么多症状看起来真不知道从何入手，如果每个症状都去配药的话，那开出来的方真不知道会是什么样。

但老师执简驭繁，直接取象。老师说，凡病你从名目入手就烦，如果从五脏入手就简。当你从五脏入手还觉得繁复的时候，你就再退，改为从阴阳入手，从顺其性、养其真入手，瘀滞的地方把它疏通开，教他运动活动，不足的地方，就像点油一样，帮他补益，教他少熬夜，少看电视，早睡，这样就更简单了。

好比观山，你深入进去，道千条万条，不知庐山真面目；退到大路上来，也发现很遥远，无所适从；你就再退到山外来，以旁观者清的眼光来看病，把握住基本的脉势、药势，这样群山尽览其中，山路尽收眼底，思路也就开阔了。

> 眼花膝盖痛，身体不灵活。如同老剪刀，充满铁锈垢。
> 点点润滑油，拍拍除锈垢。垢除油点够，再用又灵活。
> 治病要取象，不能迷里头。观山跳出来，思路才开阔。
> 内外兼修法，从阴阳入手。执简又驭繁，临证效验多。

◎气病总司乃香附，情志不遂郁三药

有个农村老太太，经常生气吵架，吵完后，胃胀胸闷，周身上下难受，然后大病一场。有时她自己买逍遥丸吃，也能管住一时。老师摸她脉，是非常典型的左关郁滞，郁的就像一个串珠一样，硬邦邦的。老师给她开逍遥散，加香附、郁金、玫瑰花、丝瓜络。吃完后就好了，胃也不胀了，胸也不闷了，也不周身难受了。

老师说，香附、郁金、玫瑰花三味药，常连在一起用，我们称它们为郁三药。香附乃气病之总司，郁金乃解郁之金品，玫瑰花乃女人气滞血瘀、养颜美容之良药。

老太太又生气吵架，诸症复作，又来吃药。老太太急着说，没有药可以治根吗？老师说，你把脾气改了，病自然就好了，干嘛非要吃药呢？

老太太说，我体内经常有股气，上下在窜，几十年了，医院检查也没检查出什么，是什么病呢？老师说，这是离经之气，一般学医者都知道离经之血会变成瘀血，常见于跌打损伤。却很少听闻离经之气，离经之气，是肝气逆乱，导致气机不能疏泄，在体内上下游窜。所谓的"心胃气堵，颈背痹痛，手麻腹胀"，这都是一气不能周流。离经之气最常见于经常生气吵架的病人。离经之气的调理少不了一味药，那就是香附。香附为气病之总司，所有调气都离不开香附。

老师说，刚开始学中药时，每味药我都当作重点，等都学会后，再挑选一两件得意称心的武器，就可以治疗很多病了。比如说，一味香附就有很多制法，有酒制，有盐炒，有用童便炮制，有用醋浸，都有它升降出入的道理。

你们可以去看《串雅》这本书，是民间走方医用药的精髓。你们看《串雅》第一方、第二方是什么？就是黄鹤丹和青囊丸，以前游方郎中飞霞子走天下，外治百病，男用黄鹤丹，女用青囊丸，故此二方乃游方之祖方也。

黄鹤丹由香附与黄连二药制成。青囊丸由香附和乌药二药制成。所谓男阳女阴，男热女寒。所以我们临床上，凡见气郁化热，指甲鲜红的，就用黄鹤丹，即香附加黄连；凡见寒凝气滞，下焦虚冷，指甲偏白者，就用青囊丸，即香附与乌药。

大家听后，茅塞顿开，原来用好一味香附，居然很多内科杂病都可以治疗。

老师笑着说，不仅内科杂病可治，外感实病也可医。比如外感风寒，就用葱姜汤或者紫苏汤送服黄鹤丹或青囊丸；内伤虚劳就用白米汤送服；痰气逆就用姜汤送服；因为生气而加重的病，就用木香汤或沉香汤送服；风热头痛就用清茶送服；血病就用酒送服。随人体虚实寒热，而用不同汤饮，此为最奇。

学生又问，老师常用逍遥散加郁三药治疗情志病，这是什么道理？

老师说，逍遥散本身就是治肝气不调达，肝郁脾虚，情志抑郁之病。香附和郁金相配，更能加强香附理中焦气郁之力。郁金者，解郁之金品也，这也是常用药。玫瑰花乃花类中解郁极妙、极平和之品。这些都可随症用之。玫瑰花还能养颜美容，这也是花类药的一大特色。那些经常抑郁生气的人，没有哪个脸色会好的。把花类药加到逍遥散中去，更能够突出它调理女人气郁气逆病症的优势。

老师常叫一些病人用单味玫瑰花泡茶，以缓解胸中压抑感。有个病人老觉得很抑郁，跟同事关系也处理得不好，一到办公室人就烦闷。后来老师就叫她用单味玫瑰花泡茶常服，很快她那种压抑感就消除了，而且原本脸上有些淡淡的斑也消掉了。可见这单味玫瑰花，不单能行气解郁，还能活血化瘀。并且由于它质轻柔缓，还能够走于上焦，缓解神经紧张，安定神志。

一般花类药都具有三大特点，一是养颜美容，因为心其华在面，花是植物的心脏，它能上达头面，其气轻灵。玫瑰花，它是一条枝干上面开着一朵花，就像木能生心一样。花朵是心，花的茎就是木，花是靠茎提供能量，输送养分的。如果茎抑郁了，花就难于开放，就像人体胸部的肝部抑郁了，心脏就会缺血缺氧，心其华在面，脸色就会差。所以通过疏肝解郁，令木能生火，可以改善肝郁气滞引起的血虚贫血，以及面目无华。

第二是花能疏肝解郁，对于情志抑郁，花呈现一股怒放的象，能够疏通肝气，令胸中气机逍遥开放。病人一来，呈一脸苦相，就是心花不能怒放。连小孩都知道要心花怒放，才身体健康。所以凡病苦之人，属于气滞，身体又不虚的，皆可用玫瑰花泡茶。若气虚，虚象露，则加一点太子参，此方乃保健养生极妙的茶饮方。这方有玫瑰花以顺其性，又有太子参以养其真，所以非常巧妙。

第三，花类药大都带有香气，芳香能够醒脾悦脾安神。所以对于思虑过度、心神不安引起失眠、烦躁诸症，也是首选花类药。而玫瑰花就是集养颜、解郁、安神于一体的。

所以，郁金、香附、玫瑰花三味药，能舒解胸中郁闷之气，令人神志愉悦，缓解神经紧张，故称之为郁三药。

◎口苦三药

苦为火之味

脾开窍于口，脾与胃相表里，不仅脾胃的病症会反映于口，整条消化道的病症都会反映于口腔，因为整条消化道都开窍于口，但以脾胃为主。

经常有病人反映病症时说到口苦。老师说，口苦千万不要忽视，虽然病人以为只是一个小病症，但人体任何一个病症反映在我们医生眼中都不是小症。

我有一个亲戚，口苦了30年，一直都没有引起足够的重视，后来发现眼睛暴突，严重的青光眼，还有肝病，最后做了手术。所以，一个口苦，除了要早期介入治疗，防微杜渐，还要注意从五脏辨证，不能单按简单的口苦来治疗。

你们说说看，口苦是哪里出了问题。学生们说，口苦是肝胆有热。

《内经》称口苦为"胆瘅"，又曰："肝气热则胆泄口苦，筋膜干。"《张氏医通》说："此人数谋虑不决，故胆虚气上溢而口为之苦也。"

老师说，口苦可不是寒，是火之味。按常规来说，首先要分表里。《伤寒论》里有一条，口苦，咽干，目眩，但见一症便是，便可以用小柴胡汤，很好用。

柴胡入少阳经，火郁而发之，能把少阳胆经郁火从肌表透发出来；再加上黄芩，把多余的邪热降下去，两味药其实就解决了。半夏降阳明胃肠，凡胆汁反流性胃炎，胆胃不降，半夏直接降胆胃肠，使气下行，其苦自愈。

如果是里证呢？偏于里证，一般都是肝胆经湿热，这种人口苦、面赤、小便黄，很明显身体告诉你，这些肝经的湿热要从小便中排出去，就要用龙胆泻肝汤，使湿热能从小便利出去。一两剂下去，病人就不口苦了，中病而止。

我的经验是，如果口苦得特别厉害，加一味车前子，把火热之邪通过水道利出去，热清则苦味自出，非常好用。上海有家大医院，把车前子打成粉末，做成袋装茶，专门治疗高血压、高血糖、高血脂等，给这些病人保健服用，只要是有口苦、尿黄的就泡车前子茶喝。所谓急则治其标，效果反馈也是很好的。

小柴胡汤的灵活变通

学生又问，很多病人早上睡醒后，觉得口苦，这该怎么治？老师说，早上口苦，一般是胆经不通畅，胆经不畅，也反映胃肠通降不畅，胃肠通降不畅，所以晚上就不能吃夜宵，甚至连晚饭最好只吃个半饱。这种口苦喝小柴胡汤肯定有效。

如果病人口苦而痰多时，把半夏加量，只要胃气往下走，胆火就跟着下走，口苦就好了。特别是这种病人，常伴随着失眠，晚上翻来覆去睡不好觉，用上生半夏30克，既降胃气，也安眠，胃和而卧。口苦和失眠两个问题同时解决。半夏重用能够安眠。人体有上下眼皮，上眼皮属阳明胃，下眼皮属太阴脾。半夏就把上眼皮的胃气合到下眼皮的脾阴来，相当于交通阴阳，就像一个合上眼睛睡眠的象。

如果病人口苦发热，热在肌肤，把柴胡加量，透热外出，这是"火郁发之"的道理。因为本身身体发热，热气就是想通过肌肤透出来，不过身体的正气透不出来而已，用柴胡因势利导，助它一臂之力。

热在胸肺，黄芩加量，清上焦肺火，当然黄芩也能直接清胆火。碰到有些胆囊壁毛糙，胆囊炎的病人，我们还可以用金钱草。

如果是那种口苦伴随着胸胁痛，这是肝胆经不通畅，不通则痛，既痛且苦，我们就要打通他的肝胆经，用延胡索、穿破石、当归尾，或者金铃子散（延胡索、川楝子），配入小柴胡汤里，吃下去胸胁就不痛了。如果是下焦湿热重，舌根部垢腻，那么再配上车前子、炒薏苡仁来下利，就基本没问题了。

还有病人伴随大便不通，阳明肠腑不降，这时单纯地调少阳胆，效果不太好，必须要经腑同治，把大黄加进去，推陈出新，让热从下面撤下，就像釜底抽薪一样，下面热不上扰，口腔中的苦之味、火之味就消除了。

一个小柴胡汤，这样去加减出入，就能得心应手。《伤寒论》里说，观其脉证，知犯何逆，随证治之。仲圣他老人家都看重灵活加减变化方药，而不是守住一个死方。但这个方的基本含义我们要理解，这就是个常规的升肝降胃、调枢机的大法。知道这个再去知常达变就好办了。

学生又问，肝胆火旺会口苦，怎样判断病邪在肝脏还是在胆腑？

老师说，凭脉。浮取为阳，沉取为阴。浮取为胆火，沉取为肝火。在脏，西医上常说的重度脂肪肝、血管瘤，要调肝。在腑，西医常说的胆囊息肉、胆结石，要调胆。还有在经络，肝胆经络胁下，这就要打通经脉，肝胆有邪，其气留于两腋，拍打两腋，有助于身体恢复。所以口苦的病人，只要是肝胆经不通的，你只要拍打他的两腋就有效。

学生又问，用药上怎么选择呢？

老师说，刚才说过了，中医用药调的是整体，把肝胆看成一个整体，胆腑以降浊为主，肝脏以升清为主，还是升清降浊的思路。所以不管是胆囊息肉，还是脂肪肝，都是一个升降问题，一个脏升腑降、肝升胆降的问题，用调整体的思路来代替局部的循环，治起病来，用起药来，就不会受万种千般的名目所拘束。

中医要有发散思维

老师说，中医要能触类旁通，要有发散思维。由口苦你要联想到口甘怎么治，口酸怎么治，口咸怎么治，口辣怎么治，还有口中流涎怎么治，口臭又怎么治。

原来一个口还有这么多味道，每个味道都是身体不调的反映。

老师说，口甘是脾经有湿热。《内经》里说，治之以兰，就是用藿香、佩兰这些芳香醒脾化湿之药，使脾脏苏醒过来，口就不甘了。

口中泛酸，中医认为大都属于肝木不能疏泄胃土，这些病人常常伴随有胃病，是因为亢盛的肝气把胃酸都带上去了。所以治疗反酸不能只看到胃，只用收敛制酸好不了，你要能看到肝，用左金丸、黄连、吴茱萸两味药而已。左金丸，只要抓住反酸、头痛或口苦，三个症状中任何两个症状存在，用上去立马就见效。

口咸，咸为肾之味。你们想一下肾水为什么会上泛，因为封藏力不够了。《内经》说，肾者主水，受五脏六腑之精而藏之，藏精就是肾的本质工作。咸味上泛，说明肾不封藏。我们会选择用五味子，五味子酸咸，能收肾水，配上龙骨、牡蛎，能把咸味收到肾下焦去，使相火不妄动，各归其位。

临床上我们还会碰到一些病人，咳嗽，说口中有金属味道，既辛辣，又感觉奇怪，涩涩的，就像吃柿子一样，这时我们就知道要治他的肺了。

口中流涎，小孩子脾虚常见，因为小孩子脾常不足。还有就是老人坐在那里发愣的时候，口水就不住地流出来，这是老年人身体衰弱，脾虚收不住了。用上山药、芡实、白莲子就好了。

口臭呢？马桶不下水了，不但要看到马桶，更要看到下水道。口臭是最常见的要上病下治的，下面肠道堵住，中焦胃气下不去，通过消化道口往上泛便是口臭，所以降胃气还不够，芳香化浊也远远不够，釜底抽薪，让臭气下排，这是治根之法。

口苦会治了，把酸、苦、甘、辛、咸五味都想到了，再扩充到五脏五行，你一问下去，就有底气了。中医就是这样，非常讲究举一反三，触类旁通。

◎眼痒二药

今天老师开始讲眼痒二药，就是蒲公英与白蒺藜。《药性赋》说，蒲公英治乳痈而疏气，蒺藜疗风疮而明目。这两味治眼的药对，是一位年轻人来任之堂买药时贡献出来的方子。这位年轻人在药房里要买蒲公英与白蒺藜各50克，打成粉冲服，一日两次，一次5克。老师边帮他抓药边问他，这个方子用来治什么的呢？

年轻人说，他妈妈眼睛痒不舒服，是一位老先生传给他的方子。这位老先生告诉他这个方子好用得很，他就想让母亲试一试。老师跟他说，两种药加起来才100克，不够打粉，不如凑够200克打粉。他说，可以，也就那么几块钱而已。

过了一段时间，这个年轻人又来买同样的药，老师问他用药后的效果。这个年轻人高兴地说，上次用过后，他母亲的眼睛好了，晚上睡觉也不干痒了，效果非常好。老师就问他，好了还买药干嘛？

他说这次是给邻居买的，邻居的眼睛也很干痒，买了珍珠明目液也不管用，就想试一试这个药。老师又给他配了1剂，结果他邻居服药后也好了。

老师就记下了这个方子，也给眼痒的病人用这个药，效果也很好。老师说，蒲公英这味药治眼，不管是虚火、实火引起的眼痒，都非常好。很多人知道蒲公英治乳痈、胃病，却不知道治眼疾。老师说，不单是眼疾，肺炎、食管炎、胆囊炎、胃炎、消化道溃疡，用蒲公英都有效，而且药性平和。很多医生都知道用半夏泻心汤治疗慢性胃炎、胃溃疡，在这基础上加上蒲公英和金果榄，效果非常好。

老师又叫我们去看《医学衷中参西录》，书里把蒲公英治眼的机制阐述得相当好。不管是内服还是清洗，效果都很好。对老年人眼睛干涩、发痒很有效。

老师就把这个方子发到网上去，他们用后也反映效果非常好。蒲公英食用安全，可当野菜吃，是春天里很受欢迎的一道菜。

现在我们就把张锡纯关于蒲公英的描述摘录下来：蒲公英汤，治疗眼疾肿疼，或胬肉遮睛，或赤脉络目，或目睛胀疼，或目疼连脑，或羞明多泪，一切虚火实火之证。鲜蒲公英四两，根叶茎花皆用，花开残者去之，如无鲜者可用干者二两代之。上一味煎汤两大碗，温服一碗。余一碗趁热熏洗（按：目疼连脑者，宜用鲜蒲公英二两，加怀牛膝一两煎汤饮之）。此方得之姻兄于俊卿，言其母尝患眼疾，疼痛异常，经延医调治，数月不愈，有高姓妪，告以此方，一次即愈。愚自得此方后，屡试皆效。夫蒲公英遍地皆有，仲春生苗，季春开花色正黄，至初冬其花犹有开者，状类小菊，其叶似大蓟，田家采取生啖，以当菜蔬。其功长于治疮，能消散痈疔毒火，然不知其能治眼疾也。使人皆知其治眼疾，如此神效，天下无瞽目之人矣。

◎眼花二药

枸杞子和菊花两味药，又叫眼花二药。现在很多办公室里的白领们都知道，过度用眼造成眼疲劳、眼花，就泡点枸杞子、菊花喝，能够缓解缓解，确实是这样的。

长期对着电脑，一方面消耗的是肝肾阴血，另一方面电脑有辐射，这辐射在中医辨证上属于风热之邪。久而久之，外有风热，内疲劳过度，耗用肝血，眼睛就会昏花，于是用这两味药，枸杞子补肝肾以明目，菊花散风热以清利头目。本身这组药物的配伍也是很巧妙的，花升子降，这是自然规律。枸杞子补肝肾下降，菊花散风透热，清利头目，往外透发，这样内虚得补，外邪得散，所以泡茶服用有效。

有个病人，长期过度用眼，每天都要盯着电脑六七个小时，眼镜从两三百度换到五六百度，用了各类眼药水，还是没法缓解眼睛干涩、视力减退、视物昏花的病症。老师跟他说，要少用眼了，工作看电脑也不要看得太久，能不看尽量不看。老师给他开杞菊地黄汤，并叫他平时保健可以用杞菊地黄丸，还可以搞些枸杞子、菊花来泡茶。他喝了几次后，眼睛就湿润清亮了好多。

老师说，治眼睛要取象，怎么取好这个象很关键。肝开窍于目，眼睛就像是灯火，它会光明是因为它耗用燃烧的是肝血与肾精，所以灯火昏暗后，可以把它挑亮，但是挑亮了灯而灯油不够，它一样昏暗。你又要它烧得亮，又要它烧得耐久，就不能只挑灯火而不添灯油。我们可以发现，现在很多人眼睛像老年人那样昏花，都是拼命地挑灯火过用眼睛，却从来没想过去休息，去添灯油，去养肝肾。我们用杞菊地黄丸就是给眼睛添灯油。

◎ 白睛溢血用桑叶与生麻黄

白睛溢血，西医又叫急性球结膜下出血，俗话叫兔子眼。一般肝气郁结化火，伤了肺络的人比较容易得。

有位病人白睛溢血好几年了，花了几千块钱也没治好。他女儿四处寻医问药，还上网查找，结果找到了老师的这个单方——用单味桑叶治疗白睛溢血，效果神奇。他就买了桑叶，按每次 50 克熬水喝，喝了几次就好了。他高兴地说，治了这么多年，花了这么多钱，居然一个小单方几块钱就搞定了，对老师谢之又谢。

用单味桑叶治疗白睛溢血，老师小时候就用过。老师回忆《望诊技巧》里说，"双目肝开窍，白睛肺为先。"所以治疗思路应根据清肝肺热邪来用药，而桑叶不光能清肝肺热，还有止血的功效。本草书里称桑叶凉血止血，善治热伤血络，所以用来治疗白睛溢血是病药相合。

可后来老师为何又加入生麻黄呢？原来老师曾经与药材公司的一位药工一起聊天，这位药工也懂得不少单方，而且很多方子临床上很有效。老师跟他谈到白睛溢血如何治疗，他说，很简单，就一味药，泡水喝上一两天就好了。

老师说，我也有一味药，效果也很好，不知我们两个说的是否是同一味药？他说，我这味药是生麻黄。老师回道，我这味药是桑叶。一凉一温，难道能治相同的疾病吗？

结果几天后就有个老太太因白睛溢血来找老师治病，出血点非常明显，一部分鲜红色，还有一部分是暗红色。老师就对她说，有味药别人试过的，效果不错。你可以抓点回去泡泡茶，看看效果怎么样。不好的话，我还有方子。老师就给她包了点麻黄拿回去泡茶。结果喝了两天，她又来找老师，说好了一半，没有全好。

原来陈旧性溢血点消散了，但是新鲜的溢血却没有完全消散。老师就思考了，生麻黄能够温散，利于陈旧性溢血的消化吸收。但那些新鲜的溢血点，血热往上走，却需要用凉血止血药。这样老师就加上一味桑叶，不多于 50 克，拿给病人回去泡茶喝。第二天，老太太的白睛溢血就全消散了。

从此老师就喜欢将桑叶、生麻黄配伍在一起，一般桑叶用到 50 克左右，生麻黄用到 5 克左右。用桑叶凉血止血，用麻黄取《内经》"火郁发之"。小剂量的麻黄还能够防止桑叶凉血留瘀的弊端。

◎降压合剂一

老师说，高血压在临床上最常见的有两种，一种是高压高、低压不高的，这种病人脉压差大，比如低压 80~90，高压却有 180~190。另外一种则是低压高、高压不太高的，这样的病人脉压差小些，低压 100、110，高压 140、150。这两种高血压治法也截然不同，我们先谈第一种。

用于第一种的降压合剂一得自一老太太，是老师在一家药厂搞研发时定型完善的，由熟地黄、茜草、苦丁茶三味药组成。这苦丁茶不是一般市面上卖的苦丁茶，而是四川都江堰产的苦丁茶砖，是用茶的老叶子做的，连梗都在里面，非常粗糙，降血压却比精细的苦丁茶还好，而且也便宜。老师把熟地黄 20 克当成君药，苦丁茶 10 克当成臣药，茜草 8 克当成佐使药。为什么这样安排呢？老师说，这降压合剂，主要针对的是低压不高、高压高的病人，这种病人肝肾亏虚，肝阳上亢偏多，要培元固本，所以熟地黄为君药，以填补亏虚的肝肾；苦丁茶能平肝降压，清心肝之火，把上亢的肝阳降下来；而茜草能活血凉血，通调上下。临床疗效不错。

◎降压合剂二

上面降压合剂一针对的是肝肾不足、肝阳上亢的病人，这种病人一般偏瘦，脾气大，烦躁易怒，容易脑出血，中风偏瘫。

而接下来我们要谈的降压合剂二针对的病人是痰湿体质，这些病人一般偏胖，血压表现为低压高、高压不太高。这种病人用一般的降压药效果非常差，不容易降下来，即使降下来，也容易反弹。因为他们的血脉被痰湿瘀血堵住不通畅，不流利。这时配上打通经脉的药物，效果比单纯服用降压药好多了。

打通被痰湿瘀血壅堵的经脉，有什么特效的药呢？这里还真有一组，也是三味药，说起这三味药来，还有一段故事呢！

老草医的三个问题

十堰当地有个出名而且怪异的草医，有点像武侠小说里面的怪医一样。他家里收藏了成百上千种奇奇特特的中药，有老蒲扇、破葫芦、水晶石、空心石、老鼠尾巴等，你想不到的药物，那里都有。人家喜爱收藏古玩家具，而这老草医行医五十余年，独爱收藏各类奇特中药，在他家里可以搞一个中药博物馆，那些草药怪药都是他以前行医走遍大江南北收集来的。

由于老师写了几部医书，在医界算是有了些名气，老草医有一个徒弟，在十堰一家药房里，看到了老师的书，看后感悟很深，于是就推荐了老师。

俗话说，文无第一，武无第二。大家都是同行，又都在同一个地区，不相互切磋拜访怎么行呢？终于有一天，老草医带了两个徒弟来到任之堂大药房，要跟老师切磋一番。中医的切磋很有意思，不管胜负如何，你会增长很多见识，而不会觉得有什么丢脸。况且医生的目的都是要把病人的病治好，所以心中不要存同行水平高低这样的想法。

老草医来到任之堂，非常有架势，开口就问，小孩子吃不下饭，怎么办？

老师一想，来者是客，大家都是同行，都是中医，也不搞什么偏方秘方。于是老师说，你这个问题问得有些广，一般小孩子不吃饭，脾虚的用健脾丸，食积不消化的用保和丸，暑湿的用藿香正气水。

老草医摇摇头说，我给你说一味药吧，一味药就搞定，用 30 克鸡矢藤熬水喝，三天就好。老师当时就想起《太氏药谱》里记载的鸡矢藤方，因为这个老草医的心得，才让老师更加重视用鸡矢藤，后来临床上发现效果确实好。

老草医又说，我再问你第二个问题，腰椎损伤怎么治？

老师不禁捏了把汗，有种像在面试时被考官提问一样，想了一想，就把治腰部的心得说了出来，我一般会考虑用虫类药。

老草医点了一下头说，那你选用哪种虫类药呢？老师马上想到《医学衷中参西录》里说到的穿山甲，张锡纯称穿山甲走窜之性无微不至，内能宣通脏腑，外能贯彻经络，透达关窍，凡血凝血聚为病，皆能开之。

当老师答穿山甲时，老草医摇摇头，药是好药，有谁吃得起这药，穿山甲，假货多真货少，就一个腰椎损伤用得着它吗？老草医这种气势，一下子把老师镇住了，他看老师诚恳谦虚，于是说，告诉你吧，一味药——土元（土鳖虫），单味药打粉，治腰椎损伤奇效。

后来我们也试过这方子，有位浙江病人腰痛，躺在床上转侧不能，不方便过来，于是让他尝试土鳖虫打粉，兑黄酒喝，第二天腰部就不痛了，可以下地活动了。

土鳖虫对这种急性腰椎损伤瘀血阻络疼痛的效果是立竿见影。土鳖虫服一天药，不过一两块钱，可如果用穿山甲就贵多了。这就是民间草医治病的特点，花最少的钱，最快速地解决病痛，简验便廉，他们就喜欢这样治病。

老草医又问，治疗腰椎损伤还有一味引药，特效。老师就说，是不是蜈蚣啊？

老草医摇摇头说，非也，告诉你吧，是乌梢蛇。

这个经验老师用于治疗顽固性腰椎损伤，起到了非常大的作用。

"走医有三字诀：一曰贱，药物不取贵也；二曰验，以下咽即能去病也；三曰便，山林僻邑，仓卒即有。能守三字之要者，便是此中之杰出者矣"（《串雅》）。

这时，老草医又问了第三个问题，腿麻你怎么治？老师一愣，这腿麻得辨证啊，不辨证怎么能说治法，中医得看人啊，不看人怎么能论药。

老草医用手比了个"八"字，八味药，川乌、草乌、灵仙、仙灵、防风、防己、木瓜、甘草。八味药搞定，我还没发现没效的。

这方中用到了一些有毒的中药，但如果经过适当的煎煮，可以消除这些毒性，而能取到良好的效果。灵仙是威灵仙，仙灵是仙灵脾，即淫羊藿。

这八味药可不是治疗一般寒湿的药，随其剂量的变化，可以治疗严重的冰湿。很多老年人都有腿麻，是阳气到不了足部，加上湿邪易袭阴位，湿性趋下。所以这个方子是针对老年人下肢严重为寒湿所痹阻而立法的。

就这三个问题，一下子缩短了老师与老草医之间的距离。第一个治疗小儿食积的，儿科医生不可不知啊；第二个治疗骨伤，腰肾损伤的，骨科医生不可不知；第三个治疗老年人腿麻的，治老年病的医生不可不知。

老师觉得这场谈话太有价值了，后来特别带了礼品，到老草医家中拜访求教。老草医家中三间房子全都摆满了药，基本上老师问他啥药，他都能答出来。

当问到穿破石时，老草医说，穿破石，穿破石，穿破石头，打通经络。告诉你一个秘方，我很少跟人说的，三味药，治高血压，效果杠杠的。

老师马上记下，老草医说，穿破石、丹参、豨莶草。

老草医还强调，豨莶草有两种，一种叫白毛豨莶草，这种是药房常用的，效果没那么好，要用另外一种，叫野烟豨莶草的。他还告诉老师，十堰市只有一个地方有产，并且送了一公斤野烟豨莶草给老师，叫老师回去试试，绝对管用。

后来老师在临床上，凡碰到经脉不通，痰湿瘀血重的，就用这个方子，效果非常好。就因为效果好，所以药很快就用完了，但又不方便采集，这可怎么办呢？老师就想到用其他的药来代替野烟豨莶草，试验来试验去，发现玉米须最好。玉米须，须状，能疏利三焦水道，利水降压效果好，能给痰湿一个出路，并且安全平和。

这样这个方子算是成型了，有穿破石打通瘀痹的经络，丹参活血化瘀，玉米须利水化湿，把堵塞的瘀血水湿都往下引，对于那种低压高、高压不太高的高血压病人，属于痰湿瘀血阻滞的，效果非常好。

◎一味穿破石善通肝胆经

打通血脉来降压

关于穿破石这味药，老师也是摸索多年才用得得心应手的。

刚开始老师知道他太爷用一味药治疗肝炎，却不知道是什么药。后来，老师大学毕业后，在外地工作时，发现一个村的村民们纷纷砍一种树做保健药服用，治疗各种劳损伤积，以及各种结石肿块。

老师还是不知道这味药，这个疑问也一直压在老师心中多年，直到最后老师在一个江湖郎中家里看到这味药。刚开始江湖郎中不肯说，老师便提了几瓶好酒过去，这郎中才酒后吐真言，说此药名为穿破石，无攻不破，无所不到。

老师说，穿破石功效虽然比穿山甲要慢，但喝五六天后，那种后劲就非常足，而且稳健有力，特别偏重于走肝胆系统，凡不通者皆可用。

我们听到这里，心里便有底了。可用穿破石代替穿山甲、水蛭、蜈蚣这些虫类穿透之药。如果嫌力道不够，还可以选用王不留行、路路通、皂角刺，尽量避免使用虫类药。《大医精诚》里说，杀生求生，去生更远。所以孙思邈遣方用药，能不用动物药的就尽量不用。其实如果能够把草木类中药发挥到极致，运用起来都绰绰有余了。就像穿破石这味药，它的劲都够大了。

老师还特意为穿破石的功效做了五大总结：

一是穿透力稳健，后劲十足，凡体内血脉不通者皆可用之。穿破石这味药是常绿灌木，长在大岩石旁，以其无坚不摧的穿透力，拥有穿破石的美称。

有位高血压病人，两寸脉上越，脉涩滞不通，老师给他用天麻钩藤饮加穿破石与丹参，3剂血压就降下来了。来复诊时，对老师的汤剂赞不绝口。

老师说，天麻钩藤饮能把上越的脉势往下收，穿破石加丹参，是个打通血脉郁滞的好药对，有它们俩先把血脉打通，就像把路障清除一样，升降上下阻力一小，药效发挥得也快，高血压也容易降下来。只要辨明属于血脉不通瘀滞的高血压，嘴唇偏暗，就可以用。

结石逢之亦可化

二是肝胆系统疾患，如肝炎、肝硬化、肝胆结石、肝内血管瘤等，以及各类病痛瘀滞，皆可用之。

有位女病人，性情急躁，属于肝气素强、胆火郁结的体质，胸胁胀痛多年，吃了不少逍遥散之类疏肝理气的药，但效果不好。老师给她开了逍遥散加金铃子散，再加穿破石（50克）、龙胆草。

这病人说逍遥散她以前吃过，延胡索、川楝子她以前也吃过。老师说，有一样药你肯定没吃过，那就是穿破石了。还有一件事，就是你要多出去爬爬山。

这病人听了老师的话，带了药，去爬武当山。喝完药后，回来感谢老师说，身体胀痛感没有了，这可是多年来最舒服的一次。

老师说，你能想得开，好得更快。回去后，把这种爬山的好习惯坚持下去，肝主木，其色青，你肝胆经不通，非常需要到山里去锻炼，观看绿色植物。

老师又总结说，延胡索、川楝子、龙胆草三味药，是专走肝胆系统的。肝脉不通，胆火内伏，这三味药下去，力量相当强，直接把不通的肝脉打通，把郁结的胆火引导而下。所以对于背痛、胁痛、胸痛，要重用穿破石。

为何穿破石能打通经络系统，我们跟老师上山采药时就深有体会。老师发现了一大片穿破石林，这片林子里，应该有上百株穿破石，彼此之间根与根相连。一株大的穿破石，可以伸展到周围数十米以外。穿破石繁殖很奇怪，它的根能从土层里传到几米外，立马另起炉灶，长出新的穿破石树苗来。这种联网能力太强了，看后都觉得，人体的经脉不正是有穿破石这种强大的联网能力吗？哪个脏腑又能够主宰这种联网能力呢？当然非肝莫属，肝主周身之筋膜，能疏泄周身之气机，就像树根一样往土里疏泄，像树枝一样往天空中疏泄。所以老师跟大家说，这一味穿破石用好了，它可不仅仅疏泄肝胆中焦的气，配上川牛膝、三金排石汤，它就能疏泄下焦的气，用于治疗肾结石，就好比这根往土壤里面疏泄一样。

有个学西医的学生，检查出肾结石，来老师这里开药调理，结石也不大，黄豆粒大小。老师给他开了一周的药，配有穿破石。几个月后，他又来跟老师去爬山，他说，后来去检查，发现结石没有了。这就是穿破石配上一些清热利湿、活血化瘀的药，往下焦走，能够治腰肾结石的道理。

穿破石是一味平和将军，你把它带到哪里去，它就能够在哪里帮你开辟一番天地。很多血管性头痛病人，老师看到凡是左寸脉不足，阳气升不上来，只给他开桂枝汤加头三药（葛根、丹参、川芎），再配上穿破石。穿破石这味平和将军，在桂枝、川芎、丹参的带领下，往头上一走，头颈部那些疼痛拘挛的状态就被打开了。这也是树木向空中疏泄的道理。但我们用药时，就要观其脉势，用上相关的引药。引药就像指挥官一样，你指哪儿去，穿破石就帮你打到哪儿。

三是可作为抗结核药，治疗各种结核。这个功效药书上也有，只是我们平常用得比较少，在这里只是点出来给大家看看。

脂肪包块也找它

四是体内各种癥瘕积聚，包块囊肿，譬如乳腺增生、卵巢囊肿、子宫肌瘤、前列腺肥大等皆可用之。

老师说，身体的包块形成往往不是一天两天的事，所以治疗各种囊肿、脂肪瘤这些增生性的病变，中医疗效好是好，但疗程相对要长一些，毕竟冰冻三尺非一日之寒，也如古人所说的，其来也缓，其去也渐。这时采取丸药，丸者缓也，可以让包块缓慢消化，效果更持久。

有位脂肪瘤的病人，手臂上的包块有鸡蛋大。老师说，这是痰湿阻滞经络，大小肠长期不通畅，病人身体肥胖，脉象中焦关部郁堵，为肝郁脾滞，所以好生闷气。上焦寸脉浮取无力，为大肠、小肠经不通，故肩背麻木疼痛，屈伸不利。

许多病人肩背部痛，当成炎症来治疗，用活血化瘀的药效果不好，是没有看到肩背为小肠经所过，病人有小肠经不通的病机。

凡郁皆出于中焦，所以这个病人首先要用打通肝胆经脉的药，老师重用穿破石，配上当归、柴胡、黄芩，然后再加上通肠六药，让身体的痰浊有个出处。这些顽痰不是单靠通能够通下来的，所以还要加上白芥子、皂角刺、天南星这些专门针对顽痰的药物，把经络顽痰化开。

病人吃了几次药后，回来复诊，手臂上的包块就没有了。后来做成丸药收尾。

老师说，这个穿破石太好了，力量又稳健，不用担心副作用。用药最怕不安全，我们选药要特别重视这一点。

劳损救急效堪夸

五是穿破石根茎金黄，流白色浆汁，带豆腥味，通利之中还有补益作用，可用于农村劳伤、积损、陈年旧疾。

浙江金华一带，当地的老百姓都知道用穿破石来治疗劳损。他们发现穿破石有补益的功效，大概就是以通为补吧。因为老百姓常年干活，身体难免有瘀血积滞，血脉运行不利，就会有风湿关节痛，老百姓们把此药作为保健食品来用，证明穿破石有壮筋骨、治跌打损伤、破血通经、去陈年老积的功效。

穿破石周身是宝，根茎枝条皆可入药。一棵树往往上百斤，砍下来全村人喝都有余，价钱又便宜，药效独特，正符合传统中医简验便廉的特色。当地的老百姓们深受其益，都夸赞穿破石之功。故曰：

> 一味破石入肝胆，打通血脉来降压。
>
> 周身郁滞网络阻，平和将军来出马。
>
> 痰瘀阻滞有疙瘩，结石逢之亦可化。
>
> 癥瘕积聚虽复杂，脂肪包块也找它。
>
> 劳累虚损必有瘀，陈年旧疾效堪夸。

◎肝郁热四药

肝为将军之官，容易郁怒，容易化火。肝体阴而用阳，肝经郁火，热久容易伤阴。所以老师常用到疏肝泻热四药，即柴胡、黄芩、当归、龙胆草。这四味药有升发的柴胡，降热的黄芩，活血的当归，利水的龙胆草。当然如果热象不重，水湿重，可以不用龙胆草，把它换成泽泻，这都是很灵活的。这几味药升降兼顾，血水并调，善治肝郁化火、湿热下注等各类肝胆疾病。

老师说，你们要明白肝的脾气，明白肝的脾气后，就知道怎么治肝了。不管多少味药，你顺着肝的这个脾气来治，肝炎是这样治，肝癌也是这样治。

《尚书》曰："不偏不党，王道荡荡；不党不偏，王道平平。"老师说，不偏不倚，稳稳当当。汗不过汗，热不过热。不愠不火，化湿去热。这四味药就是这样，柴胡疏肝，以顺其性；当归补肝血，以养其真；黄芩、龙胆草降热从小肠、膀胱排出，以降其浊。这简单的四味药，是常见的调肝组合，因为它符合人体脏腑气机升降之道。人体的气机无非三大板块，一个是顺其性，不断地条达疏泄；第二个是养其真，不断地补身体的精油不足；第三是降其浊，身体在新陈代谢的过程中，会产生很多污浊之气，要通过下降排出体外。

这四味药就代表着这三大法，肝经常出现的问题都在里面，用好了，以这法再去统其他药，那就不局限这四味药了，它可以演变出无数组四味药。比如可以用香附配黄连、白芍，也是调其气、降其浊加养其真的，可以用来治疗各类肝郁化火，伤了肝阴，烦躁失眠的。还可以用威灵仙配白芍、何首乌和虎杖、金钱草，这也是顺其性加养其真、降其浊的，可以用来治疗各类肝胆郁滞的结石。

经过老师这么一理顺，大家都站在理法的层次上去思考了，所谓的固定方、死方，我们一下子都没有这方面的执着了。

你们说一下，肝经的湿热是怎么来的？一个学生说，饮食肥甘厚腻，代谢不过来，肝经又疏泄不了，平时懒于运动。

老师说，这四味药就是从龙胆泻肝汤里化裁出来的，当你把龙胆泻肝汤读懂后，所有的肝经郁热、湿热的问题都搞清楚了。这些道理古人在方子里面都告诉你们了。古方说得很直白，一点都不含糊。

湿热是怎么来的？是郁而化热。为何湿不化寒呢？这个道理，你们如果想通了，就能够触类旁通了。这好比在锅里蒸馒头一样，阳气往上发，把水湿带上来，锅盖往下盖，整个锅里面，弥漫在湿热的气氛中。所以湿邪有个特点，叫作"湿阻气机"。这气机一阻住，热就出不去，热出不去久了，就化火伤阴。所以我们要把热放出来，只要把锅盖往上一提，气机一通畅对流，立马就不郁热了。

这时我们用的是柴胡这味药，能透热外出。热久了会伤到阴血，所以柴胡和当归相配。当归补血，还能流动肝经气血，引药入肝经。热久了，人会烦，这叫气有余便是火。黄芩这味药能清肺火，也可清肝胆火。火郁久了，烁伤了三焦水道，小便都是黄的。龙胆草，能上清热火，下利小便。

就这四味药，把肝经最基本的郁热、湿火都解决了。老师引导大家去思考肝经的郁热、湿火是怎么来的，老师说，当你们能够想通它们是怎么来的，治疗就有底气了。病人关注的是疾病的表现，比如口苦、咽干、胁肋胀满、脚丫子出汗，我们医生要透过现象看本质。要看到深层次的为什么，要看到它们背后是怎么形成的。这叫会看的看门道，门道搞懂了，这病就好治。

龙胆泻肝汤的三大法

你们看，龙胆泻肝汤里的道法很高啊！有针对湿的木通、泽泻、车前子，有针对热的黄芩、栀子、龙胆草，这是清利湿热降其浊的思路；有针对气机受阻、郁滞不通的柴胡，这是助其条达之气以顺其性；甚至还有生地黄、当归和生甘草，防止火郁久后，伤津耗血，这是补其不足以养其真。看来一个名方里头也是三法俱全啊！《道德经》里说三生万物，当万物到了三这个层面就繁荣，同样，我们由道生一即一气周流转圈子，到一生二，二即阴阳升降调和上下出入，再到二生三，三即是鼎之三足的三大法，顺其性，养其真，降其浊。这样一看，龙胆泻肝汤，这个名方背后的道法就出来了。

一个方子里面就有三大思路，这三大思路把湿热、气滞、伤津都解决了。这个方子非常有用，我们临床上常用它来治疗各类肝胆系统疾病，乃至周身湿热郁火疾病。如果肝经严重不通的，还可加入三棱、莪术，或穿破石、鳖甲。

有个重度脂肪肝病人，肝脉弦硬，腰痛如折。老师看他舌苔厚腻，又问他小便黄赤、臭秽。便说，这是典型的肝胆经湿热下注。于是用龙胆泻肝汤加上白芍、女贞子、墨旱莲这些柔肝养阴的药，3剂药后，病人腰痛痊愈。

我们问老师，治腰痛重用白芍是不是缓急止痛？

老师说，缓急止痛只是一方面，疼痛是很耗阴分的，刚开始它耗伤的是肝阴，久了它就会盗用肾水，耗伤肾阴。所以刚开始时，我们可以用白芍养阴柔肝。如果肝病日久，或阴分耗伤厉害，就要用到女贞子、墨旱莲这些既养肝阴、也养肾阴的药物，用的是虚则补其母的思想，从源头上来治疗。所以肝经的郁热要疏泄，而肝经的湿浊要渗利，但在疏泄渗利的过程中，不可不照顾到肝胆经的阴分啊！

可见，这个病案用的是龙胆泻肝汤化裁，是看病人阴分耗伤得厉害，所以才加重养其真的药物，帮助肝脏修复。老师形象地比喻为树木在沙漠里曝晒，水分不足，都快干枯了。脂肪肝到后期转归为肝硬化，就是严重透用了肝脏的真阴、血液，所以才变得干硬枯槁。我们就要以养其真的思路来滋水涵木，使之焕发生机。

丹栀逍遥散也是三大法

又有一个病人，是车厂里的员工。每当劳累过度、急躁的时候，眼睛就胀痛，晚上也睡不着觉。老师说他脉弦细数，舌尖红，尿赤。

弦为气滞，应该顺其性；细为血虚，应该养其真；数为气滞化火，上扰其心，故失眠烦躁，应该降其浊，导火下行。于是就给他开逍遥散加牡丹皮、栀子、淡豆豉、竹叶、木通。才吃3剂药，睡眠就好了，眼睛也不胀痛了，整个人神清气爽。

这个思路也很常用，我们看它背后的东西，不也正是通过逍遥散来养其真、顺其性，再加上牡丹皮、栀子、淡豆豉、竹叶、木通降其上亢治心火郁热吗？这正是降其浊的思路。所以这丹栀逍遥散跟逍遥散最大的不同也在这里，逍遥散偏重于肝郁，郁就会伤了阴分，所以用顺其性、养其真；而丹栀逍遥散，多了一个法，就是牡丹皮和栀子两味药能够清心火，导浊气从小便出，这是降其浊的思路。它能治肝郁化火引起的失眠烦躁。

病人双寸脉上越，这时加重的就是导心火从小肠、膀胱排出的思路。因为病人小便赤，小便赤也是病人在自救，是身体把火热之气从膀胱水府里排出来，它告诉我们最好的治疗大法就是顺其性，帮病人把心经之火导到小肠、膀胱排出体外。当病人小便不黄赤了，就清爽舒服了。我们也是在顺人体之性而降其浊啊，浊热下撤不上扰，人就清爽。看来人体自身的反应就是最好的医生，只是我们平时没有留心深入分析而已。

当我们掌握了这鼎三法后，每个病的治疗不过就是某个鼎脚加重而已，始终都离不开这顺其性、养其真、降其浊的鼎三法。因为这三大法符合人体正常运转。《内经》说知常达变，只要掌握最常规、最平常的方法，身体的病变就可以调整过来。我们再用这鼎三法去分析其他的一些方子，发现思路越来越清晰，而且学起方药来觉得清晰了很多。

◎养筋五药——养筋汤

武当山在十堰市，经常有山上练武的道士们拉伤了筋骨，下山来找老师开中药调理。他们不是伤了筋骨，就是练武过度，劳损了腰肾，严重的还有膝关节积水的。老师通常是以养筋五药，即酸枣仁、白芍、熟地黄、麦冬、巴戟天为底方，加减变化调理，有很好的疗效。所以武当山上很多道士都知道任之堂善治筋骨劳伤。

我们大家都对养筋汤这个方子很感兴趣，便问老师这个方子的由来。

老师说，养筋汤的方子不是我独创的，是一位康复科的医生用了很好，然后告诉我的。这位康复科医生善做筋骨肌肉理疗，对于筋骨肌肉劳损的病人，他扎针、艾灸后，敷上相应的跌打损伤药，后期再配上几剂养筋汤。他一告诉我，我便豁然大悟，悟通了这个养筋汤不仅治筋骨劳损。

什么主筋，什么主骨呢？学生们说，肝主筋，肾主骨。老师说，没错，我们中医治病，既看一个点，也要看一个整体。看到一个筋伤，要想到肝，不单看到内脏的肝，还要看到整个肝的系统。你们说一下肝的整个系统包括哪些？学生们说，肝藏血，肝开窍于目，肝主筋。老师点头说，没错，学中医要触类旁通。

后来我用这个养筋汤，治疗膝关节退行性病变，收到了良好的效果。又把它运用于治疗近视眼，眼疲劳，长期谋虑过度，耗伤肝血而血虚的病人，也有一定的效果。这个古方照顾得很全面，熟地黄走左路肾阴，白芍走左路肝阴，酸枣仁走左路心阴，麦冬走右路肺，巴戟天走右路肾阳。这个方子你们看一下，妙在哪里？

学生们说，酸枣仁能养心肝之血，诸痛痒疮皆属于心，对于筋骨疼痛的，酸枣仁能养血柔筋，还能够养心安神。

老师说，还有，熟地黄、白芍、酸枣仁、麦冬四味药，都以阴柔为主，惟独巴戟天带阳刚之气，乃阳中求阴，使整个方子养阴血的同时还能得到温煦，静中有动。长期待在电脑旁，劳损肝目的病人，加上熬夜，伤的是阴血，用上养筋汤，一方面起到补养阴血、滋润柔筋的功效，另一方面还取它宁心安神、温煦命门的作用。血脉不太通畅的，加入当归、鸡血藤；下肢膝关节不利索的，加入川牛膝；上肢肩臂伸展不开的，加入桂枝、小伸筋草。

以退为进的医理

后来我们看书，原来养筋汤出自《辨证录》，主治肝肾不足，筋缩不伸，卧床呻吟，手脚酸麻痹痛，不能举步。书中赞叹养筋汤的效果说，一剂筋少舒，四剂筋大舒，十剂疼痛酸麻之症尽除。

我们问老师，这方子真有这么神奇吗？老师说，很多古方是把最好的一面表现出来。中医治病讲究医生、药物和病人三方面都要同时做到位，医生要辨证准确，药物不要掺假，再加上病人要遵循医嘱，好好调养。现在很多病人生病了，就只想到把身体交给医生，不知道自己也有七分主动权。

就拿这个近视眼、视物疲劳，还有膝关节退行性病变，在西医看来，是完全不同的病，但病根都在肝，肝能藏血，晚上应该卧床，血归于肝，精藏于肾。他反而熬夜上网，或跑到外面运动。《内经》说晚上要"无扰筋骨"，为什么呢？因为白天阳气已经往外耗散了，晚上就应该收回来，往内敛。现在很多病人之所以生病，久治难愈，甚至小病变成大病，很多都是没休息好，不知道收回来，只知道无限度地消耗透用。肝体阴而用阳，晚上要安静养得好，白天才有精神。

所以这个养筋汤，我们从养筋骨到养肝、养目，然后再退到养阴血的角度来看，就可以广泛运用于治疗那些长期熬夜过度，引起失眠的病人。退到阴阳这个角度来看时，这养筋汤用起来就更灵活了。

我们恍然大悟，以前看到老师治疗一个老阿婆膝关节退行性病变，上楼梯要扶着楼梯走，睡觉也不好，老师给她开养筋汤，重用酸枣仁 30 克，还加入合欢皮、首乌藤。老阿婆吃完 3 剂药后，复诊时跟我们说，她以前从没有睡过这么好的觉，现在上楼梯也没有以前那么困难了。

老师说，退比进更难，我们学医很多时候更需要退的精神，当你在里头迷茫糊涂时，退出来就能看清楚了。从病名退到五脏，由膝关节退行性病变想到肝这是一个大飞跃。从肝这五脏的层面退到阴阳的角度，来顺其性、养其真、降其浊，这又是一个飞跃。中医就是这样层层退到更宽阔的天地，用药治病，调的无非是阴阳，大方向把握准后，治病就能步步向前，诚如一首诗曰：

> 手把青秧插满地，低头便见水中天。
>
> 身心清静方为道，退步原来是向前。

从阴阳入手，思路更开阔

老师说，我们治病，总的来说，都离不开阴阳，如果从阴阳的角度来立论治病，更能起到执简驭繁的效果。现在很多病，我们从阴阳角度来分析，都可以找出病根来。这些病根都是病人自身造成的。

比如现在很多人的生活习惯，第一是熬夜上网，第二是白天或睡懒觉，或待在室内，不出去晒太阳。《内经》说，阳化气，阴成形。我们看天地之间，能够一气周流健康升降，也在于这六个字。白天太阳照射，把水变化为蒸气，上升到天空变为云彩，这是一个"阳化气"的过程。而人们如果白天只知道睡懒觉，待在室内，而不到外面活动晒太阳的话，年长日久，这个"阳化气"的功能就会退化。

人体最大的阳化气通道就是背部督脉，所以现在很多人腰啊，背啊，颈啊，不是增生侧弯，就是头晕疲劳，整条脊椎上十几种疾病，用我们中医一句话就可以解释，那就是"阳化气"出现了问题。学生们听了都很高兴，因为老师把《内经》的这几个字说透了，大家治病的思路一下子就拓展开了。

我们广东有个老中医，他就用一首葛根汤，用得炉火纯青。很多病人吃他的药后，都反映效果好，精神好。以前我们还以为这方子不过就是治疗颈椎病的，要么头痛头晕，要么太阳膀胱经受寒。可如果我们在这些病名里研究的话，会发现这方子不过就是治疗几种病而已，而我们如果按照《内经》"阳化气"的思路来看这方子的话，这方子的潜能就相当大了。老中医们能够用一两首得心应手的方，它们应该都是退到阴阳的角度上来考虑问题的。

于是大家都急着听老师讲什么叫"阴成形"。老师说，你们想一想，人是怎么长胖的呢？是睡觉的时候体重在增加。你们再看天地之间，是怎么一气周流的？白天气升而为云彩，那么晚上呢？晚上气降而为露水，滋润大地植物，所以很多植物晚上也在快速地生长。

现在不少人忽略了这点，晚上应该好好休息睡觉的，他却熬夜，这样用的是身体先天之气，几年下来，身体肯定就会出现问题。所以治疗这些阴不能成形的病人，出现失眠、消瘦、焦躁、心静不下来，我们用的还是养筋汤，助他气血归藏。这养筋汤主要思路还是"养其真"，就像给煤油灯添油一样，又像给汽车加油一样。

病人就像一辆快速奔驰的汽车，如果不停下来，我们怎么能帮他加油呢？所以我们常说治病的七分主动权在病人身上，医生只能尽到三分。我们的一切医嘱，都是围绕"阳化气，阴成形"这六个字开出来的。这六个字如果再深挖下去，还有很多东西。

大家听后，思路大开。养筋汤如果从养其真、阴成形的角度来看，那也不局限于治一般的筋骨痛症了。凡周身脏腑阴油消耗过多，得不到归藏收养，都可以用养筋汤。这养筋汤的应用范围一下子不就扩大了吗？

老师不是给大家一两个方子，而是让大家去学习中医真正的思维模式，一种理法，用这个理法去统，可以活用很多方药，也可以把一首方子用得淋漓尽致。

◎脂肪肝六组药

老中医的莱菔缨

脂肪肝常见于中老年人，身体一般肥胖。中老年人身体肝血、肾精逐渐亏虚，肝失所养，不能正常疏泄条达，进一步便会郁堵，加以脾胃功能下降，水谷精微不能常运化，加重痰湿郁堵。脂肪肝的病机较复杂，但总的不离虚实夹杂、升降失司，所以治疗上通常采取补虚泻实、升清降浊。

我们问老师治疗脂肪肝的常用药对有哪些？老师一下子举出了很多对，如黄芪与益母草，白术与泽泻，丹参与山楂，决明子与菊花，大黄与柴胡，何首乌与枸杞子。这些药对体现的是中医升降、补泻、动静、散收的思路。

一个学生说，有个老中医，用车前子治疗脂肪肝，还打成粉做成袋装茶，在当地卖得很好，病人买回去服用，说不单降血脂，还降"三高"。

老师说，这个偏方对于实证的脂肪肝有效，车前子能利水，走水道，把湿浊从水道利出来。单纯降浊，病人服久了，恐怕受不了。如果再配一些荷叶或葛根，制成降浊升清茶，这样就稳妥多了，病人在降脂的同时，也能头脑清爽。

我们当地有位老中医，他用萝卜苗，又叫作莱菔缨，制成药物，给一些"三高"病人服用，很多人服了都有效果，花费不多，也很方便，在当地享有一定声誉。他视此方为绝密，从不肯轻易示人。我们从广州中医药大学图书馆复印了几本市面上买不到的古籍送给他，他很高兴，就把这个秘方告诉了我们。

我们分析，莱菔缨是萝卜苗，萝卜能下气通便排浊，本身萝卜就有降脂减肥的功效。农村人都知道，用萝卜制成的菜干，人吃后就有食欲，大便也排得很顺畅。我们想这萝卜本身不就有很强的通腑泻浊的功效吗？为何又要用它的苗呢？这应该跟植物的苗有关系，萝卜的根是往下走的，萝卜的苗是往上走的，所以萝卜苗除了降气外，它还有升清之力。一味莱菔缨就具有升清降浊之妙。难怪老中医给病人久服常服，既有效果，也没有副作用，既降血脂，也降血尿酸等。

土侮木的道理

我们问老师选黄芪、益母草和白术、泽泻是什么道理？

老师说，脂肪肝病在肝，但根本还在脾胃，脾胃是周身气机升降的中枢，脂肪在中医看来，可以理解为痰湿之邪，哪个脏腑生痰湿呢？

学生们回答说，脾胃。脾胃一虚，痰湿丛生。脾胃生的痰湿，会泛滥到肝里去，这叫土反侮木，好比土太湿了，树木也长不好，被泡太多水后，甚至会泡坏。这也是很多农田要挖沟渠的道理。身体的脏器需要水，但这个吸水量有个度，不能太过泛滥，一泛滥反而生病了。《内经》叫作"亢则害，承乃制"。水邪上泛，可以伤到心脏，可以伤到肝脏，可以伤到大脑，这叫亢为害。我们要让水邪下来，从沟渠排出去，这叫承乃制。

老师说，没错，所以我们要升降脾胃。黄芪为补脾气妙药，白术乃培土圣药，益母草利水还能活血，泽泻淡渗利湿以降浊阴。所以，黄芪配益母草，一个补气升清，一个活血利尿。白术配泽泻，一个健脾升清，一个渗湿降浊。很多脂肪肝的病人有头晕、头重浊，白术和泽泻本身就能够治疗痰饮上逆引起的眩晕。

有个病人经常头晕，查出有脂肪肝、胆汁反流性胃炎，舌苔水滑，脉濡缓，中焦关郁。老师没有直接管脂肪肝和胆汁反流性胃炎，从舌脉上入手。脉濡缓，周身水湿重，舌苔水滑，水不气化。脾主湿，肾主水，脾能够运化水湿，肾能够利水湿。所以老师重用白术 60 克，泽泻 40 克，再加入其他疏肝健脾的药。服了 3 剂药后，病人回来复诊，水滑苔不明显了，头也不晕了。

这是个明显的饮邪上攻头脑，不能内化下行引起的头晕。白术能内化饮邪，泽泻可以导水下行。这样湿浊不去犯肝脑，它的眩晕自然就减轻。现在有人研究证实，白术泽泻汤治疗各类水饮上泛头晕耳鸣，效果都不错。

泡茶方与鼎三法

我们又问老师，丹参配山楂是什么道理？老师说，血脂高的病人，有几种非常明显的脉象。一般可以在左关部摸到郁缓，郁是因为气血不能疏泄，缓是因为阻力大，浊气重。在左寸部还可以摸到有点涩，这是肝内的血脉不能往心方面疏泄。这种病人的头晕到医院检查也检查不出什么来，只要给他调调肝，他的头立马就不晕了。这样的病症在临床上非常常见。

怎么能让肝血疏泄，把通路打开，把郁滞疏通，让这些血气能够上到心脉，养心安神？一味药，那就是丹参。丹参归心、肝经，能清心凉血、除烦、化瘀止痛。很多脂肪肝的病人，手肥厚，红热，这是血脉郁阻久后化热，所以寸脉会有些涩，用丹参既能把郁滞打通，解除涩脉，还能够养心血，令头脑不晕。

至于用山楂就更好理解了。山楂消食化积，它色红还能活血化瘀，主要归右路脾胃，还归左路肝经。山楂单用有一定减肥的功效，能够化肉食之积。脂肪肝的病人，很多都是吃大鱼大肉。所以山楂主要是在右路脾胃肠道来消食化积，降血脂的。丹参能够疏泄肝脉，使血往心走，解除郁脉与涩脉；山楂能够从右路脾胃把食积化开，往肠道下走。这也是一升一降、一补一泻的思路。

有些脂肪肝的病人，会让老师开一些泡茶方，方便平时服用。老师给他们开的最常用的泡茶方，就是这四味药，丹参、山楂、枸杞子、决明子各 10 克。他们服用后，反映血脂控制得很好。但老师说，控制血脂不能单纯靠药物，更要靠嘴巴，只要多吃素，少吃肉，控制血脂不是难事。当地很多老百姓都知道这个泡茶方。

我们来看这个泡茶方，原来里头也含有鼎三法。对于脂肪肝病人来说，已经不止在气分的层次上有郁滞了，更在血分的层次上有郁滞不通，肝内血液循环都不太好了。所以顺其性我们就要加强肝内活血化瘀的作用，而丹参、山楂就有明显活血化瘀的作用。对于脂肪肝病人来说，多伴有熬夜、过度饮酒，伤了肝阴。这样肝本身就有虚的层面在里头，才会导致邪浊留恋不去。当肝脏正气足时，这些邪浊都不敢在那里待，就像一个将军勇武有力，没有邪气敢来靠近他。现在病人长期熬夜饮酒，把肝的正气消耗得太多了，所以我们用枸杞子这味养肝的妙药，滋养肝的阴分，这是养其真的思路。真阴得到滋养，自然就有劲了。因为想要排除脂肪这些邪浊，也要肝脏有力道，就好比干活之前要先吃饱饭一样。当然，丹参除了活血化瘀顺其性外，它还能补心肝之血以养其真，也是一药二用。

第三个思路就是决明子。决明子平肝的同时，它还能通肠。决明子光滑能润肠，诸子皆降，直接降气导肝胆胃肠的浊气下行。这味药通常炒过用效果更好。我们看肝内的那些浊气，它要从哪里排？当然要靠大肠来排，保持肠道通畅也是治疗脂肪肝的一大思路。所以这决明子代表的就是降其浊。当然，山楂除了活血化瘀，也能消食降浊开胃，也是一药二用。

胸中无方但存法

当我们知道这鼎三法在这小小的泡茶方里也有体现时，以前的那些固定死方全部抛开了，同时也明白了老师治疗脂肪肝选择其他药的用意。

为何老师常会选择制何首乌呢？原来脂肪肝病人中老年人比较多，肝肾消耗得太厉害。《内经》说，人过四十，阴气自半，加上经常熬药、拼酒、看电视的习惯，耗用了不少阴血。加进何首乌或当归、白芍，不过是加强养其真的效果。当然还有二至丸里头的女贞子、墨旱莲，视病人阴虚轻重可以酌量加减。

为何老师还常会给严重的脂肪肝病人加用鳖甲、三棱、莪术，甚至三七？原来重度脂肪肝容易发展为肝硬化，硬化是什么？就是本来柔软的土壤，变得板结僵硬了。我们跟老师到附近的山地去开荒，有些田地已经荒了十几年了，这样的土壤不深挖根本没法种作，所以老师要求大家一定要深挖土，这就叫"深耕胜施肥"，植物的根就能最大限度地顺其性往下生长。所以你必须用锄头深耕，帮它松开，才可以种农作物。好比我们跟老师进深山里采药，路被荆棘堵得死死的，我们就要挥起竹杖，拿起砍刀，从密密麻麻的荆棘丛中开出一条路来。这些药物就叫作治肝的"披荆斩棘法"。没有这股强通的动力，那山你一般进不去。这些板结的土壤郁滞，单靠丹参、柴胡或生麦芽的力量远远不够，这时便会选用这些具有强大疏通作用、软坚散结的药物，其实说白了不过也是加强它顺其性的效果。

为何老师还会给脂肪肝病人加用重要的通肠六药呢？我们看那些田地开垦

好后，必须要挖一条条的沟渠，这些沟渠要通到下游低洼的地方，这样一下雨，农作物就不会被雨水泛滥淹坏。对应到人体，吃的那些肥甘厚腻的东西，如果肠道能够保持通畅，就能直接排到下游去了，不会卡在中焦，熏蒸肝胆脾胃。这样田地里的农作物就能够长得好，这就是降其浊的思路。像常用的枳实、大黄、虎杖、炒薏苡仁、泽泻、厚朴、半夏、鸡内金、蒲公英等，老师用了，就说明这病人肝胆脾胃堵得严严实实，下面的排泄途径不通畅。这是要加强下游的排泄，肝的压力一减轻，气血才会重新恢复灵活起来。

鼎三法慢慢深入后，会发现很复杂的一个方，一理顺出来，就这么几个理法在起作用，又何止治疗脂肪肝呢。我们不单在脂肪肝的加减变化上不会拘泥于方药，更多的是去琢磨这疾病是郁滞得厉害一些，还是消耗得厉害一些，或者浊邪降不下来更厉害一些，再去自主地选择药物，做到**胸中无方但存法**的境界。

《伤寒论》里说到，余脏皆准此法，这是指这个脏腑用这个治法，其他脏腑也可以按照这个思路。我们治疗脂肪肝的鼎三法，对其他脏腑疾病一样适用，所以也叫作"余病皆准此法"。因为这是大原则、大准则。只要人体还在新陈代谢，还在升清降浊，就少不了这些理法。

数千年前《内经》时代的人是这样，现代的人同样是这样。这是常法，是恒法，叫作亘古今而不变，历千载而弥新。所以《内经》一直都被称为后代学习的医宗金旨，里面有很多道悟的东西，悟的是天地不变的准则，老师也是从里面领略到这些常用的大法的。

> 微妙无穷鼎三法，百病复杂不离它。
>
> 顺性养真降其浊，思路开阔融一家。
>
> 临床选药不拘泥，千载古方皆可化。
>
> 万变不出此宗旨，神机默运归正法。

推陈出新与养肝扶正

广东有一位医生，治疗脂肪肝、胆囊炎等肝胆方面的疾患，常用大柴胡汤。大柴胡汤里有两味药，也是绝妙的药对，就是柴胡和大黄。柴胡能疏肝气，从左路肝脉往上升发；大黄能降胃肠浊气，从右路胃脉往下顺。而柴胡和大黄在《神农本草经》中却是极少数能"推陈出新"的药物。柴胡代表着汗法，能向上推陈出新，人体微汗，勤运动，不就是一剂小柴胡汤吗？而大黄代表的却是通下之法，从整个消化道往下推陈出新，而少吃荤多吃素，保持肠道通畅，这不是一剂承气汤吗？所以这大柴胡汤里头，大黄跟柴胡配在一起是相当妙的。

脂肪肝的病人肝长期负荷过重，解毒能力下降，堆积过多脂肪，柴胡和大黄升清降浊，又能推陈出新，也是相当好的思路。所谓邪去则正安，陈久的邪浊不推出去，新血就不能很好地生出来。

我们跟老师上山采竹笋时，看到竹子外面包了很多壳，这些壳如果捆得严严实实不脱下的话，新竹子就没法出头，会被箍得死死的。所以《增广贤文》里说，笋因落箨方成竹。竹笋因为把束缚自己的壳脱掉，才长出一条条秀竹。

人体也一样，需要把自己肠道的瘀滞，身上的浊汗，膀胱里的浊水，每天都排泄掉，就像脱掉竹壳一样，才会不断地有新的气血产生，容颜就能焕然常新，保持着健康的状态。

我们又问老师，治疗脂肪肝时，老师还经常配枸杞子、决明子、何首乌、淫羊藿、柴胡这些药，是何道理？老师说，有些是现代药理研究成果，我们拿过来用。比如何首乌有良好的降血脂功效，现在用于治疗肥胖症；决明子能降血压，还能润肠通便，脂肪肝的病人出现大便干燥，这味药很好。

西医认为，脂肪的代谢要归肝管。中医认为肝体阴而用阳。所以治疗肝，要"补其体，助其用"，换一种说法就叫作"养其真，顺其性"。而枸杞子能补肝，何首乌、女贞子也能补肝，通过养肝阴能够护肝保肝。在这基础上，我们再用一些泄肝浊的药，这样就不会伤到肝。用柴胡道理也在这里，它能顺其性，顺肝疏泄之性。淫羊藿补阳，女贞子、何首乌补阴，这样阴阳并调，肝体得养，肝用得疏。治起病来，就不会伤到肝脏。

所以当我们遇到一些脂肪肝日久的病人，或者摸到他脉弦细弱的，这时就要注意扶其正气，因为他已经没有足够的正气去推动排浊。只有让肝吃饱饭，让它的精血恢复后，它自己就会去干活。这种方法对于肝虚又夹杂瘀血痰湿的病人很管用。因为这类病人属于本虚标实，也是最常见的。他们标本之间相互牵制，虚实之间互为夹杂，常常扶正与祛邪两法共同用于一处。

第6讲 肾与膀胱用药

肾主里，藏精纳气。膀胱主表，既能气化外卫，也能通行津液。腰为肾之府，寒湿之邪，易袭阴位。故凡腰部寒冷，重浊如冰，必用肾着汤，即白术、茯苓、干姜、甘草，又名腰湿四药。

肾主骨，凡腰椎间盘突出者，要考虑从肾论治。故有腰椎间盘突出三药，还有一味马钱子善治顽固性骨痹。

肾藏精，开窍于耳，肾虚，虚火上亢，会把痰湿往头面带，而肾虚还会导致肝阳上亢，容易发脾气，进而导致痰火上攻，加重耳鸣。所以治耳鸣有三组药，一是龙骨、牡蛎、磁石，二是香附、柴胡、川芎，三是通草、木贼草，我们称之为耳鸣八药。

肾和心，一水一火，心是离卦，肾对应的就是坎卦，离中虚，坎中实。坎卦是两阴夹一阳。所以在用药取象上，要注意阴中求阳，阴阳互济。临床上常用附子、龙骨、牡蛎，我们称为肾三药，来助肾封藏，治疗虚火上炎及腰脚冰凉诸症。

肾主藏精，肾精不藏，便会遗精滑精。常用白术、炒薏苡仁、芡实来治疗遗精，我们称之为遗精三药。

肾主水，尿频尿急，尿不尽，是前列腺出了问题。但治疗前列腺问题却不能只看到前列腺，要看到是谁影响了前列腺的功能，所以常用前列腺三药——白术、冬瓜子、炒薏苡仁，从脾中上游来治湿，使得湿浊不下流，下面的湿气又能够利掉，那么前列腺出现的问题就可以解除。

◎腰湿四药

有个长途车司机，腰痛，每年夏天都加重。老师问他，是不是整个腰部觉得很沉？他点头说是。老师又问他，是不是早上起床后加重？他也说是。

老师叫他伸出舌头看，舌苔白腻得很。

为何他这个腰痛，夏天加重，冬天反而轻一些？原来这和他的生活习惯分不开。夏天的时候，长期开车，心烦气躁，每天都要喝好几瓶冰冻饮料。久而久之，寒湿袭下，就停聚在腰腿部，阻滞经络，不通则痛。而冬天少吃这些冰冻的东西，反倒是减轻了。老师说，因生活习惯导致的疾病，还得从生活习惯上调整治疗。

他说，大夫，你给我开一些补肾的药吧，我吃过六味地黄丸、知柏地黄丸，时好时坏。老师说，六味、知柏，你不能吃了，那是阴虚火旺的人吃的。你这是寒湿腰痛，吃了还会加重，胃口也不会好。

他点点头说，是啊，大夫。好像腰好些时，胃又不怎么好。

老师说，我给你开汤药，不用任何一味补肾的，帮你治腰。于是老师就开肾着汤，即腰湿四药，炒白术 50 克，茯苓 40 克，干姜 30 克，炙甘草 10 克。3 剂。

病人吃完后，回来复诊说，早上起来腰没那么沉重了，平时也不怎么痛了。

老师就叫他再买附子理中丸吃，毕竟经常开车在外，不方便吃汤药。这病人吃完丸药后，腰痛就好了。

常言道，腰为肾之府。不用补肾的药，却能够把腰治好，这是什么道理呢？原来这不是典型的肾虚腰痛，而是寒湿腰痛。

老师说，寒湿腰痛，只要把病机辨明，就用这四味药，绝对有效。怕就怕你辨证不明确，一来就给他用补肾的药，不仅治不好，还给他的腰增加负担。

我们说，这四味药看起来都是调脾胃的，确实没有一味药用来治腰。

老师说，你们想一下，脾主什么？脾主肌肉，周身的肌肉都归脾管，不管是头面部的肌肉，还是腰部的肌肉，只要涉及肌肉，都归脾所主。脾主运化，《内经》说，诸湿肿满，皆属于脾。周身的水湿都要通过脾来运化。所以这脚气、湿气要治脾，寒湿腰痛要治脾，痰湿咳嗽也要治脾。这是取土能制水、脾能胜湿之意。

这下就明白了，难怪老师治疗脸部痤疮，坑坑洼洼的，重用白术，补脾生肌肉。治疗手部湿疹，抓破皮，也重用白术，培土生金，使肉能养皮。治疗寒湿腰痛，更是重用白术，取白术燥湿健脾，湿邪一温化开，腰部的湿邪就减轻了。

肾着汤里的鼎法

我们再看这肾着汤（腰湿四药）里也有升降，炒白术健脾升清，配伍干姜助其温化健运，茯苓渗湿降浊，炙甘草守住中焦脾土，调和四维上下，这四味药就代表着三大理法。老师说，白术治疗脾湿不仅不伤正气，还能补脾养脾，而且重用还能够利腰脐间死血。它是补脾祛湿的圣药。

茯苓这味药很有意思，它能够把胃中的水湿，穿过胃黏膜，通过三焦系统淡渗下去。你们会发现，长茯苓的地方，下完雨后，土地很快就干了，因为它这里的水湿往下面渗得很快。所以五皮饮中用茯苓皮，可以利水消肿。

如果胃中有水湿，单用白术、茯苓还不够，没有干姜，白术升清阳的动力就不够，没有干姜、茯苓，化胃中饮邪的力量就不够。所以你们不要小看这四味简单的药，它们不是可以轻易改动的。

我们再看这四味药，从脏腑的特性来看，它也代表着鼎三法。炒白术和干姜能够顺着脾肾温阳气化之性，像给脾胃腰肾间的水土慢慢升起一个太阳来，从里温化，把湿漉漉的肌肉土壤慢慢蒸腾开来。而炙甘草能够补中益气，相当于养其真的思路，它是国老，能够沟通调和上下左右，也带有补益作用。最后重用茯苓，它能够渗湿下行。为何同样的田地，没开沟渠的雨湿泛滥，不容易蒸化，而那些开了沟渠的田地，雨湿就不会泛滥，也很容易蒸得干爽。茯苓渗湿下行，等于助其沟渠利水之力。

岳美中老先生有一个方子叫单味茯苓饮，专门治疗水邪上泛巅顶，脱发掉发。因为这些头发就像田地里的庄稼，你给它太多的水，它的根就烂掉了，这时通过茯苓渗湿导水下行，水去则发长，好比沟渠水湿排则庄稼旺。

◎ 腰椎间盘突出三药

黄芪、青风藤、黑豆

腰椎间盘突出，《内经》里有一句话，"因而强力，肾气乃伤，高骨乃坏。"

老师说，现今时代，因为突然用爆发力伤到腰的比较少，但因为慢性久坐久立引起劳损而出现腰部问题的很多。久坐伤肉，久立伤骨。伤肉则腰肌劳损，伤骨则腰椎间盘突出。

学生问，经常看老师治疗腰椎间盘突出压迫神经引起痹痛的，老师常选用猪鞭、党参或土鳖虫、乌梢蛇。如果疼痛不明显的，老师常用黄芪、青风藤、黑豆这三味药，这三味药有什么道理呢？

老师说，黄芪、青风藤、黑豆治疗腰椎间盘突出，不是我的经验，而是我在丁香园、爱爱医上看到的。我以前治腰椎间盘突出常用比较霸道的药，如马钱子、蜈蚣，见效也快。但这类药比较难操控，容易出问题，后来就想到要用一些平和常见的药物，能把病治好那才是王道。

学生又问，这三味药并没有特别治疗腰的？老师说，治腰要从肾入手，腰为肾之府，所以号脉也要号肾脉，号脚上的太溪脉。太溪脉亢盛，可用黄柏、知母泻相火。太溪脉摸不到是阳微，必用附子、淫羊藿、巴戟天补命门之火。所以治疗腰部疾患，从肾论治就是正道，但又离不开肝、心、脾、肺。这三味药就是通过肾的生克考虑用的。你们看这三味药，起着什么样的作用？

学生回答说，黄芪补气虚，青风藤通络，黑豆利水。黄芪能升清气，黑豆能降浊水，上下升降分开后，青风藤能把经络疏通，凡藤皆能通经络。这个小方子里面用的也是升降的理法。

金能生水

老师笑着说，这么理解，把升降思路融进去也是可以的。你们还可以从五脏来看，肾主骨，肾虚骨弱，肾强骨坚。腰椎间盘属骨，出现问题后，首先要责之肾虚。中医肾虚不止看到一脏一腑，要看到五脏相关。肾虚，虚则补其母，肾者主水，金能生水，肺属金。黄芪，你们想想它能起到什么作用？学生马上明白了，黄芪能补肺中大气，肺气足则金能生水，这是通过补肺来补肾，通过补金来生水啊！

老师点头说，是的，你们看地面上干旱了，久不下雨，什么问题？天上出了问题。你要让地下湿润，首先天上要有云。如果天上无云，地下怎么会有雨水呢？

《医学衷中参西录》非常重视黄芪和知母这组药对。张锡纯说，黄芪和知母相配，有云行雨施之妙。你们回去再把那段话读一下，对黄芪的体悟会更深。

学生点头，又问，黑豆这味药，老师用量很大，是补肾吗？

老师说，黑豆长得像肾，色黑又能入肾，这黑豆别小看，它可当食品，也是一味大药，一年我们要用几百公斤，我们这里的黑豆都是直接从原产地买的。黑豆除了入肾补肾，还有利肾浊的功用。我问过一位老农，他们用黑豆熬水喝治感冒效果很好。后来我也尝试着煎黑豆水喝，发现喝完后身体热乎乎的。可见这黑豆虽然不是直接扶阳，但是它利肾中浊水，身体的阳气就不会交结在下焦和浊水打仗，而能够升举起来抗邪于外。所以黑豆用于病人下焦有水气又感冒的，一喝就见效，喝完后身体热乎乎的，非常轻松。这叫祛湿而升阳，湿气除而正气复。

学生又问，青风藤是不是取它藤类通经络的功效？老师说，青风藤一方面通经络，另一方面能够祛风湿。西医称这味药为免疫抑制剂。青风藤是治风湿的一味专药，外洗、内服的方药中一般都会用到。但我一般少用于丸药，如果真的要用于丸药，我就选用鸡血藤，因为青风藤久服对肾脏有些损害。对于肾病蛋白尿的病人，最好少用或不用。青风藤可用鸡血藤代。肾病病人也要少用豆类药，有尿蛋白的少用黑豆，用益母草来代，也一样有效果。这是取其法而不拘泥于其药。

药物的象与疾病的象

我们看这三味药，要看到它背后代表的三个法，一个是补肺气，一个通经络，一个是去腰湿，而这三个法也颇符合鼎法。

我们看青风藤这些藤类药，它们都有一个特点，就是善于攀爬，绕来绕去，无处不通，无处不达，甚至还可以缠绕着树木，从这棵窜过那棵去。把这些藤类药截断，可以发现它们大都有很多疏松的孔道，有了这些孔道才能够很好地通气生长。它们就像人体的经络，负责着连通上下内外的作用。药书里说，软藤善于通经络也是这个道理。取它中空善通风，所以这些藤类药有一个共性就是通络而祛风。

对于人体腰背来说，整个颈椎、胸椎、腰椎就应该疏通，有了中间的空腔间隙，才能够灵活转动而不压迫。如果风寒湿痹阻，受到压迫，就会瘀滞不通，不通则痛，所以选用青风藤这类藤类药，取它疏通经络以顺腰脊上下通畅之性。

黄芪除了补气，还能够令气生血，金生水，有这些气血去滋养充斥关节，就像是给关节上润滑油一样。

腰椎间盘突出的病人，我们可以取一个象，就像汽车的轮胎没了气一样，往下塌缩，因为腰椎与腰椎之间，也是因为精血不足，长期压迫负重过多，往下塌缩。就像地下水被抽空后，整个地表楼房都往下陷，这时就要往地下注水，防止地下水过少。而那些腰椎间盘突出的病人，如果还熬夜打麻将，反复抽用腰脊间精血，治疗起来就很麻烦。

黄芪这味药，它能把大气提起来，又能令金生水，去滋养周身百骸。张锡纯升陷汤里的君药就是黄芪，它能治大气下陷。同时我们用青风藤、黑豆，引药入督背、腰肾，让黄芪把腰背的气给顶起来，升起来，冲起来，就像拿着千斤顶把汽车顶起来，这样轮胎悬空才可以修补充气。黄芪就有这个升陷之势。

大气下陷，胸中气不够，可以看成一股陷象；腰椎间盘突出，整个腰椎向下挤压，也可以看成是一种陷象。我们中医取这个象，再去选药时，一味药又何止二用、三用呢，千百般妙用随之而出。黄芪能令陷下的胸中大气升起来，同样能够令陷下的脊柱之气托起升起，这正是它补其气养其真的妙处。

而剩下一个法，不用说了，大家都知道，就是降其浊。这个降浊还得讲究讲究，因为它是病在腰部，《内经》说，腰者肾之府，转摇不能，肾将惫矣。腰部是肾住的地方，因为住宅没维持好，是因为住在里头的主人没用心去做，精力不够。

这个黑豆，又叫作肾豆。它色黑象肾，直接就能够补肾，具有养其真之性，同时还能除湿下行，具有降其浊之力。我们如果用其他利湿药，效果不如黑豆这么全面，因为考虑到药物要能够补中带泻，腰椎间盘突出的病人，本身就有虚损的病因在里面，那些湿浊藏在里头排不出去。如果选用泽泻、冬瓜子除湿，而没有黑豆这种带补的力道，效果就没有那么好。

就像要让马儿跑，要让牛去耕地，就得让它吃饱草。黑豆就能够让肾吃饱饭去干活排湿。古代养马的人都知道，这黑豆是马饲料里的上品。一些老马，皮肤毛发枯黄，还有一些瘦马、病马，在冬天的时候，给这些马喂上黑豆，第二年春天就能把皮肤毛发长得油亮油亮的，重新恢复龙精虎猛的劲头。

古人多聪明，知道冬天主肾藏精，而黑豆色黑，又是种子类的药物，就像冬天一个封藏助肾的象，又选择冬天这个季节给马调服，所谓冬季进补，来年打虎，也是这个道理。黑豆还有一个特点，补而不腻，它本身补益的同时，还能够把湿浊给渗利出去，一味药里就有六味地黄丸一补一泻的思路，所以老师喜用此药。

历史人物与用药思路

先王制鼎以安天下，古代帝王以拥有九鼎而拥有整个天下，因为天下分为九州，九乃阳数之极也。这三味腰椎间盘突出的鼎药，妙就妙在这里，青风藤是青代表肝，肝又主风，本身藤类药又善于行走占地。采药的时候你会发现，大部分山里的空隙都是藤类药的天下。这青风藤从哪里看，它都是一个将军，将军善于征战南北，人体整条腰椎上下对应的就是南北。这条大的铁路线要贯通，非用这些藤类药莫属。所以治风湿痹证的方子里没有能缺少藤类药的。如果缺少了藤类药，就好像国家缺少了将军一样，这些进到体内的风寒湿又怎么能够驱赶出去呢？

黄芪代表补益作用，养其真的思路。它为什么叫黄呢？黄者土也，主中央。它能够供应整个中土气足，使得粮草不缺，随青风藤这将军打到哪里去，后续粮草都能跟得上。就像刘邦当时赞叹萧何说，有你给我筹办粮草，我在前方打仗才放心。确实萧何有这本事，他筹办起粮草来，无人能及。刘邦手下不是有三个最重要的人物吗？除萧何外，还有韩信、张良。韩信点兵，多多益善，众人皆知，他就是将军统帅，就像打前锋的青风藤一样。但只有韩信没有萧何却不行，所以后人有句俗话说，成也萧何，败也萧何。青风藤再勇猛，没有萧何这黄芪在后面给你供应粮草，你也不能一直把胜仗打下去。

很多人治疗风湿痹证，只知道用攻，用逐，而忽视了这后防建设。老师就说，不能急，要慢慢来，病也不是一天得的，我们攻的时候，隔一段时间，要补一补，缓一缓，像八珍汤、参苓白术散、归脾汤，这些都是在补给后防，可以巩固战果。

那么黑豆呢？我们看，刘邦为什么能够逐鹿中原，最后鼎立天下呢？原来他手下有重要的三大人物，好比鼎之三足，缺一不可。后来大定天下后，人家问他，为什么能够成功？刘邦便说，运筹帷幄，决胜千里，我比不上子房，就是张良。镇国家，抚百姓，给粮饷，使粮道不绝，我比不上萧何。连百万之众，战必胜，攻必克，我不如韩信。但这三人我都能够统而用之。

我们再看黑豆，它是入肾的，肾主什么？主藏精啊。我们看这里头哪个人物最善于藏拙呢？当然是张良。张良助刘邦打赢天下后，就退隐山林修道去了。打仗时，韩信在前方冲锋陷阵，萧何在后方忙着安抚百姓，征收粮草，只有张良坐在帷幄里头，在那里干什么？在那里一动不动，胸中构思天下。凡是这类谋臣，都很有智慧，好比张良、诸葛亮，他们肾水都足，都能够静定下来，就像黑豆一样，沉潜内敛，含而不发。

对于腰肾来说，它的精华就需要藏，藏得够厚，它才灵活。就像人只有充分入定入静后，才会开窍，才会感悟，它符合肾收藏之象。如果人心浮躁，这个智慧之巧就出不来。所以《内经》说，肾者主蛰，封藏之本，精之处也。又说，肾者，作强之官，伎巧出焉。肾者，受五脏六腑之精而藏之。肾藏精，精足则用强，阳之精在上则耳目聪明，阴之精在下则手足强劲灵巧。

顺便说一下，老师说，搞针灸的人，肾气要足，因为针灸是至精至微的技巧之事，心要能够定，扎针才能准，才有效。搞推拿按摩的要敦厚，力量才能源源不绝。而开处方的心思要能定，就像君主一样，调动天地间的药物去作战。

我们看，为何重用黑豆后，腿脚会有劲，皮毛会光亮，因为肾里补足了，整个人静定下来了，精血就畅达到外周去了。

抓住脉郁点用药

学生问，临床上怎么凭脉辨证用好这个方？

老师说，还是找脉郁点。那些腰痛明显的病人，西医认为是腰神经根水肿的，你摸他的脉，下焦胀得很。脉有多胀，腰就有多痛。这时你用黑豆把腰间浊水利去，立马就减轻了。所以黑豆这味药治腰痛治肾同时也能治坐骨神经痛。如果病人湿重，水滑苔，用黑豆二三十克还不够，用上 50 克、100 克，效果就特别明显了。

学生说，这就是老师经常谈到的，抓住脉郁点集中用药的道理？

老师说，没错！可以单味药量大为君，单刀直入，力专而效宏。也可以采用合方，用多味药围治之。同样一种病症，理法方药都是相当灵活的。用50克黑豆可以，用肾着汤是不是也可以呢？从脾入手当然可以。脾主湿，治湿不离脾。

学生又问，除了用青风藤通络外，还可以用哪些药呢？

老师说，这可就多了，每个医生都有自己几把独到的刷子。我一般会用络石藤或鸡血藤，还有威灵仙。威灵仙这味药很好，能祛除周身上下的风气。如果经络堵塞再严重一点，就要考虑用动物药，如乌梢蛇、土鳖虫。

学生又问，经常看到老师还会加入狗脊、蜈蚣，这是什么道理？

老师说，这两味药能引药入督脉，以通督脉，腰椎的问题与膀胱经、督脉密不可分。督脉与膀胱经在背部，是一身阳气最大的通道。人体最大的降浊阴之道在阳明胃肠，最大的升阳气通道在太阳膀胱经与督脉。所以必要时要加入督脉、膀胱经的引药，如狗脊、蜈蚣或葛根，以升阳气。

当然还有一条非常重要，就是碰到病人胃肠道堵塞不通，先别忙着给病人通经络，一定要先给他通肠胃。《内经》里说，六经为江，肠胃为海。胃肠道若堵住了，百脉流行都不畅。这就是治疗腰痛痹证或者其他风湿关节痛，用上通肠药和通经络的药，效果很好的道理所在。

临床上也有这样的情况，老年人大便不通，用麻子仁丸后，大便通调顺畅，一直困扰的风湿痹痛也大为减轻。这给我们治疗风湿痹证提供了很好的思路。就是不管什么慢性病，只要是肠道有积滞的，都应该以化积降浊为第一位。

学生又问，腰椎间盘突出，腰痛得非常厉害，用这三味药也有效吗？

老师说，病是多变的，方子你也可以加减。一般来说，通则不痛，痛则不通。我们要看病情的轻重，不要一下子给病人用猛药。所有猛药都会以伤害自身正气为代价，所以不得已而用之。痛得轻的，选用杜仲、桑寄生、川续断；痛得稍重一点的，用延胡索、桃仁、乳香、没药；痛得再厉害一点的，用苏木、血竭、自然铜，当作骨折来治；痛得再厉害的，就要用到动物药、虫类药，如蜈蚣、乌梢蛇，以搜刮深层次的伏邪；痛得最厉害的，就要考虑用一些偏性峻猛的药，如马钱子、川草乌。这样一个级别一个级别往上升。对于慢性病，我们不要为了贪功求立竿见效，而选用霸道峻猛的药，心中要知道这些药的分量。

学生又问，老师常用杜仲、桑寄生、川续断这肾三药打底，是什么道理？

老师说，杜仲、桑寄生、川续断是补肾壮腰膝最平和的药。腰不好时，杜仲是首选。老百姓都知道，杜仲乃治腰痛的特效药。我们以前也教病人用杜仲熬的水炒猪腰，治疗天气不好就腰痛的病人，效果很好。杜仲这味药，既不上火，也不偏凉，很平和。你们都在药房抓过药，知道杜仲是丝连皮的，你们想想这味药怎么取效？

学生说，杜仲有点像藕断丝连，在皮与皮之间有很多白色的丝线，非常柔韧。

老师说，没错！这些白色的丝线就是杜仲的精华。它能够加强腰部的柔韧性，能壮腰肾。杜仲不像熟地黄那样滋腻，也不像附子那样火燥，更不像鹿茸那样刚烈。它还是孕妇安胎固肾的要药。可见杜仲治腰痛是相当平和的。

学生又问，这样说来，安胎固肾的药都相当平和，桑寄生也是安胎的药。

老师点头说，是的，桑寄生长在树上。张锡纯寿胎丸里有桑寄生、川续断这两味药，寄生者，能令胎元巩固；续断者，能令断者得续。习惯性流产，是因为胎元在母腹中待不住，落下来。流产先兆，下体见红时，立马就用川续断、桑寄生，把伤损的经络接起来，把动摇的胎气固起来，让胎儿在母体中能寄生得安，不致断离。

我们了解了这些中药的药名，就知道它们一些特殊的功效。古人讲究名正言顺，从来不会草率命名，更何况是救人性命的药草。我们仔细挖掘琢磨，会从这些药名中看出好多东西来。

大家听后，治疗思路立马拓宽了不少。原来老师治疗椎间盘突出，用黄芪、青风藤、黑豆这三味主药，还会依病情轻重而加减变化。一般腰三药——杜仲、桑寄生、川续断是必用的，因为他们药性平和，价格实惠，老百姓能接受。老百姓一讲疗效，二讲实惠，这两方面都兼顾到了，那才是真正的好药。

◎一味马钱子治骨痹

我们又谈到了风湿这种疑难杂病。今晚老师说了一个单方，是以前民间郎中走江湖用的，简验便廉。即便是最难治的风湿，用上它也有效。当所有药物都难取效时，就必须想到它。这味药必须有经验的医师才可以使用，不能轻易用，因为它有大毒。这味药就是马钱子。

老师从认识马钱子的疗效，以及自己临床运用有一个过程。

老师说，以前有走江湖的郎中，专卖风湿药丸，十块钱一丸，治疗风湿痹证，三至五丸绝对见效，三丸下去，不好也差不多了，最多服用五丸。

老师的一位朋友叫老张，就碰到了这样一位江湖郎中。这郎中很洒脱，就像《串雅》里面的游医一样，背着一袋药，愿意买就买，不愿意买也不推销。老张买了一次，吃了以后，多年的风湿就这样治好了。

　　老师说，马钱子量要控制得非常好，炮制更要严格讲究，特别是散剂。

　　马钱子除了制成丸散外，泡药酒外用也是有效的。有江湖郎中卖药酒，老师说那种药酒特别灵验，有风湿关节炎的，抹上去就有效，哪里有痛有瘀血就抹哪里。这是什么神药水呢？我们以前在广州的老城区也曾看到过卖风湿药水的江湖郎中，药瓶子底部有一堆钱币样的药材。之前我们不知道，现在立马明白了。原来这神效风湿酒，说穿了就是马钱子泡出来的。

　　老师说，那些江湖郎中凭这些吃饭，自有他们的道理。他们的药酒缸里放了半缸的马钱子，然后再放几条蛇，药效是奇特，但绝对只能外用，不能内服。

　　老师又说，以前他不敢用马钱子，后来治疗一例肩周炎的老太太，这老太太拔火罐、小针刀、针灸、药酒，都试过，都没办法治好。来找老师，老师说，你这病我试试吧，你吃点药粉可能就好了。一天一小勺，这老太太回去吃，吃了就好了。老师对马钱子体会更深了。

　　随后，又有老爷子过来问老师怎么治肩周炎，老师就跟老爷子说了常规的拔罐、针刺、用药。这位老爷子也很有意思，有一技之长，他跟老师说，小伙子，我告诉你一个方法，就用这几味药，麻黄、细辛、桂枝、桑枝、乳香、没药、当归、丹参、马钱子。不要怕马钱子中毒，用点白糖就解了，一物降一物。

　　老师后来用这个配方治疗肩周炎真的非常管用。比如一位长途车司机，长期肩膀受风，得了肩周炎，老师给他配了这料药，药还没吃完，肩周炎就好了。

　　老师说，马钱子入散剂，一般不过克，由于不溶于水，汤剂用量可稍大一些。

　　有位老阿婆，多年脚痛、腰重，服药后反反复复，不能负重，买菜多了重了腰腿都受不了。老师给她开了 3 剂药，每剂药用了三个马钱子。老阿婆喝完药后，又回来复诊，高兴地说，好了大半，还想抓药煎服，怕以后又反复加重。老师效不更方，又给她开药，但最后药熬好了，忘了放马钱子，老师便又放了几个马钱子，3 剂药重熬了一下。老阿婆回去吃药，结果反应剧烈，腿抖得像高抬腿一样。3 剂药，老阿婆只喝了一杯就好了。老阿婆后来跟老师说，小伙子，你的药力猛得很啊！

　　这是一个很严肃的问题。老师说，为何腿抖而不是手抖，因为用了牛膝引药下行，引到哪哪抖。如果用桑枝引到上肢，上肢也会抖。

老师说，这也证明了牛膝引药下行的效果，当然也说明马钱子这味药药力凶猛，大毒之药必有大用。

老师说，我后来就不轻易用马钱子了，不到万不得已，比如重症肌无力、肝癌，绝不轻用。用这味药，既要能用出去，还要收回来，如果没把握收回来，就不能用。

许多顽症的治疗效果往往都在半中毒状态，诚如《尚书》所说，药不瞑眩，厥疾不瘳。由于担心中毒，惹上医疗纠纷，医生也不敢轻用，这样良药就埋没了。

碰到马钱子中毒，可以用白糖水解，正如生半夏、天南星中毒要用生姜解一样，而附子用的则是蜂蜜或甘草。真是卤水点豆腐，一物降一物啊！

最后附上马钱子的炮制方法。马钱子的炮制至关重要，诚如张锡纯所说："制之有法，则有毒者，可至无毒。"这里列举张锡纯、朱良春炮制马钱子的方法。

张锡纯法：将马钱子先去净毛，水煮两三沸即捞出，用刀将外皮皆刮净，浸热汤中，日、暮各换汤一次，浸足三昼夜取出，再用香油煎至纯黑色，掰开视其中心微有黄意，火候即到。将马钱子捞出，用温水洗数次，以油气尽净为度。

朱良春法：马钱子水浸去毛，晒干，置麻油中炸，火小则中心呈白色，服后易引起呕吐等中毒反应；火大则发黑而炭化，以致失效。在炮制过程中，可取一枚用刀切开，以里面呈紫红色最为合度。

◎ 耳鸣八药

耳鸣，肾虚占了一部分原因，还有一部分是痰火随着肝气往上升的。现在生活水平好，真虚的病人少，临床上最常见的也是这种虚中夹实的。所以我们治疗耳鸣，既要疏其肝气，也要收其痰火，更要通其耳窍。疏其肝气，我们用通气三药——香附、川芎、柴胡；收其痰火上亢，我们用重镇三药——龙骨、牡蛎、磁石；通其耳窍，我们用通窍二药——通草、木贼草。

耳鸣在四十岁以上的中老年人身上是比较多见的。有个病人五十多岁，耳鸣八年，到后来听力严重减退。来看病时，我们跟他对面说话，他都听不到，问诊时，他要把耳朵凑过来。老师就用这耳鸣八药为底方加味，服了 5 剂药。来复诊时，他居然可以不用把耳朵凑过来，就能听到我们说话。于是对治疗有了信心，坚持服药。老师始终给他用耳鸣八药加减，服了将近 20 剂药，耳鸣基本治愈，听力如常。

我们问老师耳鸣为何要选这些药组，老师说，用药我们要取其象，疾病我们也可以取它的象。大家一听，耳目一新，疾病难道有什么象可以取吗？

老师说，耳鸣我们取的象就叫鸣，为什么会鸣？你们想一下，当气流由粗大的管道走向细小狭窄的管道时，它就会发出响声。你们有没有吹过萧啊？

我们都摇摇头，老师以前练过吹箫。老师说，吹箫时箫会发出鸣响，就是气流进入狭窄的空间，摩擦变化出响声。再比如，吹口哨，为什么要把嘴卷起来吹，你们试着把嘴张大来吹，看吹不吹得响，当然吹不响了。从这里我们可以看出，气流越急，管道越狭窄，它就响得越厉害，所以你用小量的气吹不出声音来，张大口也吹不出声音来。不懂得吹箫的人，你们联想一下，吹口哨这个谁都懂，就知道耳鸣是怎么回事了。

大家眼睛为之一亮，原来老师用通气三药（香附、柴胡、川芎），就是把细小狭窄的孔窍筋脉疏通，这样气流顺畅，就不容易鸣响了。

老师说，这通气三药是《医林改错》治疗耳鸣耳聋的名方里的，不是我创的，这个理法非常好用。耳朵会鸣，说明气阻住了，气阻又不是完全不通，如果完全不通时，那就叫耳闭了。所以耳鸣是通而不畅，你们记住"通而不畅"这四个字，治起病来就有把握了。

首先给它通气，这通气三药以疏肝为主，你们可以发现，很多耳鸣的病人，一生气一着急耳鸣就加重，越着急越耳鸣，所以我们用疏肝的药，肝主一身上下之气机，肝气上通下达，能够正常疏泄的话，耳鸣就会减轻。

学生们问，用龙骨、牡蛎、磁石、通草、木贼草又是什么道理呢？

老师说，任何一个疾病都离不开升降，上至巅顶头面七窍，下至二阴腰脚，都有升清降浊。你们看，耳鸣最常见于哪些病人？那些血压高，痰浊重，晚上睡觉打呼噜的，这叫浊气上泛，扰乱清窍，故耳鸣叫。所以我们治耳鸣，要用到降浊的药，龙骨、牡蛎、磁石三味药，叫重镇三药，它能够把身体的痰湿水火往下收。这些浊气降下来后，不止耳鸣减轻，打呼噜也会减轻，甚至血压也会降下来。

所以从中医角度来看，如果你会治耳鸣，那么相对应的鼻炎、打呼噜、高血压，你治疗起来都有底气了。这里面是一样的道理。

大家明白了，这重镇三药是以降浊、平肝为主，那么通草和木贼草呢？

老师说，降浊和升清是一个对子，互为因果。浊气上泛，会引起相应的清阳不升，所以我们除了降浊外，还要升清。升清用什么药？质轻气薄的药，如通草、木贼草，非常轻，与龙骨、牡蛎、磁石相比，完全是两番天地。龙骨、牡蛎、磁

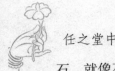

石，就像石头一样往下坠，通草、木贼草就像干枯了的稻草那样轻，又像云朵一样往上飘。温病学里有句话叫"治上焦如羽"。治上焦头面部的疾患，用药要选那些轻清上达的，像木贼草、通草，当然你们也可以选用辛夷花、菖蒲，甚至葱管，只要把握这个升清降浊的大法后，用起药来都是相当灵活的。

最后，这个耳鸣的治疗，总结起来，就这三个大法，第一个是疏通气机，第二个是引痰浊之火下行，第三个是把清阳之气升发起来。

◎肾三药

东风汽车厂的一个病人，女，42岁，因长期熬夜加班而腰痛，数年不愈，连久坐久站都不舒服。一吃健腰补肾的药就上火，口疮溃疡，几个星期都好不了。同事推荐她到任之堂来看病。

老师摸完脉说，你这是虚火上亢，下面腰腿沉重，冬天怕冷。她说，是啊，我肾虚，腰痛，还不能吃补药，一吃补药，几个星期火都降不下来。

老师笑着说，你寸脉这么亢，尺脉又这么弱，补也不是，泻也不是啊！

她说，大夫，那该怎么办，是不是治不好了？老师说，试试看吧。老师给她开了附子、龙骨、牡蛎这肾三药，再加上杜仲、桑寄生、川续断这腰三药，配合一些安神治失眠的酸枣仁、首乌藤、合欢皮，以及顺气的麦芽、玫瑰花。

她吃了3剂药，回来复诊说，从来没有晚上睡觉这么好过。以前一吃药就上火，怎么这次吃补肾的药没上火呢？腰痛也好了。老师笑着说，这药吃了是不会上火的。

我们给她用了补肾最平和的三药，杜仲、桑寄生、川续断。还给她用了附子、龙骨、牡蛎，这三味药很关键，通过龙骨、牡蛎，能把上面的虚火收下来；通过附子，又能够把下面的肾阳暖起来。

由于附子有龙骨、牡蛎扶助，暖下焦阳，而不会上火。如果用附子而不用龙骨、牡蛎就很容易出问题。这三味药就像一个坎卦，附子是中间的阳爻，龙骨、牡蛎是上下的阴爻。你们想一下，龙骨埋藏在土里几千年，甚至上万年，能把浮阳之火伏下来；牡蛎在海里，能把上泛的肾水收下来。

附子、龙骨、牡蛎这三味药是治疗各类腰肾疾病开手的三味药，它就是一个坎卦，也是老师治疗时代病的常用药组，为什么呢？因为在当今时代里，很多人精力透支，容易把人的虚火吊上来，加上熬夜又成为习惯后，肾虚腰酸以及虚火上冲咽炎已经不再是中老年人的专病了，连很多年轻人都得了。

◎藏精六药

针对这种大时代背景下的病因病机，老师用龙骨、牡蛎收上面的虚火，使病人的心浮气躁能够安定下来；用附子暖下焦的肾阳，使病人腰腿怕冷能够缓解；然后再加入杜仲、桑寄生、川续断这三味药，平补腰肾，把过度盗用的肾精给补回来。这六味药很常用，所以我们称肾三药加腰三药为藏精六药。

老师说，以这六味药为底方，可以治疗绝大部分的腰痛或下元亏虚的病人。

有个商人，做生意应酬多，经常喝冰冻啤酒，把他下半身搞得凉飕飕的，平时又喜欢吃火锅，花椒、辣椒搞得经常咽喉上火。他一来到任之堂，还没把他脉，但从他声音沙哑，便知道他整条咽喉、食管、胃都很毛糙，痰浊很重。

老师把完脉后说，你们过来把把，这个脉很典型，上大下小，双寸上越，跑到鱼际上边来。双尺脉不足，命门火弱，肾精亏虚。这种病人你一补，他就上火，你泻他，他腰背凉，走路都沉甸甸的，跑不动。病人点了点头说，确实是这样。

我们看他行走的步态也发现了这点。原来这些腰部精血亏虚的病人，走起路来好像很难提起腿来一样，沉甸甸的，加上庞大的身躯，更加懒得动，不想走。走起平地来，就像一般人爬山那样。这些人出入都是小轿车，上下楼是电梯，所以一双腿的功能都让机器代替了。老师跟他说，要多爬山运动，少到酒馆应酬。

老师就说，你这个痰湿比较重，打呼噜厉害，以后鱼要少吃。鱼生痰，肥胖痰湿重的人都要少吃鱼。于是便给他开了黄连温胆汤，加上藏精六药。

老师说，凡是见脉象像这样上热下寒，上实下虚，下面元气收不住，上面心肺火亢浮躁，都可以用这个思路。

果然，病人再来复诊时说，吃完药后很好，晚上睡觉非常好，腿也没那么沉了，腰也不太凉了。我们再摸他的脉，脉势明显没那么亢了，沉取还有点力道。

这用药前后真是不一样，把亢盛的脉调平后，人的心情都不一样。他刚来时，急躁，说话声音重，吃完药复诊时，连说话声音都缓和了。

◎遗精三药

十堰有个病人，男，30岁。半年多来，经常遗精，搞得人很消瘦，面色也萎黄。在医院里治过几个月，反反复复，效果不理想，甚至吃了药反而遗得更厉害。

老师说，你这个遗精病，不能只从肾来论治，遗精也是身体的自救反应。精囊充满湿浊，藏不住，它才会出来，出来的不是精华，是湿邪。这些湿邪看似在下焦，其实所有的湿都要归到中焦脾来统，治脾才是治湿浊的大法。

于是老师叫我们开参苓白术散，并重用白术、炒薏苡仁，加上芡实。病人吃了3剂药来复诊，说效果很好。于是老师再让他吃3剂药，吃完药后发现不遗精了。

这三味药不是凭空想象出来的，而是有来历的。有一个小伙子因为遗精而困扰了很多年，治疗时用了大量收涩的药，如龙骨、牡蛎、金樱子、桑螵蛸、益智仁。服药期间遗精是止住了，但人特别不舒服，就不敢吃了，一停药遗精又来了，而一吃药浑身就难受得不得了。他问老师这是为什么？

老师说，这成了关门留寇了，是治疗遗精最不得已的办法。老师号了他脉说，你脉郁滑，不能只用收涩的药。于是老师给他用上一组药对，就是桑螵蛸加滑石粉，这是一收一利的思路。当时老师说，试试看吧。结果，病人吃后，不仅不遗精了，而且身体还很舒服。老师当时就说，看来这滑石对遗精是有好处的，它能把下焦精囊的湿热滑利出去，而桑螵蛸却能把精华收住。这样一出浊水，然后再进清水，这遗精就给止住了。

后来，老师又临床试验了很多例，发现效果都不错，但就是有一点，这桑螵蛸价格贵了点。老师就选了同样具有收敛作用的芡实。又想到治湿单利湿，这是治其标，不长久，想要治本，就需要治脾。于是把滑石又换为炒薏苡仁，既能祛湿，又能健脾，然后再加上白术一味药，为补脾圣药，从源头上治湿。这三味药就形成了遗精三药，并且这个理法也成为一个公式，就是治疗遗精要遵循一补一利一收的思路，用白术补脾，从根源上治湿；用炒薏苡仁利湿，把已成的湿邪利出去；然后再用一味芡实，把下焦的精气守住固住。这样治疗遗精的大法就出来了。

◎前列腺三药

在分析治疗各类疾病时，老师不仅传方传药传量，还传理法。这样使得我们对疾病的认知日渐清晰，对用药的思路也日渐理顺。老师经常帮我们往医道上引，往"治病必求于本"的《内经》宗旨上引。

老师说，我五六年前，治疗前列腺增生引起的尿频、尿急、尿不尽，由于效果不是很理想，所以底气还不足。现在把这疾病的病机想明白了，治疗效果也好多了，信心自然足了些。你们想一下，前列腺增生属于下焦病变，治疗的大法是什么？

我们说，升清降浊？老师说，没错，始终不离这点，万病不离此理。如果我们要说得再细一点，再具体一点，就叫作升阳除湿。前列腺疾病，它的病变部位在下焦，湿性趋下，这是少不了的。可这些湿从哪里来呢？还是从脾脏那里来。湿邪为什么会下注？是因为脾脏受损，代谢功能减弱，湿气就不能化为清气。所以前列腺疾病的人，不单表现为下焦尿频、尿不尽，还经常伴随着头晕、清阳不升的病症。

有位老中医用六味地黄丸为底，加上凤尾草、马鞭草这些利湿去浊的药，治疗前列腺增生有效，但就是起效缓慢了些。一个月下来，才恢复一部分功能。我现在治疗前列腺，思路很简单，就是用白术、冬瓜子、炒薏苡仁三味药为底，再用补肾的药交替治疗。

我们就问，这三味药不是治脾的吗，难道也能治疗前列腺增生？

老师说，下焦的病可以从上焦来思考，就像下游洪水泛滥，要从上游植树造林治理。黄河水为何是黄色的，整个上游黄土高原下来，那水能不黄吗？所以一个人脾脏如果受损了，水湿不能运化，这些湿浊纷纷渗到下焦去，那么小的前列腺能受得了吗？所以现在前列腺疾病的病人，跟痔疮的病人都快有得一拼了。

有个出租车司机，前列腺增生，尿频尿急多年，越来越严重，经常开车都忙着找厕所，很烦恼。上厕所后，又尿不出几滴，开车开不久，尿又憋得难受，实在麻烦，他就搞了个大可乐罐子，放在车里头，成了个移动厕所，这也只有深受其苦的病人才能想出来的怪招。可光这么干，不能解决问题啊。于是他便去医院，又吃药，又按摩，甚至还搞了特殊的机器，从肛门里塞进去震动，来治疗前列腺增生。哪家医院擅长治这个，他就往哪家医院跑。后来实在不行，找中医吧。

他来到任之堂问老师，为何这病老犯，治又治不好。老师说，很简单嘛，没有治到根上。消炎的西药只能把你下焦的热去掉，但不能把你的湿除掉。按摩可以把你下焦的瘀化开，但也不能把你下焦的湿除掉。湿解决不了，所以反复发作。

司机问，在你这里能给我治好吗？老师说，你病了那么久，也去过那么多医院了，我可以帮你试试看。老师摸他脉后说，这个脉是郁滑的，思虑过度，中焦郁住，脾运化受阻，水湿注入下焦，阳气升不起来，所以下焦尺部脉象非常滑。

于是老师就给他开白术、冬瓜子、炒薏苡仁，开了五天的药。他吃完五天的药，复诊说，好像有点效果。于是老师又给他开了五天的药。这样治了半个月，他很开心地来找老师说，现在车里不用放尿瓶了，就是担心它以后还复发。

老师说，你思虑过度了，只要少想事，安心开车，脾脏功能强壮起来了，想复发也复发不了。它复发，也不是下面的问题，是你上面出了问题。你下面再怎么清热解毒、消肿杀虫，不从源头上少思虑，它还会复发。

他又问，那平时该怎么保健？老师说，你回去买些生南瓜子，每天吃一小把，连壳嚼服；或者打成粉，用开水冲服。后来这病人再也没有复发过。

我们来看这三味药，白术能升阳除湿，治的是根本。冬瓜子能辅助白术除湿升阳，下面的阳气往上面一升，下面就轻松了，下面一轻松，排尿就顺畅，所以白术跟冬瓜子是治本的；再加上一个炒薏苡仁，能够健脾利湿，如果湿郁化热的就用生薏苡仁，把下焦的湿热利出去，这是治标。标本并治，这个思路想明白后，治疗类似的病症，就有底气了。

老师又说，前列腺增生病变日久，湿邪阻络，就会出现气滞血瘀水停，所以还要在这三味药的基础上，加入一些活血利水消肿的药。比如失笑散（蒲黄、五灵脂）、益母草、泽兰，或者琥珀，这些药都很好。琥珀既能活血化瘀，还能清热利尿，很符合下焦前列腺增生病变引起的湿阻气滞、气郁化火、气滞血瘀病机。

第7讲　专病专方专药

◎土大黄桔梗汤治瘢痕

老师有一个治斑的方子，是从一位草医郎中那里得来的。这位草医郎中水平很高，在当地远近闻名。老师去给他拜了三次年，提了两次酒，他看到老师学医的诚意，传给老师一个民间验方。

皮肤创伤及术后瘢痕，可用桔梗、土大黄各30克煎水，坚持每日涂擦患部。数十日后，瘢痕就会消退，恢复正常皮肤。

老师就讲他用这个方的心得。有个医药公司送货的人，经常给老师送中药，一次与人打架，脸上被对方抓破，留下一条长长的血疤。结了疤后，皮肤就留下一条突出来的瘢痕，治了一周也没治好，就问老师该怎么办？老师就给他开了土大黄和桔梗熬水，平时擦脸部，治了一周多，鼓起的瘢疤，原来高于皮肤的，居然平下去了。瘢痕虽然平下去了，可瘢面还有淡淡的色素，老师又给他配了点黑布膏，由五倍子、蜈蚣调和蜂蜜组成，又用了一周，那些淡淡的色素也吸收了。

土大黄和桔梗相配，消瘢痕的效果很好，是什么道理呢？这个方子又怎么来的呢？老师说，医生处方用药，往往跟文人吟诗作赋有相似之处。吟诗作赋靠的是灵感，处方用药更加少不了灵感。好的诗词，可以传后世。好的方药，可以利千秋。

以前有位游走江湖的郎中，他到了一个地方，看到有位妇女为她脸上的瘢痕而担忧不安。郎中看到当地盛产土大黄，就随口说，你搞点土大黄和桔梗擦擦，试试看吧。这妇人就按郎中说的照办了。几个月后，这郎中又回到这个地方，看到妇人脸上的瘢痕消退干净了，这妇人很是高兴。以后这个方子就这样流传下来了。那这方子里面的机制何在呢？

桔梗归肺经，为舟楫之药，往外宣通，往上面走；土大黄归大肠，往下走，既能活血化瘀，也能清热解毒。老师说，土大黄的泻下作用比大黄还要强。它们对瘢痕都有活化修复作用。两味药看似很简单，里面不正蕴含着这样的理法吗？

中医不是用药去治病，而是用理法。什么理法？《内经》说：清阳发腠理，浊阴走五脏；清阳实四肢，浊阴归六腑。桔梗就代表着将清阳之气往腠理、往四肢、往上面外面散。土大黄就代表着将浊阴之气往五脏、往六腑下面排。

皮肤上会有瘢痕，就是因为皮肤表面败浊之物，外不能发散于上，内不能沉降于下。老师说，这些瘢痕就是一团垃圾，要把它们代谢走，就要靠脏腑气机的升降运动。瘢痕在皮肤上留着不去，是因为它不升也不降，经过桔梗一升，土大黄一降，桔梗一透发，土大黄一疏通，那力量就相当大了。

这小方里面原来也蕴含着巨大的升降道理。治疗这个小皮肤病，用的是这个升降道理；治疗大病，还是用这个升降道理。

《医学求是》说："明乎脏腑阴阳升降之理，凡病皆得其要领。"可见，调理气机的升降运动，不仅能治疗一般常见疾病，而且对那些疑难杂病，往往也能从大处入手，从高处着眼，收到意想不到的效果。

以前一直想不明白，为何伤科骨折后，首先用的是麻黄、荆芥、防风这些祛除皮肤表邪的药，或者就是用大黄、红藤这些通导大肠积滞的药。很少直接就用补精髓、接骨的药，这叫见骨不治骨。那些有经验的骨科医生都知道这么用，为什么呢？

老师说，道理也在这个升降里面，那些伤科的很多疾病，碰到天气变化，伤损的地方就会痒，甚至会痛。这是因为恢复过程中还有风邪在里面，没有祛除出来。这时用热灯烤，或者用拍打，可以帮助解决。

可如果能在治疗的时候，首先就想到用一些祛风的药，把风邪排出去，不要郁在里面，那就非常有利于恢复了。你看荆芥，它就有祛风止痒的功效。它能够把气血提到肌肤表面，抗邪于外，使邪气进不来。同时也能够把已经进来的邪气透发出去。可见伤科刚开始用风药是取其升阳透邪之功，如果不把这些邪气透发出来，以后就会留下后遗症，或痒或痛，或麻或痹。

而用大黄、红藤这些呢？除了它们本身活血的作用，更重要的还在于它们能够降浊，推陈出新，把败浊之血从大肠通导而出。复元活血汤中用大黄就是取这个降浊推陈出新的象，身体跌打后留下的瘀积要往下降，往下顺，表皮的风邪要往外透。一透发升散，一降浊下泄，就是在恢复身体升降的功能。升降功能一恢复，那些有经验的骨科医生，就会把握时机，再对病人进行调补。

可见伤科治疗也一样，不能见伤治伤，要先调其升降。诚如《内经》里说的，"出入废则神机化灭，升降息则气立孤危""非升降则无以生长化收藏"。没有升降，身体那些气血津液也补不进去，升发不起来。

◎头面美容——五白散

谈到头面部疾患，女性最关心的就是美容养颜。中医有什么秘方可以美容呢？

自古以来，中医美容应用得最好的，就在皇宫里。所以，宫廷秘方中关于美容的非常多。老师这里就有一个，经常有病人来要，用后反映很好。就是五白散，打成粉外敷。这也是中药里以白洁白的思路。

五白散，不止五味药，是由五味白字当头的药，加上另外四味药，即白芷、白及、白术、白芍、白茯苓、西洋参、红花、生麻黄、杏仁。那五白就不用说了，后面加入的四味药，都有老师独到的经验。

为何加入生麻黄？麻黄表寒邪之汗。老师说，麻黄能开汗孔，透邪出来。这样皮肤表面一开张，药物就能够进去，所以生麻黄在这里是打开通道的。

杏仁这味药，老师说，它可以去死皮、黑皮和脸上的黑气。

红花专入血脉，心其华在面，心主血脉，红花能令颜面鲜嫩。

西洋参，单味药也可以美容，而且效果特好。深圳一位老太太，六十多岁，找老师看病，她的皮肤白嫩得像三十多岁的妇人。老师问她，是不是经常用化妆品？这位老太太笑得合不拢嘴，这么老了怎么可能还跟年轻人比美呢？我只是有个宫廷秘方，可以抗衰老的，单味药可以补充皮肤营养。老师就向她请教。老太太也不藏私，说道，用西洋参熬成水，放在冰箱里，早晨起来，洗完脸后，就敷一点在皮肤上，特管用。这也是老师五白散里用西洋参的来由。

俗话说，中医在民间，民间流传的方子都有着它独特的功效，所以说不单中医在传承着中医，民间老百姓们也在传承着中医。像这位老太太，单味西洋参洗脸美白，就是现身说法的极好例子。

这五白散里的每一味药，都是经过细心斟酌的。就说白芷，单用研粉，调成糊状涂脸，第二天早晨洗干净，有祛面部色斑（黄褐斑）的功效，一周为一个疗程，一般一个疗程就有改善。老师也常用白芷代替通窍活血汤中的麝香，因为现在麝香物以稀为贵，价格高昂。治疗各类头痛，白芷确实也可以收到麝香的作用。

民间有一个验方叫都梁丸，就是一味白芷，磨粉炼蜜为丸，治头痛、痛经极效，特别是妇人月经不调，又头痛剧烈的，用白芷正合适。

为何叫都梁丸呢？原来是江苏一个县叫都梁，有一个名医叫杨介，当时有一个巨商的女儿得了严重的痛经，一直都治不好。找到杨介，杨介就予以白芷一把，叫富商拿回去洗干净，煎汤给他女儿服用。富商女儿服后就不痛了，再服就彻底根除了。于是富商大喜，酬以重金。而另外一位达官贵人，得了头风病，头痛得像要裂开一样，他也到都梁找杨介医治，杨介就给了他三粒大丸子，这大丸子就是用白芷炼成的，吩咐他分三次服下，头痛遂止，后不再发。这样，白芷就因为都梁而得名，因为它善治阳明经头痛，妇人痛经、带下、湿热，而被收入《百一选方》中。

◎活用逍遥散治头痛

老师说，我们头脑里的知识如同网上的资料一样，很多很多，但都堆积在一块，杂乱无章，所以我们需要静下心来梳理一番，想想怎么把所学所用融在一起，想用它时就能拿出来，需要用它时就能用得上。

老师说，来了个头痛的病人，你们看看怎么治？

王蒋背《药性赋》，首先想到头痛必须用川芎。《药性赋》中咋说川芎呢？

王蒋随口说，"原夫川芎祛风湿，补血清头，续断治崩漏，益筋强脚。"

没错，单纯外感风寒湿，内伤瘀血阻滞，用一味川芎打粉用，对这类头痛有效。

老师说，治头痛离不开升降，头为什么会痛？头为诸阳之会，清阳升不上来会痛，浊阴降不下去也会痛，所以升清降浊是治疗所有头痛的通治之法。川芎历来都是治头痛的主药，就是因为它符合这个道理。

关于川芎治疗头痛，早在《神农本草经》里就有记载，川芎主中风入脑头痛。一般用川芎治疗各种顽固性头痛，需要重用到30克左右，才能达到止痛的效果。用少了，疼痛虽然会减，却很难根治。

川芎不单能升，而且能降，但整体以升清为主。所以古人说，川芎能上行头目，下行血海，中开郁结，旁通络脉。其通上彻下之功，非同一般。

小钟姐懂得针灸，从针灸角度来看，《四总穴歌》说得很明白："头项寻列缺，面口合谷收。"手太阴肺经的列缺，以及手阳明大肠经的合谷，这两个穴位对头颈痛和头面痛有效。

老师问，还有呢？我们说，最近拍打加跺脚，治疗头痛见效最快。

老师点头说是，又说，所有头部疾病，原始点按摩都有效。

这些都是不用药的方法，那么用药呢？老师说，陈修园提到，逍遥散活用，通治内外所有头痛。原来逍遥散是疏肝健脾的方，疏肝胆之气，使清阳上升，阳气上达，健脾胃，使水湿往下走。这首方看似调肝脾，其实是在调升降。从肝脾角度来看，治病范围就小了；从升降角度来看，治病范围就广了。

可是，头痛不可能是单纯的头痛，它会夹风夹寒，夹湿夹痰，甚至头部有外伤瘀血。老师说，夹风的，风性善行而数变，病人舌抖动，头痛忽左忽右，忽隐忽现，这时配入川芎茶调散，效果好。

如果痛在头面部，一味白芷就有奇效，这是经验之谈。有个病人，因头痛住了几次院都没治好，CT 检查诊为额窦炎，用了消炎止痛药不管用，来找老师试一试。老师就给他开了 40 克白芷煎水，当天喝完，当天头就不痛了。一周后又痛，用白芷打粉冲服，病人服后，就彻底好了。

如果是头部受寒呢？老师说，寒主收引，它收引了，你就要开张，用麻黄附子细辛汤就管用。

如果是痰湿呢？我们就想到张锡纯的理痰汤，从上往下把痰理出去。这是降浊的思路开出来的方子，经老师变通，加入龙骨、牡蛎、火麻仁、猪甲，效果更好。

如果是血瘀作痛呢？病人舌质紫黯，舌下静脉曲张，痛处固定不移。老师说，逍遥散和通窍活血汤合方使用，并用大葱三根，就可以了。

凡是鼻塞不通气，耳鸣耳聋，头部瘀血作痛，这些头面七窍不能通畅外达的病变，用通窍活血汤，重用大葱三根，一般第一剂就见效。这个方子是治疗瘀血疼痛的效方。

还有一种头痛，是肠道不通的。即《内经》所说："头痛耳鸣，九窍不利，肠胃之所生也。"这时，单用通导大肠的药，不用管头痛，肠浊一去，浊阴一降，清阳就升起来了，清阳一升，头就不痛了。

胃肠为海，十二经脉为江，胃肠道堵了，所有经脉都不通畅。所以老师治疗经脉不通，必查大小肠通调状况。这种情况就是肠通腑畅，头脑清爽。

◎牙痛方

清胃散和玉女煎

俗话说，牙疼不是病，疼起来真要命。牙痛只是一个症状，从中医整体观来看，牙痛涉及的脏腑经络也相对比较广泛。比如，肾主骨，齿骨病离不开肾。牙龈肉又为阳明胃经所管，阳明胃经为多气多血之经，肠道有积，胃热上攻，就会犯齿。

老师说，牙痛，中医、西医都有很多办法。从中医来看，一般离不开阴液亏耗，肠道壅堵，火热上攻。对于实火牙痛，我们一般会选用李东垣《兰室秘藏》的

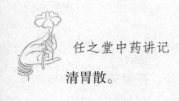

清胃散。

> 清胃散用升麻连，当归生地牡丹全。
>
> 或加石膏泻胃火，专治胃热牙痛宣。

这个治牙痛实火的方子，虽然只有五味药，却也是升降、散收都照顾到了。

这个方子治疗的牙痛，大都是阳明胃火上攻，牙龈肿痛难受，这类病人大都有暴饮暴食的习惯，肠道长期壅滞，郁积化火。

这郁住的火不能单靠清，还要把郁气打散开。《内经》里说，木郁达之，火郁发之。火在上焦时，可以因势利导。

就好比一杯水很烫，你把杯子盖住，它很难凉下来，当你把杯盖打开时，热气就随着往外散，这样不用通过清凉，它自动就会凉下来。这个开杯盖的思路，引用到我们中医来，可以理解为火郁发之。升麻在清胃散里就是往上透、往外发。

可如果是虚火呢？有些病人，长期熬夜，久坐电脑旁，严重抽用肾水，造成水亏火旺，下面肾阴不足，上面阳火亢盛。可用《景岳全书》的玉女煎。

> 玉女煎用熟地黄，膏知牛膝麦冬襄。
>
> 肾虚胃火相为病，牙痛齿衄宜煎尝。

寒包火茶饮方

现代人的牙痛，不单有虚火上炎，有肠积实热上攻，还有另外一点最容易为人忽视，就是胃火上攻于牙龈，然后又吃了水果凉饮，或久处空调环境，这样邪热便被寒气所包裹，寒气散不了，邪热又没有出路，就形成寒包火的特殊牙痛。

这种牙痛很常见。老师说，你想通这个机制，再摸病人的脉，这种病人左边肝脉郁，两手寸脉上越，热邪欲出而无路，蕴积在牙齿作痛。

这时，宗《内经》"其高者因而越之，其下者引而竭之，中满者泻之以内"的思路，恢复肺的宣发以及胃肠的通降，分别用生麻黄、生大黄宣肺通腑，然后再用薄荷疏肝解郁，透热外出，生甘草调和诸药，四味药就可以治疗这类牙痛了。

麻黄和薄荷这两味药其实也有开发毛窍、宣散之力，像是在提壶盖，让热气散出来，它也带有"火郁发之"之意。

用这四味药煎水，含在口里，徐徐咽下，一般两剂牙痛就减轻了。为何要泡水呢，不用煎？老师说，这泡水取其气，大黄之力更雄厚。大黄的泻下之力，一般不在于剂量，而在于先下、后下，大黄直接泡水，通腑撤热的力量是相当大的。

后来很多病人反馈，看了《任之堂跟诊日记》后，就都知道这牙痛四药，家中常备这牙痛四药方。凡胃肠有积热，上攻牙龈作痛，通常一两剂服之即愈，省却了很多麻烦。这方子本身就来自于民间，现在又重新回归民间。这就是中医普遍传播开来的好处，使得很多病人不至于稍有小病痛，便心急火燎的。

眼耳鼻舌是五脏的窗户

老师说，七窍病变，看似是七窍病变，实则是与五脏六腑相关。《内经》里说，"五脏不和则七窍不通，六腑不和则留为痈。"

这又是老师升降思想的体现，五脏六腑从大的方面来看，脏升腑降，脏把清气上供养七窍，腑把浊邪下排肛门、尿道。

脏有病，首先就是升清出了问题。腑有病，首先就是降浊出了问题。

老师问，五脏都有开窍，那六腑有没有开窍呢？五脏中，肝开窍于目，心开窍于舌，肺开窍于鼻，脾开窍于口，肾开窍于耳。

所以《病因赋》中说，耳聋者，肾虚之故；目疾者，肝火之因；鼻塞者，肺气之不利；口疮者，脾火之游行。六腑的窍门就都排到肛门、膀胱去了。眼、耳、鼻、舌就像五脏的窗户，它直接反映脏腑。

老师说，这个"窍"字挺重要，懂得治窍的话，大多数疾病就都会治了。头面七窍，首推眼。眼病病人很多，眼为什么会病？直接的原因就是用眼过度，消耗过度，深层次的原因就是肝气不疏，肝气郁结，郁而化火，因为肝开窍于目。

老师说，你别看眼睛那么小，可它比手足消耗的能量还要多好多倍。《内经》说："五脏六腑之精气，皆上注于目而为之精。"可见眼用的是五脏六腑之精华。善治眼睛的中医大夫，可以从眼里看到五脏六腑虚实寒热病变状况。

中医有部古籍叫《银海精微》，就是专门论治眼睛的。"银海"一词出于《道藏》，是道家对眼睛的雅称，《银海精微》是明代一位无名氏写的，乃集眼科治疗之大全。

眼病中最常见的就是眼睛干涩。陈岷医生说："别人治眼睛专挑灯火，我专添灯油。"眼和肝一样，肝体阴而用阳，眼睛也是体阴而用阳，眼睛要阴水够灯油足，才会发光发亮，体阴而用阳啊！

寻常人治眼病，一般只看到眼睛红不红肿，有无沙眼，内行人看到的却是病人肝肾亏不亏虚，下面精气足不足。所以老师治眼，有一组药叫墨旱莲、枸杞子、菊花，有时还加入女贞子。

女贞子、墨旱莲，补肝肾之阴以养目，非常平和。枸杞子和菊花，很多人都知道常用电脑，眼睛干涩，用这两味药泡水喝就有效。即《药性赋》里说的，"杞子女贞，并补肝肾。"

◎蒲公英治眼

如果眼睛痒，看东西又模糊，这是因为有风热。老师说，用白蒺藜、蒲公英两味药等份，磨粉冲服，专治眼睛涩痒，视物模糊。

《药性赋》说："蒺藜疗风疮而明目。"就是眼睛有风痒，看不清东西，用它就管用，所以明目地黄丸中就有它。蒲公英呢？《药性赋》说："蒲公英治乳痈而疏气。"它疏通的就是肝胃的气机。蒲公英又名黄花苗，春天田野里到处都是，开着黄色小花，采回来凉拌着吃，非常鲜美可口，可以解除眼疲劳。

老师说，眼部疾病，不管是虚火实火，蒲公英都用得着。

老师又说，蒲公英是疮科圣药，是治疗乳痈的专方专药。单用蒲公英连根带叶二两，洗干净捣烂，然后用米酒二两，和水一起煮沸，趁热服下，把蒲公英的渣敷在肿的地方，然后再盖上被子，睡一个小时，微微出点汗，往往一两次就好了。清代的徐灵胎称赞这个方法治疗乳痈极妙。

老师说，蒲公英治乳痈而不局限于乳痈，从头到脚，眼部有疮，红眼病（急性结膜炎），大头瘟，牙龈肿，胃溃疡，肝炎，胆囊炎等，只要炎症处于急性期，用它都非常管用。

怎么用呢？老师说，蒲公英要加上相应的引经药，要针对性治疗身体某个地方的痈肿，就要配上一些带路的药，即引经药。比如，肠道的痈肿，老师习惯配猪甲，胃部配赭石，肝部配柴胡，下肢配牛膝，上肢配桑枝，头面配桔梗。这些都是用药的小技巧。药是好药，能不能用好，就看怎么调动它。

老师说，眼部既是心灵的窗户，也是泻浊的通道。眼有眼泪，耳有耳屎，鼻有鼻涕，口有口水，这些都是五脏在泻浊。通畅了就不得病，不通畅了就会得病。

有些人眼睛风一吹到就流泪，这叫"临风流泪"，这也是病。五脏藏而不泻，泻得太过，下面收不住了，也伤肝。刚开始她流泪排的是浊气，可排得太多，排的就是人体的精气了。比如，有人打喷嚏，打几个是排寒气，可一直打，那排的就是人体的肺津。

有位女病人，一天到晚，她都哭着流泪，好像很委屈一样，但是她就是控制不住。单治这种泪流不止，用两味药就管用，即牡蛎与泽泻。牡蛎是把水气往下收，泽泻是渗利出去，两味药一收一利，就把水道管住了。

◎槐树皮治面瘫

面瘫，最常见的证型是风痰阻络，本虚标实。有个面瘫的病人，从武汉过来的，说面瘫十来天了，治疗没啥效果。老师看他身材彪悍，脸色暗红，就问他是不是平时很喜欢喝酒，而且睡觉的时候打呼噜声特别大？他点头称是。

老师说，这就是你的病了。他到外面吐了一口痰，老师就说，你浊气非常重，痰湿很多，长期饮酒，痰湿阻闭经络，往头面上发，加上吹了空调凉风，就很容易发黏痰。要治好你的病，先把酒戒了。

老师给他配了些槐树皮打的粉，把这些粉用纸巾一包，碾成长条，叫他塞到鼻孔里，一共四条。一天塞一条，哪边病重塞哪边。四条还没塞完，面瘫就好了。

老师就给我们讲这个民间偏方的由来。用单味槐树皮，打成粉，再用纱布或纸巾包上一点，塞到鼻孔里面，治疗面瘫奇效。这也是从病人那里学来的。

有个病人来十堰打工，得了面瘫，找老师看，问老师，你治疗这个病，有没有十成的把握，赶快把我治好，我还要去工作。老师说，你这面瘫按常规来治，想好得快点，一边配合扎针，一边配合服用汤药会好得快些。于是他就去找针灸科医生，可针灸科医生却说这面瘫不用服中药，单用针灸就能好。于是给他针灸，可针灸治疗了一周都没好。

他又回来问老师服汤药要多少天能好？老师就说，这个我也说不准，也许两三天就好了。他爽快地说，那就给你三天时间吧！老师就用牵正散加减，可喝了3剂药，同样没有感觉。看来这是一个比较棘手的面瘫病人。

病人给老师说，看来真像我说的那样，十堰难找到好医生，我还是回老家河南去吧！这病人回到当地，用了三天就治好了，脸不歪了。回来后找老师，老师也很惊讶，问他用了什么药？他说，我就花了一百块钱，当地郎中给我包了四包药，是用来塞鼻子的，想不到只塞了三包就好了，剩下的一包留下给你好好研究一下，以后碰到我这病说不定也有招了。

这样的病人太好了，自己治好了病，还想到把治病的方法告诉医生，因为医生能用这些方法来救治别的病人。

老师拿到这包药粉，就开始琢磨，这到底是什么药？老师查了古书，从头到尾翻了药典，发现治面瘫确实有用单味药磨粉塞鼻子的。这味药就是皂角，皂角打成粉，用纱布包住，塞到鼻子里，祛风通络效果好。但这个皂角有个特点就是非常刺鼻，一塞到鼻孔里，人就打喷嚏，把药包喷出来，又塞又打，再塞再打，病人觉得很麻烦。老师用皂角塞鼻子也治好了几个面瘫，病人只花了三五块钱。可见这皂角取嚏疏通经络的效果相当好。

十堰当地槐树颇多，有一个老太太专门用槐树的内皮研粉敷脸治疗多种疾病，但没有用塞鼻子治疗面瘫。有一年冬天下雪，老师药房周围有好几颗槐树被雪压断，老师就把断枝拖回来，把树枝的内皮刮下来。这些树枝都是些嫩枝，效果当然比不上老枝，于是老师就加上一些冰片，一起研成粉末，做成小塞子。有面瘫病人，就试着用。一个老爷子，七十多岁，面瘫。老师给他用纸巾包了五个塞子，这老爷子只塞了三个就基本正了，第四个就好了。

还有一个病人，在医院里针灸加电疗，治了一个月都没治好，老师也同样给他用了这个塞子，塞后就好了。后来，这味药也就成了任之堂一张专病专药的方子。这个槐树皮跟皂角最大的不同就是它没有皂角那么刺鼻。

◎乌梅消息肉

这两天，湖北十堰的气温，白天居然接近40度。整个煎药房像桑拿室一样，药气熏人，温度比外面高了四五度都不止。人体津气消耗得很厉害，汗孔处于开放状态，气机处于发散状态，这时该怎么办呢？散者收之。人处于耗散状态，就要能够收得住。整个夏天，人都处于耗散状态。

王蒋就问周师傅有没有什么小方，可以提提神，养养津？周师傅在药房里，随手抓起一个乌梅，加上三片大甘草，叫王蒋泡水喝。王蒋喝了乌梅甘草汤就精神了，说这东西好得很，喝了口不干渴，人也精神。

乌梅生津止渴，能够收敛元气，是酸味的。而甘草也能清热解毒，补中益气，是甘味的。这两味药就代表一个法，什么法？酸甘化阴法。当你津液消耗得厉害时，有些烦躁，神定不住，就喝点乌梅甘草汤，以达到酸甘化阴的效果。

既然提到了乌梅，老师又叫王蒋熬了些乌梅汤给大家一起喝，加点甘草，果然酸甜酸甜的。

我们又想到老师单用乌梅治疗皮肤赘肉，效果不错。怎么用呢？很简单，就是把乌梅泡在水里，泡胀开后，然后把乌梅肉切下来，贴敷在皮肤赘肉上，可以用胶布黏住。贴敷几次，那些小赘肉一般一周内就会消掉。乌梅的这种功效叫祛死肌、除恶肉，首载于《神农本草经》。

既然它能够消掉外在的恶肉死肌，那么体内长的息肉、恶肉能不能消掉。老师说，可以。声带息肉，用乌梅配虎杖、桔梗；胆道息肉，用乌梅配威灵仙、桑枝；肠道息肉，乌梅配红藤、金荞麦；子宫息肉，乌梅配小茴香、艾叶。

老师说，你们别小看这小小的配伍，它们治疗小息肉是这样用，治疗大肿瘤也是这样用。这里面有它的玄机，你们好好琢磨琢磨。

原来这些配伍都有一个共同的特点。那就是一收一散，散收并用。乌梅是代表收的，虎杖、桔梗、威灵仙、桑枝、金荞麦、红藤、小茴香、艾叶，这都是代表散的。那些息肉恶肉，甚至癌瘤肿块，大都是痰瘀凝结在那里，既不能收缩变小，也不能消散而去，所以，我们用药要一收一散，收是把它收伏变小，散是把它消散化掉。老师就用这种一收一散的思路，治疗了很多息肉或肌瘤。

有个病人，子宫肌瘤有 6 厘米大，早就超过了做手术的指征。她不想做手术，想找老师开方调治。老师给她开的方里就有乌梅、小茴香、艾叶。小茴香在子宫盆腔造一个场，乌梅收敛，艾叶温通化散，吃了个把月的药，子宫肌瘤变小了两厘米，她高兴得不得了。她说她宁愿受吃药之苦，也不要手术之苦，所以很配合，很耐心地服药。

这么大的肌瘤都可以通过这种散收的理法把它消散掉，为什么呢？因为瘤者留也，就是因为痰瘀留结在那里，不肯消散掉。中医治疗，就把它当作一块痰瘀来看，把它温散开。可温散开为何要用到乌梅呢？因为乌梅除了本身蚀恶肉的功能外，它还有个大作用，就是"欲散先收"。要把这个瘤子消散掉，就要先把它收伏住，要先把它定住。

这就有点像乌梅丸治疗蛔虫一样，要把蛔虫打下来，先要让蛔虫收缩不敢动。蛔虫一闻到乌梅的酸味，就蜷缩起来，这叫"得酸则静"。蛔虫安静不敢动了，再用通腑的药，一下子就把它打下来了。这就叫欲散先收，你要祛除消散它，首先就要收伏它。

◎芦根、白茅根、葛根治发热

今晚还熬了芦根汤。王蒋说，芦根甘寒，归肺、胃经，能清热生津，止呕除烦。

老师就叫学生从药柜里拿出芦根、白茅根。然后问，这芦根、白茅根该如何取象呢？学生回答说，中间是空的。

老师说，没错，中空善通表里气。这中空的药物都很有特点。人体六腑就属于空的，能时常受纳水谷精微，流通气血精华。芦根，它是清热生津的，所以风热感冒初起，咳嗽，口干而渴可用之，这也是桑菊饮中用到芦根的原因。

芦根既能疏散透热外出，又能够生津止渴，养胃阴。它味甘，不滋腻，中空能流通，所以生津不恋邪。我们发现老师在选用滋阴药时，通常会用到芦根，因为芦根这味药很特别，它是中空的，滋起阴液来，没有阻碍。

芦根除烦止呕效果也非常好。特别是单用它煎水内服，可以治疗妊娠恶阻。只要是胃热上冲、任脉上逆引起的呕吐，用芦根特效。

上次一个孕妇，频繁干呕，就直接用 30 克芦根熬水，服用两天后，就不干呕了。用的便是芦根这中空善通之性，除烦又能止呕逆。

《本经疏证》说芦根治疗孕妇血不足，心热，烦呕，是因为芦根甘寒，能除热安胃，性凉能下气，多汁能养阴。

有个西医朋友，就碰到这样的病人，烦热呕逆，给我打电话，问我该怎么办？我就说，直接用点芦根煎水喝。结果，病人用了就好了。

老师说，芦根还有利尿导热外出的功效。一般治疗高热的病人，除了清热养阴，还有一点很重要，就是要保持三焦通调，水热下行。而芦根、白茅根都有引热下行、从尿道排出的作用。它们合用，能让周身津水流通起来，从上焦清热除烦，到中焦止渴生津，再到下焦导热外出。这芦根和白茅根都是上、中、下通利三焦妙品。《千金要方》中有一个二根汤，就是用芦根、白茅根两味药，各 60 克煎水喝，专治胃热上逆，呕吐，烦躁。它们一配合，就把上逆的肺胃之热引导而下，通过三焦水道，从膀胱州都之官导热外出。

老师以前还把葛根与芦根、白茅根伍用，用这三根来治疗外感发热、内伤里热，颇有效验。我们把这三根合用退热叫作三根汤。

老师说，芦根、白茅根以降热为主，葛根以升清外透为主，一升一降，形成一个循环，就可以用于退热。人会发热，往往是因为表里气机不通，上下气机不畅。而用芦根、白茅根，一方面是用它中空善通表里气之象，另一方面则用它性味甘寒，能从上而下，把热邪从小便引导而出。所以治疗各类不明原因发热，只要不是明显虚寒体质的，都可以用。

芦根就是民间常见的芦苇根茎，孙思邈《千金要方》里有个出名的千金苇茎汤，苇茎就是芦苇的嫩茎，治疗肺热咳吐浓痰有奇效。芦苇多生于河流池沼岸边浅水处，具有流通之性。《医学衷中参西录》中，张锡纯先生论芦根慧眼独到。他说，一般肺在上，本乎天者清上，可芦根的根部居于水底，善于从水中往上升，但它的性又是偏于凉的，所以治疗大头瘟毒，常用它作为引经药，是因为它上升的力量可以到达脑部，更何况于肺部。且芦根性凉而清肺热，中空又能理肺气，味甘多汁，又能养肺阴。所以用芦根往往强于用苇茎。

◎猪十三宝

猪可以入药，而且周身都是宝。不单用于食疗，治疗疑难疾病，也往往不可少，常常收到出奇制胜、意想不到的功效。我们把它总结为猪十三宝。

第一宝，猪甲。猪甲是任之堂十大用药之一，降浊之力非一般药所能及。《神农本草经》里说，猪甲主五痔、伏热在肠、肠痈内蚀。猪甲岂止局限于治痔疮，而且《内经》里说，魄门亦为五脏使。五脏六腑的浊气都要通过肛门来排，所有的浊气都要走肠道，猪甲能把周身浊气往下通降。

我们看猪甲，猪甲就是猪脚下方的蹄甲，它能承受几百斤的重量。这猪甲处于最下方，带尖，还能刨地，处于至浊至臭之地而不腐烂，可见它引败浊之气下行强悍。凡是物品，能在污浊环境下还可以独善其身的，中医叫作浊中生清，这里面都有微妙的大道，精深的医理。比如，莲花出淤泥而不染。

这里我们谈的是猪甲，猪甲未炮之前很臭，闻一次保你终生难忘。炒猪甲时，大家轮流放屁，可见猪甲降浊气之力的厉害。但猪甲炒过后，却香味四溢。有个学生，直接就把炒好的猪甲丢在嘴里嚼了起来，竖起大拇指说，好香！

老师说，炒过的猪甲，除了通腑降气外，还能醒脾化湿。

与猪甲最常配对的就是肠二味到肠八味，是我们任之堂降肠浊的王牌之药。

如果碰上痔疮的病人，寸脉上冲的，猪甲和地龙相配，效果非常好。如果寸脉不上冲的，是气升提不起来，那就加上黄芪、防风，效果也非常好。

猪甲用量非常关键，小剂量 5 克、10 克走中焦力缓，稍大剂量 20 克、30 克直接就走到下焦去了。现在很多人长期久坐，有十人九痔之说。一般要把腑气往下通降，要用 10 克、20 克，乃至 30 克。

第二宝，猪鞭。猪鞭是治疗坐骨神经痛，乃至各种骨节疼痛的要药。

学生问，猪鞭在大多数人眼中，不是用来壮阳的吗？老师说，猪鞭有别于狗鞭、驴鞭，它最大的作用不是壮阳，而是营养经络。凡坐骨神经痛、腰骨痛，猪鞭和党参伍用，猪鞭一般用一根、三根或五根，党参一般用到 30 克，可止大部分坐骨神经痛，这可是不传之秘啊！是治病的金刚钻。老师是从一个民间草医郎中身上得到这个方子的，屡用屡效，得心应手。

老师问这个民间郎中，为什么猪鞭用一根、三根或五根，而不用二根、四根或六根呢？这民间郎中笑着说，单方单方，单方能治大病，非单数怎么叫单方。

猪鞭还有另外一大功效，强壮身体。老师有一套"群众献方"的丛书，里面治疗虚损疾病就用猪鞭这个单方，猪鞭用剪刀破开，陈酒洗净，文火熬。常服不断自有效。书中注：昔有人自幼虚弱，20岁犹如童年，服本方至24岁始发育如成人。

第三宝，猪活骨。首先要弄明白什么叫猪活骨，猪活骨就是猪的下颌骨。之所以叫猪活骨，是因为这块骨头是猪一辈子活动最多的地方。猪一天吃到晚，养过猪的人都知道，猪在不吃东西的时候，那张嘴也经常在活动，好像是在嚼食东西。所以中医就取这个象，用它来治疗一切关节僵硬、屈伸不利、难以活动的疾病。

老师把猪活骨加到《伤寒论》桂枝芍药知母汤里，治疗风湿手腕关节屈伸不利。把猪活骨熬的水用来制药丸，加入补肾壮腰的药，治疗腰部屈伸不利，不能活动，效果都比较好。

第四宝，猪脊骨。这叫以形补形，脊椎有问题的病人，都可用它来壮脊椎。有个病人腰椎间盘突出，腰痛了十几年，也治了十几年，吃了不少药。后来遇到一个草医，草医就在之前用药如杜仲、桑寄生、川续断、当归、川芎、白芍、独活等的基础上，再加入一味猪脊骨，结果很快就治好了。

老师说，只要两尺偏沉细紧的脉，浮取不可得，这样的腰痛病人用猪脊骨来强壮腰脊，都有一定疗效。

第五宝，猪心。猪心加点朱砂炖服，有养心安神之妙，治疗心悸心慌、失眠。这个方子在民间很流行，也可以加入酸枣仁，是个食疗的方子。

十堰当地有个妇女，晚上睡觉时经常心慌心悸，好像受了惊吓一样，平时上楼梯走快一点都觉得胸闷。老师便叫她用20克的酸枣仁炖猪心，吃了几次后来复诊，就说明显好多了，睡觉不心慌了。

第六宝，猪肝。肝藏血，开窍于目。猪肝能养血明目。上次武当山的狄道医给我们讲中医，提到一个单方，就是用猪肝治疗夜盲症。夜盲症，就是一到晚上，两眼就昏花，看不清东西，在农村很常见。

狄道医说，很简单，用一块猪肝，蘸满百草霜，百草霜就是农村的锅底灰。然后，把它放在一片菜叶里包起来，或者荷叶也可以，再放在火上烤，烤熟后吃掉它。当天吃，当天见效。上午吃，晚上眼睛就没事了。这是一个奇方。

第七宝，猪肚。猪肚就是猪的胃，以形补形，猪肚能够养胃消积。那些老胃病，脾胃虚寒，容易泛酸水、消化不良的，用猪肚炖胡椒，安中暖胃，消食化气，这也是民间流行方，也是一个食疗方。

第八宝，猪腰。老师从一位道医那里学到一个土方，治疗肾虚腰痛，效果很好，就是猪腰加上一个八月札。八月札就是木通的果子，与猪腰非常相似。这个方子治好了不少腰酸劳损疼痛的病人。老师还有一个方子，就是用30克杜仲熬水，要浓煎，然后拿来拌炒猪腰，治疗肾虚腰痛，效果也相当好。

第九宝，猪肤，就是猪的皮肤。《伤寒论》里有个猪肤汤，"少阴病，下利，咽痛，胸满，心烦者，猪肤汤主之。"适用于体内阴液耗干咽痛的病人。

第十宝，猪胆汁。《伤寒论》里有一个方子，叫猪胆汁导法，猪胆汁加醋少许灌肠，很快就能通便。对于那些大便秘结，身体虚弱，不能轻用大黄、芒硝攻下的病人，这时可直接用猪胆汁导法。猪胆汁能润肠下气，醋可以促进肠道蠕动，这相当于开塞露，而且效果不亚于开塞露。《伤寒论》中还有一个方子，叫通脉四逆加猪胆汁汤，这个方子用来治疗脉微细欲绝的病人，是急救良方。

第十一宝，猪蹄。猪蹄能通乳，还能通便、补血。产后妇女乳汁不通，大便秘结，在民间基本都知道用猪蹄煲花生，既能生乳汁，也能通乳汁，还能通便。

第十二宝，猪膀胱，即猪尿泡。对于久治不愈的遗精遗尿，开寻常的中药比较难取效，可以把开好的中药打粉装进猪尿泡中，然后煎煮，可以提高疗效。

第十三宝，猪肺。广东人用猪肺加些草药来煲汤，治疗肺虚咳嗽。猪肺能补虚止咳，也是一个食疗方子。

这些猪身上的宝贝仅作为药物来用，不建议多吃。有病吃药，不得已才选用之。能够不用这些动物药，那是最好的。

◎预防感冒的苏叶生姜汤

感触了风寒，又因为生了气，吃伤了脾胃。这时，外有寒邪，内有气滞，该怎么办？找紫苏。紫苏是一味平常的药，普通老百姓都知道用它来煮汤，味道很好，可以防病保健，解除鱼蟹毒。《药性赋》说："下气散寒以紫苏。"

这紫苏有两大走势，第一是往下走，它能宽中下气；第二是往外走，它能散寒祛风。所以外感风寒，内有气滞，首选紫苏。紫苏的叶子叫作苏叶，紫苏的梗叫作苏梗，它们性味都相似，但功效略有偏重不同。

学生们经常去爬山，有时吹了凉风，碰了凉水，就觉得将欲感冒，有鼻塞的感觉，觉得身体有些困重。这时就有个办法，搞一把苏叶，一块姜，切碎了，熬一碗水，慢慢喝下去，喝了热气腾腾的汤，整个人就像蒸笼往外蒸一样，那些风寒之气，一下子消弭得无影无踪。所以大家跟老师爬山采药回来后，都有一个习惯，就是熬点苏叶生姜汤喝，或者单用生姜红糖水也管用，可以截断扭转风寒邪气。本来这些风寒之气想要入里的，一下子就让生姜、苏叶驱赶出去了。

老师叫王蒋说说紫苏的基本性味、归经、功效。王蒋说，紫苏辛温，归肺、脾经，发散风寒，行气宽中，解鱼蟹毒。

老师让王蒋把苏叶、苏梗拿来。苏叶是紫色的，大家每人拿一片，碾碎一闻，芳香醒人，梗是疏松通透的。

老师拈着苏叶、苏梗说，看到没有，我们要怎么取这个象来用药？这个象，你如果取好了，一辈子都记得。我们大家都洗耳恭听。

老师说，开枝散叶。紫苏的枝是开通胸气的，紫苏的叶是发散风寒的。紫苏的梗像人体的躯干，紫苏的叶像人体的皮毛。皮毛是防外邪的，躯干是通里气的。苏叶发散风寒力偏强，外感风寒表证多用。苏梗理气宽胸力较强，内伤饮食气滞多用。所以《本草备要》里说，**叶发汗散寒，梗顺气安胎**。

升降肺气，苏叶杏仁

老师接着说，小孩子感冒咳嗽，很多时候要用到苏叶。苏叶和杏仁相配，一宣一降，胸中气顺，咳嗽就止了。这两味药是很好的升降肺气药对，常用于肺气郁滞引起的咳嗽胸痞。

小孩子的咳嗽，一般都是自我保护、自救反应，是气不顺的表现，没必要上来就用镇咳药，见咳不止咳，调气那才是高手啊！所以把枳壳、桔梗、木香、苏叶、杏仁这五味药用上，既升降脾胃中气，也宣散肺胸之气。一般的外感风寒气滞咳嗽都管用。

有个善治儿科疾病的老中医说，小儿病很简单，既没有大人这样情志疾患的忧扰，又没有老人那样体衰气弱的生理特征，更不会有妇科经带的问题，就是一团胸肺之气在开合。不管什么病，你都要把肺气打开，肺盖一打开，毛孔和天地之气沟通就好了，肺盖一打开，膀胱大小便都好了。而这老中医善于开肺盖而治小儿病，常用的药也是苏叶配桑白皮、瓜蒌皮之类，也是宣降的思路。

叶天士说过，肺病，辛以散邪，佐微苦以降气为治。用苏叶这些辛开之药，可以把表邪散开，再用杏仁或桑白皮、瓜蒌皮、枳壳、枇杷叶这些微苦之药，就可以降浊气下行。

干姜、细辛、五味子

如果小孩子痰多的，就用龙骨、牡蛎往下收，痰不上扰清窍，气就更顺了。

如果痰稀白如水，晚上咳得厉害，夜咳肺间寒，咳痰清稀色白，那是肺中有寒，用上干姜、细辛、五味子，稀痰马上化散。

干姜能让"脾气散精，上归于肺"，干姜温脾肺，解决生痰之源。

五味子，虽曰五味俱全，但以酸、苦、咸三味为主，酸收苦降咸润下。五味子能使肺气下归于肾，五子衍宗丸中用到五味子就是这个道理。利用五味子收敛之性，令肺能"通调水道，下输膀胱"。这样，痰饮的去路就有了。

单这五味子和干姜两味药，一个把水气从脾引到肺，一个把水气从肺收到肾、膀胱，转个圈子，就把痰饮给化了。

细辛本身就有温肺化饮之功，沉寒痼冷，细辛都能开散化掉。《本草正义》里说，细辛"芳香最烈，故善开结气，宣泄郁滞，而能上达巅顶，通利耳目，旁达百骸，无微不至，内之宣络脉而疏通百节，外之行孔窍而直透肌肤"。细辛化痰饮之功极佳，特别是寒痰留饮。

肺里是最多络脉枝节细孔的，而肺又外合皮毛。细辛最合肺的生理结构，内透经络枝节，外达肌肤孔窍。所以古人说："若要痰饮退，宜用姜辛味。"

干姜、细辛、五味子，这三味药化痰饮之功是相当厉害的。

我们治过一个病人，效果很好。病人感冒输液后一直咳嗽，反反复复咳了半年，痰清稀如水，胃口也不好，上楼梯也乏力。我们问他，早上咳得厉害，还是晚上咳得厉害？他说，当然是晚上咳得厉害。

这是一个明显的肺间有寒、脾土不生金的病症。俗话说，日咳三焦火，夜咳肺间寒。晚上咳得厉害，痰又是白的，肺间有寒，加上久咳不愈，子盗母气，虽咳在肺，必寻到脾土中去。土虚寒湿才泛滥，脾土才为生痰之源。所以治法应该健脾益气、温肺散寒。于是我们就用六君子汤合上这姜、辛、味三味药，让病人服用。服了一个星期，半年多的反复咳痰就彻底好了。

从这里我们也看到了名方加上一些药对、药阵的巧妙之处。

老师笑着说，你们也经常看方子，治小儿咳嗽，不外乎就这几招，把气理顺的基础上，有痰化痰，有积消积，恢复水火气机升降的通道，这就成了。如果虚火上炎，就用川牛膝引火下行。如果咳久了，嗓子肿痛，就用木蝴蝶、凤凰衣，特管用。如果咽喉老是痒得难受，就加荆芥、蝉蜕或僵蚕。

鳝鱼中毒找紫苏

老师接着说，又扯远了，还是言归正传谈紫苏吧。你们记药性功效，除了记它普遍的功效，还要记它的偏性。就拿紫苏来说，学药的人都知道它发散风寒、行气宽中，这两个功效用得广泛，可很少有人用它来解鱼蟹毒。

老师就治疗过一个鳝鱼中毒的病人。这病人刚开始脚肿，在医院里打吊瓶，按照过敏治，治了一周也没治好。病人来找老师看，老师想到苏叶有解鱼蟹毒之功，何不一试。于是给他开了两包50克的苏叶。老师说50克量不算大，紫苏梗可以治疗孕妇胎动不安。可见这紫苏是相当平和的药。能够安胎的药，相对都比较安全。老师吩咐病人，把药熬好后，喝一半，洗一半。当天他只用了一包苏叶，煮成两碗，喝了一碗，另一碗洗脚，第二天脚肿就消了。

老师说，记住药物的偏性，就有这个好处。偏僻的功效，其他医生往往忽视，可用它来治疗疾病，往往能收到意想不到的效果。

◎脚踝扭伤方

脚踝扭伤、血肿该怎么办？老师介绍了他的一个单方，就是用栀子粉调鸡蛋清外敷，一般的肿胀疼痛第二天就消了。

向辉也给大家说了一个方子。他说，这个方子是我老师孙文华的家传秘方，外敷治疗扭伤跌打伤红肿疼痛，效果非常好。不只是我验证了很多例，我老师验证了一辈子，我老师的父亲也验证了一辈子。一般是一两次就好了，很少用三次。

大家都急着问是什么神效方子。向辉说，五味药，栀子、大黄、连翘、乳香、没药，各15克，磨成粉，扭伤损伤在24小时内用醋调匀外敷，取之收敛吸收，醋能酸收，兵法叫围起而攻之。24小时以后就要用白酒，不能用酒精，取之活血化瘀，把瘀血化掉，以免留下旧伤。这个方子我也用过很多次，就算是骨折，未必能把骨接好，但局部肿胀很快就能消。一般敷8小时药劲没了就要换。我们用的是塑料纸，不用纱布，纱布容易吸水，很快药粉干了，效果就没那么好。塑料纸能保持湿度，起到一个持久渗透的作用。

向辉说，这个方中五味药是五虎将，每味药都能独当一面，单用大黄，或单用栀子、连翘磨成粉都管用，单用乳香、没药磨成粉也有效果，这五味药一合用，还有什么拿不下来的外伤血肿呢？

向辉献的这个方子，老师也贴到博客上了。这个方子传开后，收到了很多好的评价。因为在日常生活中，跌打扭伤在所难免，网友看过后，就用这个方子试一试，反正也简便，不需要花多少钱，想不到效果这么好，用了肿痛就消失了。甚至有些病人还来到任之堂，对这个方子的"简验便廉"赞不绝口。

第8讲　小儿常用药

小孩子和大人不一样，大人多了情志、思虑方面的疾病，很多本身是小病，身体能够自愈的，却因为喜怒不节、思虑过度而变成难治之病。小孩子的疾病，最常见的有两种，一种是感受风邪的感冒，另外一种就是饮食过度引起的食积。所以那些有经验的老中医们总结小儿病，就是"二太"，即太阳病（外感邪气）和太阴病（内伤饮食），用解表开腠理的药，加上健脾消食、通肠导滞的药，就基本能治疗常见的儿科病了。

◎ 小柴胡颗粒

小儿病无非是外感风寒，或内伤饮食，这两种最为常见。由于小儿是少阳体质，肝常有余，脾常不足，最容易肝胃不和而感冒发热。所以用中成药小柴胡颗粒和解少阳，升肝降胃。治疗小儿感冒发热、口苦咽干，柴胡、黄芩疏肝利胆，半夏、生姜降气和胃，人参、大枣、甘草健脾补益中焦。大有肝升胃降、中焦脾土斡旋其中之妙。正符合小儿"肝常有余，脾常不足"之体质也。

◎ 午时茶冲剂

小柴胡颗粒偏于解表，兼以调和肝胃，而中成药午时茶冲剂则偏于消食和胃，兼能解表。两者常常合起来用，以加强外解表治风寒、内消食滞之功。

午时茶冲剂药物组成有羌活、防风、柴胡、川芎、苍术、厚朴、藿香、白芷、枳实、桔梗、陈皮、苏叶、前胡、山楂、麦芽、神曲、连翘、甘草、红茶。此方能解表和胃，用于外感风寒，恶寒发热，内有食积、乳滞、疳积，伴随呕吐、泄泻等。

◎ 王氏保赤丸

中成药王氏保赤丸是儿科秘方，祖传九世，经国医大师王绵之教授公诸于世。主要由大黄、黄连、川贝母、制南星组成，能健脾胃助消化，主要适应证如下。

1. 小儿消化不良或成人胃肠功能失调引起的乳滞疳积、胃胀腹满、食欲不振、呕吐泄泻、便秘。

2. 小儿四时感冒引起的高热、咳嗽、惊风、咳喘、痰多。

3. 脾胃虚弱，发育不良。亦治疗小儿夜啼。

如果外感表寒明显，可以用葱姜汤送服；内伤脾胃明显，可以用米汤送服。

◎ 小儿发热三根汤

白茅根、芦根、葛根三味药，是治疗小儿感冒发热、肺炎常用药组。

这三味药很巧妙。首先，芦根单味药煎水内服能够治疗妊娠恶阻，这味药连孕妇都可以用，可见相当平和，而且屡用屡效。芦根长在水边，甘寒，既能上清肺胃之热，又能引热下行，导热从小便而出，是治疗各种温热病口渴、胃热高热、肺热咳嗽不可多得的好药。

白茅根也能入肺、胃经，清肺胃热，并生津止渴，它也能导热下行，利尿通淋，甚至还可以凉血止血。芦根这味药善清气分热，白茅根这味药善清血分热。两味药都能通利上中下三焦之气，还能透热外出，并且利水导热下行。由于它们味甘多汁，所以利水而不伤阴，非常符合肺热高热烦渴伤津的病机。

而葛根这味药，就偏于升阳。有芦根、白茅根引热下行，以降为主，加上葛根升清阳，解肌透热，三味药体现升降之道。所以小孩子服用，既有治病之功，又可免伤正气之弊。

◎ 小儿食积发热用二丑粉

小儿五岁以内，很容易因为过度喂养而造成食不消化，然后再引起感冒发热。单纯治疗感冒治不好，必须要把肠胃中未消化的食物消化掉，排出体外，高热就会退下来。这时最简单实用的方法，就是给小孩子吃二丑粉，如果小孩子不喜欢吃，可以适当拌点糖，吃完后，小孩子会微微腹泻，身体的高热就随着腹泻退下来。

◎ 一味鸡矢藤消积

小孩子不爱吃饭怎么办？父母一般都会比较着急，这时必须从两方面入手，一个就是不能让小孩子吃零食，零食养病不养人；另一方面在中药调理上，可以单用一味鸡矢藤，鸡矢藤能消积通肠，对于小儿厌食症，成天不知道饿，没有食欲，这鸡矢藤是很好的一味药。《太氏药谱》中提到，有位老中医善治小儿食积，远近闻名，他的食积秘方，谁都不轻传。凡小儿食积不适，没胃口，或晚上哭闹，或面黄肌瘦，到他那里拿些药粉，吃后就好了。对这验方，老中医秘不示人。后来太树人非常诚恳地请他喝酒，跟他交流，老中医感其至诚，说，一味鸡矢藤研末即是。

这一味鸡矢藤能治疗一半以上的小儿食积问题，它非常平和安全，而且有效。如果碰到小儿食积，晚上哭闹，心烦气躁，就在鸡矢藤的基础上加点竹叶。

◎ 小儿疳积一二三四

有些小孩子长期食积，不仅肠道有积，而且周身气机也不顺，由于食积日久，导致中焦脾气也虚，脾气一虚，不能主肌肉，就会面黄肌瘦，发育迟缓。这时需要在消积的基础上，加些顺气健脾的药。任之堂常用的就是小儿疳积一二三四。

什么是小儿疳积一二三四？一就是一味鸡矢藤消积。二就是两味药，可以升降气机的桔梗、枳壳。三就是焦三仙，可以消食、化积、开胃气。四就是四君子汤，即人参、茯苓、白术、甘草，能补益小儿脾常不足。于是我们编了首方歌为：

　　　　　一味鸡矢藤消积，二药枳桔调气机，

　　　　　三仙健脾开胃气，四君补养脾中虚。

◎ 小儿常用咳嗽方

有些小孩子感冒发热，打完吊瓶退热后，遗留反复咳嗽，一直不能断根，止咳药吃了也不管用。这是因为小孩子肝脾胸中之气没有理顺。只需要用些顺气的药，这疾病的尾巴就能得到根除。我们常用四组药，发现效果不错。

第一组是枳壳、桔梗、木香、炙甘草。枳壳往下降，桔梗往上升，木香由中焦往外散，炙甘草守住中土。这四味药有升有降，有散有守，符合《内经》所说的升降出入之理。老师常说，单纯用这四味药，就可以治好小孩子咳嗽气不顺。而且这四味药绝不止于治咳嗽，周身上下内外气机不顺畅的，这四味药都有效。

第二组药是麻黄和杏仁。这两味药也颇合升降开合之理，常用于肺气郁滞咳嗽或胸痞难受的病症。麻黄能宣散肺气，杏仁能肃降肺气，一开一合，一上一下，就是叶天士常说的治疗咳嗽要用"辛以散邪，佐微苦以降气"的道理。这两味药通过调胸肺的升降，来带动皮毛的开合，象征着人一呼一吸的动作。

第三组药是桂枝与白芍。此二药是桂枝汤的君臣，既能内调气血，也能外解肌表。一般小孩子久咳不愈，是心脏阳气不够，不足于助肺祛邪于外。桂枝、白芍两味药，既能外解肌表营卫不和，也能内调心脉不足，还可以强壮心脏。此二药，一阴一阳，白芍养其真，桂枝顺其性。心脏强大起来，咳嗽就会好得快。

第四组是柴胡和黄芩。这两味药是小柴胡汤中最重要的两味药，柴胡能升肝解表，黄芩能降肺降胆。所以柴胡和黄芩，既能外解少阳表邪，也能内调脏腑肝胆不和。它和桂枝、白芍两味药配合就是柴胡桂枝汤的思路，能够通表里之气，按《伤寒论》的说法，就是表里气机通畅后，人会"上焦得通，津液得下，胃气因和，身濈然汗出而解"。

我们把治疗小儿咳嗽久不愈的这四组药，编了一首方歌曰：

小儿咳嗽久不愈，枳桔香草调气机。

麻杏开合顺肺气，桂芍柴芩通表里。

这个方子虽是治小儿咳嗽，实则变化起来，治疗疾病的范围相当广。我们看桂枝、白芍入的是左寸脉，柴胡、黄芩入的是左关脉，麻黄、杏仁入的是右寸脉，枳壳、桔梗、木香、甘草入的是右关脉。这左右寸关二脉，基本把心、肝、脾、肺四脏给包揽了。由于小孩子生病很少会伤到肾气，最常见的就是肝脾不调或心肺不和，所以上面四组药就基本把小儿常见的咳嗽，甚至气机不顺引起的发热都通治了。

◎ 小儿食积感冒方

有些小孩子是食积，有些是感冒。如果内有食积、外有感冒该怎么办？

老师说，还是用解表通里的思路，皮毛肌表要开合顺畅，邪气就能外散，胃肠要能通调，热气就能下去。可以用小柴胡汤和解少阳肝胆，再加开胃三药——木香、山楂、鸡矢藤，这三味药就能够化胃肠积。

我们问老师，如果碰到复杂难愈的怎么办？老师说，牢牢抓住解表通里这个大法不变，方药可以随你选。常用的小儿食积感冒方，也是四组药。

葛根升清阳，又能醒脑，发汗解肌。苍术、鸡矢藤化食积，又能降浊，减肥。枳壳、桔梗、木香，三味药升降中焦气机，带动周身，凡人体气机上下内外有不通滞之处，此三药可主之。柴胡、黄芩、桂枝、白芍，既能内调左路心肝寸关二脉，也能够外解肌表。我们编方歌为：

一味葛根升清阳，二药苍鸡化食伤。

三气枳桔木香畅，柴芩桂芍解表良。

第9讲　中医的宝贝

老师今天讲的题目：对立不是问题，统一才是关键。

老师说，大家不远千里过来，都想学东西，那你们认为中医的宝贝是什么呢？每人心目中认为的宝贝都不同，甚至过去认为的宝贝和现在认为的宝贝都不同。

有人认为脉学是宝贝，福建有个小伙子把号脉学会后，凭脉用药，临床疗效提高了一个台阶，他非常高兴。

有人认为药是宝贝，千方百计想学到几味可以养家糊口的药，山东的学生学会了用鸡矢藤治疗小儿食积，用穿破石治疗肝炎。

有人认为，秘方是中医的宝贝，来任之堂就想淘一些秘方，比如牙痛方、美容方、胃痛方，都是临床上经得起实践检验的有效方。

有人认为法是中医的宝贝，汗、吐、下、和、温、清、消、补，这八法直接把药物与临床的桥梁打通，执法可以统药，理法可以治病。所有的方子都是按理法出来的，所有的治疗都是在理法下进行的。比如掌握了汗法与下法相合就可以治疗许多疑难杂病，汗法把肌表束缚的邪气发散开，下法把肠道的积滞排出体外。防风通圣散就是在这大法下产生的，用于治疗皮肤瘙痒、斑疹，伴有肠道积滞，效果非常好。《病机赋》里说，"倒仓廪去陈莝，中州荡涤良方，开鬼门洁净府，上下分消妙法。"这句话你们参透了，很多疑难杂病都可以治。

又有人说，中医的宝贝在医理，理明则万事兼明。明白了医理，放之四海而皆准，历时春秋而不易。有什么东西在古代没有变，在现代也没有变，在外国人身上是这样，在中国人身上也是这样，那就是理。升降就是理。《内经》里讲，"清阳出上窍，浊阴出下窍。清阳发腠理，浊阴走五脏。清阳实四肢，浊阴归六腑。"这就是理。而且这几句话是高度提炼浓缩的精华，你越去揣摩，越是有味道。越是去应用，越是灵活。

老师再次提出，中医的宝贝是什么？用好了都是宝贝，垃圾是放错了地方的宝贝，放什么，放哪里，靠的是人。所以，众宝之宝，应该是因人用药，辨证论治。所有的脉诊、望诊、闻诊、问诊都是为治疗服务的，所有的良药、偏方、秘方都等着人去用。再好的方子都有它的局限性，如何扬长避短，当用则用，靠的是辨证论治。我今天给大家谈谈中医的宝贝，就按药、方、法、理四方面来讲。

◎ 第一宝——药

首先第一宝——药。临床常用的药有几百种，每个医家都有偏好，有的擅用大黄，有的喜用附子，有的长于用石膏，有的对细辛用法颇有心得。在实践中我们经常发现单方可以治大病。所谓没有金刚钻，揽不了瓷器活。有没有不需要辨证用了就有效的金刚钻呢？这方面的药物确实不少，而且不少民间医生都视为不传之秘。现在我在这里说上几味药，希望对大家有用。我讲的这些都是经过临床反复验证的，大家在临床碰到可以放心使用。

芦 根

第一味药——芦根。

芦根甘寒，归肺、胃经，能生津止渴，除烦止呕。我们在临床上经常碰到怀孕一两个月的妇女出现妊娠呕吐反应，严重者闻到食物油腥味就呕，吃点东西就吐。治疗方法很多，有人用半夏也有效果，可半夏有毒，不能随便用，特别是孕妇用药要更加谨慎。而我多年经验，芦根这味药安全有效，一般每天 20～30 克，疗效显著，常常 1 剂见效，3 剂可愈。你们不是想要秘方吗？这单味芦根就是一个秘方。

有个怀孕的妇女一到吃饭时间就干呕，一个星期左右只能喝些稀粥，吃不了什么饭，又不敢用药。用芦根 30 克一次煎汤服用，当天服用，当天就吃得下饭。服用了三次后，妊娠呕吐反应就没有了。

芦根这味药质地中空，具有通达之性，能生津除烦止呕，可以除恶阻之阻，清郁热之烦。

桑 叶

第二味药——桑叶。

桑叶这味药甘苦，性凉，归肝、肺经，既能疏散风热、润燥止汗，又能清肝明目、凉血止血。临床多用桑叶清凉解表的功效。但我们这里用桑叶治疗白睛溢血，西医称为球结膜下出血，民间老百姓叫兔子眼。这些病人经常一觉睡醒后发现眼睛白睛部分充血鲜红，很多人治一两周也治不好，而且左眼未好，右眼又出血，陈旧的血没有清除，新鲜的血又溢出来。虽然是小病，病人心中却非常担忧。这病治起来非常简单，单味桑叶 30 ~ 50 克煎汤，1 剂见效，一般 3 剂就消失了。

对于那些拖得比较久的病人，旧的出血点没有吸收，颜色较暗，新的出血点又形成，这样的病人就加点生麻黄，3 ~ 5 克，旧的溢血点就吸收了，而且用上生麻黄可以防止桑叶寒凉留瘀。

那么这桑叶治病的机制是什么？肝开窍于目，按五轮学说，五脏在眼睛都有反映，瞳仁属肾，称为水轮；黑睛属肝，称为风轮；两眦属心，称为血轮；白睛属肺，称为气轮；眼睑属脾，称为肉轮。白睛出血，归肺所管，属于气轮，同时肝又开窍于目，所以白睛溢血大都是肝、肺二经有郁热，迫血妄行，桑叶能清肝明目，降肺凉血，所以用上去正合适。

提到桑叶，我们还要谈到它另外一种功用，就是桑叶能止虚汗，这也是一药多用啊。中医认为汗血同源，白睛溢血和身上冒虚汗有一定内在联系。单味桑叶治疗顽固性虚汗，在古籍中就有记载。《本草从新》提到单用桑叶治愈一僧人 21 年盗汗。《丹溪心法》提到桑叶焙干为末，空心米饮调服，止盗汗。桑叶止虚汗并非通治一切虚汗，而是对阴虚火旺、化燥伤津者效果较好。

《神农本草经疏》阐述了桑叶止虚汗的机制，"甘所以益血，寒所以凉血，甘寒相合，故下气而益阴，是以能主阴虚寒热，及因内热出汗。"

治疗顽固性虚汗，用单味桑叶，或把桑叶 10 ~ 20 克加入辨证方中皆有效。

小茴香

第三味药——小茴香。

小茴香辛温，入胃、肾、膀胱经，能散寒止痛，理气和胃。家庭主妇常用来作为调味品，却很少人知道这随手可得的调味品是治疗阳虚尿频的良药。

临床不少妇女及老年病人尿频尿急，还伴随着小腹胀满，每次小便时尿量不多，但又有尿意，化验检查无细菌感染。老年病人也没有明显的前列腺增生，用抗生素治疗效果也差。这时寻常中医采用补肾缩尿的办法虽然有效，但起效慢。其实病位不在肾，也不在膀胱，而是在肾、膀胱以外的三焦，三焦经受寒，水道运行不畅，停留在那里，不能下输膀胱，压迫膀胱就有尿意，真正想去小便时却尿不出来。这样的女性病人在做 B 超时往往看到盆腔有积液。

治疗的思路很简单，就是要把盆腔的寒邪温化开，要让下焦的气机流动起来。我们想一想，哪味药既可以温散盆腔寒邪，又能宣通小腹气机呢？毫无疑问，小茴香这味药性温，却善走下焦，一味药两方面都兼顾到，祛除寒邪，也能疏通气机，所以病人服药后小腹大气运转，往往放几个响屁，尿频就好转了。

小茴香一般用到20~30克，每天1剂，3剂可愈。《内经》说，三焦者，决渎之官，水道出焉。小茴香能气化三焦，所谓气行则水行，气停则水停。气机一运转，水液随之运行，尿频可愈。老年性尿频通常可以加入益智仁、乌药，这是古方缩泉丸，善治膀胱虚冷尿频。

穿破石

第四味药——穿破石。

老师说，穿破石这味药我们经常用，但没有和你们系统讲过，今天就趁这个机会把这味药讲透。穿破石这味药生长在岩石旁，它的根质地坚硬，能穿破岩石，故有穿破石之美称。中医就取这个象，穿破石能够打通经络脉道，比如输卵管不通，穿破石加入四逆散中，对于打通管道效果非常好。

穿破石对于人身血脉流通不畅的，可以单独使用，也可以伍入其他药方使用。心脑血管不通的疾病，会引起高血压，这时把穿破石与丹参搭配就能把血管打通，把血压降下来。这样的病人嘴唇色暗，舌下络脉曲张、有瘀血点。血脉打通后，整个人的气色都变得亮泽起来，血脉瘀滞也变得通畅了。所以我们常把这组药加入天麻钩藤饮中，治疗肝阳上亢、血脉不通的高血压，临床反馈效果不错。

穿破石以其无坚不摧的穿透力，具有壮筋骨、治跌打、治陈年瘀积的功效。浙江金华一带经常用来治疗劳伤，老百姓甚至把它当作保健品服用。长期劳损过度导致血脉不通，穿破石除了通血脉外，还有补益之力。我们看这穿破石被砍后，会流出乳汁状黏液，具有豆腥味，就像人的乳汁一样，故取这个象，具有补益的作用。

所以我们总结穿破石具有治腰痛、除风湿、治关节痛的功效。临床上常在独活寄生汤的基础上加上穿破石，整个方子穿透的力量就不同了。用来治疗风湿腰腿关节痛，效果比较好。

筋骨血脉它能打通，那脏腑里面的结石、癥瘕积滞是不是也能打通？答案是肯定的。穿破石和穿山甲，一个是植物药，一个是动物药，穿山甲力峻猛快速，穿破石力缓慢稳健，后劲相当大。对于癥瘕积滞，因于长期日积月累，冰冻三尺非一日之寒，治疗也非一日之功。病去如抽丝，需要较长的时间来消磨。如果用上峻猛的穿山甲久服则比较霸道，加之穿山甲名贵，价钱也高，病人往往很难承受，再者穿山甲是国家保护动物，本来繁殖就少，医乃仁术，在平常用药中能避免用动物药就少用动物药，能用便宜的药物就避免用贵重的药物。节省药物资源，也是中医的一种可持续发展。所以，我们治疗肝炎、肝硬化、肝胆结石、肝内血管瘤，甚至肝癌的病人时，需要用到攻克消散的药，往往少不了穿破石。

鸡矢藤

第五味药——鸡矢藤。

这味药相信大家再熟悉不过了，《任之堂跟诊日记》里也介绍了很多。《太氏药谱》里记载有一位草医郎中把鸡矢藤作为治疗小儿疳积的秘方，用鸡矢藤研粉治疗小儿食积或腹泻，效果非常好，远近闻名。他视为枕中秘，从不轻易传给他人。后来太树人非常诚恳地向他请教，他才吐露真言说，一味鸡矢藤研末即是。这就是治疗小儿疳积、食积、胸闷、胃痛、腹泻的秘方。

在老师这里，患食积的小孩子非常多，因为这跟当今时代的特点有关。人们生活水平富裕了，家长都疼爱小孩，小孩子吃东西没有节制，也不知道节制，所以很多小孩子表面上是风寒感冒咳嗽，实际上都是肠胃不好，内有积滞，大便拉不干净，口腔有臭气，舌苔薄黄，这时用上鸡矢藤，或加到小柴胡汤里，效果都非常好。

小孩子经常夜间哭闹烦躁，又不爱吃饭，老师说这是心和小肠有积热，开20克鸡矢藤，再加上 3 克竹叶，有时候也会用到灯心草 3 克，服用 3 剂后，就不烦躁了，胃口也开了。

老师说，鸡矢藤这味药相当平和，消食化积非常好，但你们不要忽略软藤横行筋骨中，凡藤类药都有舒筋活络的功效。用鸡矢藤二两，酒、水各半斤煎服，治疗跌打损伤、风湿痹痛，也是很好的民间单方。

《本草纲目拾遗》记载，"搓其叶嗅之，有臭气，未知正名何物，人因其臭，故名臭藤。"鸡矢藤又叫臭藤。这味药取象来看，藤类能通，味臭能降浊，但是晒干打粉后却带芳香而不臭，具有祛风除湿、消食化积、活血消肿、解毒止痛的功效。

老师说，风湿的病人，胃口不好，食积不化，用上鸡矢藤见效快，可以把黏在肠道的垢积拉出来。所以这鸡矢藤服用后拉出的大便偏黑色，这是好事，肠道的浊气往下排，清气就往上升，清气上升，经络通畅，风湿就会被这股大气旋转运化掉。

老师说，你们大家到任之堂，有的来了半个月，有的一个月，有的刚来，就这十多天你们都知道了不少单方妙方，最少知道了二三十味药，把这二三十味药研究透了就很了不起。

你们想一想，一个医生一辈子常用的药物不就那百来味，你们能三天内把一味药研究透，已经相当了不起。比如猪甲降浊；猪活骨治关节屈伸不利；银杏叶治心脏病；金果榄治胃病；猪鞭治腰椎间盘突出；羌活祛风湿，也流通五脏真元；竹茹降胃气，治流鼻血；龙骨、牡蛎敛正气不敛邪气……不要只看到它们是平常的中药，这些都是中医的宝贝。

◎第二宝——方

老师接着说到第二宝——方。上面介绍了不少单味药。单方一味，气死名医。民间经常看到这种现象，有些名医搞不定的，往往草医用一两味药就搞定了，也没有严格的辨证。陆渊雷说过，有沉疴痼疾，西医所不能疗，中医所不敢治，而铃串走方，一药遂起者，比比然也。

谈完单味药，我们来谈谈方子。自古以来就有秘方之说，比如云南白药、季德胜蛇药片等。你们说这些秘方是不是宝贝啊？十足的中医瑰宝啊！

现在老师就向我们传授了几个秘方，这些方子有些是老师家传的，有些是同行提供的，有些是病人贡献的，有些是老师自己参悟出来，都是临床反复使用有效的。

牙痛方

第一方——牙痛方。

牙痛虽是小病，疼起来真要命。老师说，当你明白牙痛的机制是寒包火时，这个病就好治了。因为很多人吃了辛辣上火之物，胃中郁热上攻于牙龈，然后又喝了冷饮凉水，把整个火热给包裹住，这样热邪没有出路，寒邪包在外面，就叫作寒包火，这种牙痛占牙痛的大部分。

这个方子只有四味药，是用来泡水服用的。生大黄10~15克，生麻黄5~8克，生甘草10克，薄荷10克，开水沏泡，每天1剂，一般1剂见效，3剂痛愈。服药期间忌食一切生冷、油腻、辛辣之物。为什么要用开水泡呢？原来用开水泡取大黄轻清走上焦之气。这个方子抓了有几百剂，治疗了几百例牙痛，大部分病人反映确有实效。有些治好了还介绍病人来，或者买些放在家里备用。

腿抽筋方

第二方——腿抽筋方。

经常有些病人说腿脚抽筋，医院里诊断为缺钙，服用钙片后有所好转，可没过几天就再次抽筋。这种小毛病常常令人难受，晚上睡觉都睡不好。

老师说，两味药，一服见效。淫羊藿 30 克，小伸筋草 15 克。每日 1 剂，连服五天。一般服用当天见效，五天可以治愈。有些病人在几个月后再度发作，再服 5 剂，就控制住了。

以前老师和一位同道提到如何治抽筋时，这位同道言，抽筋之病为湿邪所患，除湿即可，木瓜这味药有效。老师后来就一直困惑，为何腿抽筋不是缺钙，而是湿邪引起呢，带着疑问读了《内经》，看到病机十九条中有一句话，"诸痉项强，皆属于湿。"马上恍然大悟，原来老祖宗早给我们明示了，只是我们读书不够留心，视而不见。身体四肢和颈部肌肉筋脉痉挛，如果没有恶寒怕风的表证，那就是湿邪在作怪。治疗方法呢？除湿是必要的。小伸筋草，既能除湿，也能舒经活络；淫羊藿，能补肾，增强肾的封藏能力。西医说抽筋时缺钙，从中医角度看，肾主骨，肾的封藏能力减弱，钙才会流失。所以这两味药，一个能除湿，一个能补肾，相辅相成。一般临床上看到病人有抽筋症状，单用这两味药，或随症加减，几剂药就控制住了。

颈椎病方

第三方——颈椎病方。

当今时代，人们因为经常伏案使用电脑，颈椎病、腰椎病成为常见病。颈椎病并不是说要去医院拍片结果显示为颈椎错位、神经遭到压迫等才是颈椎病，往往很多病人拍片没什么问题，但是颈部却非常酸胀难受，这就是中医所说的"项强"，这也是轻度颈椎病。说白了就是颈部经脉不畅，颈部经脉为什么不畅呢？还是《内经》那句话，"诸痉项强，皆属于湿。"是水湿之邪停留在经脉，运行不利。

怎么才能把这些水湿之邪疏散掉呢？两条路子，清阳上升，浊水下降。人体无处不升降，身体任何一个地方出现问题都离不开气机的升降。所以在颈部，老师就用这三味药，葛根 50 克，黑豆 30 克，生牡蛎 20 克。

用葛根容易理解，但是要重用，甚者可达 80 克。葛根能解肌，是解除颈部肌肉痉挛的要药。另外，葛根还能升发药性，升清阳，鼓舞人体阳气上升。那些病人头颈僵硬，脑袋晕晕沉沉的，重用葛根，头脑立刻清爽。

有人担心葛根会不会用量太大，我们想一想，广东人喜欢煲汤，有的一家四口人就用两三斤的葛根煲汤，四个人平分，一人就吃到两百多克，虽然说是新鲜的葛根，但把这些葛根晒成干品之后也有一百多克，所以担心升散太过或者偏于寒凉只是多虑，一般用到 50 克、80 克都不算多，而且我们还有生牡蛎、黑豆两味药能够防止葛根升散太过。原来头晕、头痛、颈椎僵硬，除了要让清阳往上升外，还要让浊阴往下降。那些颈部的浊水如果不降下来是很难治好的。用牡蛎就把浊水往下面收，再用黑豆把浊水通过肾利出去，又有补肾益阴的作用。

临床上遇到的颈椎病病人特别多，可以把这个方子单方单用，也可以用这个方子加味治疗。这个和上面治抽筋的方子一样，往往是服上几剂，症状立马就能缓解，大为松弛。

一般建议病人少待在桌旁，应多到户外活动，这样康复比较彻底。如果脖子经常咔咔响，这时就要加点骨碎补进去，把肾阳养好。

膝关节无力方

第四方——膝关节无力方。

经常碰到病人说，膝关节没劲，发软。中医认为久行伤筋，膝为筋之府，长期疲劳奔跑，膝关节磨损很大，再加上现代人大多运动过少，饮食过度，身体肥胖，膝关节承受上半身的体重，压力很大，所以特别容易退化。很多四五十岁的人都有不同程度的膝关节退化，走起路来非常不舒服。这时可用三味药，我们称之为膝三药，鹿衔草 30 克，透骨草 15 克，小伸筋草 15 克。这三味药可是治膝的良药。

武当山的一位道士因为练武伤到了膝关节，膝关节肿大，行走无力，拄着一根竹杖过来，老师给他开了养筋汤，加上这膝三药，病人来复诊时就不用竹杖了，行走便利自如。后来病人又带了一群道士过来找老师看病，大都是劳损积伤，平时练武练过度了。在山中练武，一个要必待日光，另外一个要早睡。不要锻炼过度，锻炼过度比没锻炼效果还要差。万事皆是过犹不及。

肩周炎方

第五方——肩周炎方。

这个方子是附近邻居治肩周炎用的，效果不错，来老师这里抓药的时候，老师就把方子留了下来。肩周炎一般离不开正虚邪实，体内气血不足，体外有风寒束表，引起经脉收引，不通则痛。所以止痛只是治标，活血通络散寒才是治本。这个方子在任之堂也经常打成药粉给病人服用，反馈效果都不错，现在录下来以供参考。

丹参 50 克，当归 50 克，乳香 50 克，没药 50 克，穿山甲 30 克，延胡索 50 克，制马钱子 10 克，桑枝 50 克，桂枝 50 克，生麻黄 30 克，细辛 30 克。研成细粉，共 450 克，每次 5 克，每日两次，一料可以服用 45 天。一般的病人一料未服完，就已经治愈了。

前四味药为张锡纯的效方活络灵效丹，本方可广泛用于各种瘀血阻滞之痛症，配以穿山甲、延胡索、制马钱子通络止痛，麻黄、细辛散寒，桑叶、桂枝引药达臂，疗效大大加强。其中制马钱子和细辛在散剂中比例很低，并且每次散剂只服用 5 克，故不会中毒之忧。

◎第三宝——法

拍 打

"将升岱岳，非径奚为？欲诣扶桑，无舟莫适。"唐代王冰以寥寥十六字，道出了学习中医的真谛。学习中医要有方法，方法就是路径，就是舟楫。老师说佛法有八万四千法门，道家有三千六百法门，中医有多少法门呢？针灸、推拿、汤药、拔罐、刮痧、整脊、拍打……法门很多，但我个人擅长内服汤药法，遵循中医汗、吐、下、和、温、清、消、补八法。后来又学了拍打法，用于临床，发现对某些疾病效果非常显著。后来我们在《内经》中找到了拍打的理论依据。"……肺心有邪，其气留于两肘""……肝有邪，其气留于两腋""……肾有邪，其气留于两腘""……脾有邪，其气留于两髀"。

我们总结了以下疾病拍打效果较好。

第一类：心肺呼吸系统的疾病。咳嗽，胸闷，肺气郁闭，我们帮病人拍两肘部，基本上拍完都有效果。肺开窍于鼻，《内经》曰："心肺有疾，而鼻为之不利。"

对于那些鼻塞、过敏性鼻炎、鼻不通气的病人，我们给他拍打完后鼻子就通畅了，然后再教病人回去如何拍打。因为这拍打的方法，需要病人坚持去练。有些病人身体虚弱，帮他把邪气拍打出来，把经络打通，但病人回去后如果又感了风邪，身体又恢复老样子了。这时不能只给病人吃鱼而应教病人钓鱼的方法。我们把拍打方法教给了不少病人，非常简便易学。

第二类：皮肤病。湿疹、神经性皮炎效果不错。前几天，有个病人过来，很高兴地掀开他的背部给我们看，背部光滑，没什么东西。他高兴地说，一个月前来的时候，整个背部、颈上都长满了顽癣，老师就教他拍打，他回去叫他家人用饭勺帮忙拍打，刚开始打到渗血流水，这些东西出来后皮肤反而不痒了。这样反复拍打了一段时间，背部居然换了新颜。

老师说，拍打就是要有这种效果，特别是拍打治疗皮肤病，越是皮肤痒越不能用手去抓，痒是经络不通，要拍打才有效。有些病人怕痛，其实痛不难受，痒才真难受。拍打是以痛代痒，痛过后就不痒了。

第三类：手足屈伸无力，行走不便，疼痛。这样的病人非常多，病人体内有大量寒湿瘀阻，服汤药要三五天才见效，可通过拍打当场见效，立竿见影。再配合后续中药，把血脉疏通了，治疗更为彻底。

上次有个严重的痛风病人，根本没法走路，两个人搀扶着进来。老师把完脉开了药，要下午才能把药熬好。然后老师就叫我们帮他拍打，拍打完后跺脚，由轻到重，先有疼痛，到后来愈发放松，最后他自己就能轻快地走出大药房，不用别人扶了。其他病人看到了这种效果，纷纷称奇，都想学拍打。

老师说，这拍打是大道至简，一点都不神奇。身体痹痛，脚部屈伸不利，是经脉不通所致，不通则痛，给他拍打通了，病人就不痛了，走路也方便了。

第四类：下肢静脉曲张，局部麻木。这样的疾病，中药服下去，要通过脏腑把药运到四肢去，药效会慢点。特别是病人积劳日久，又因长期服药，对药不敏感，给他尝试拍打，直接拍打承山穴，病人当场见效，双下肢疼痛感减轻。再拍打几次后，血管瘀滞会慢慢减轻，后续再配合散寒除湿、温肾活血的方药，内外兼修，效果稳固。

有个大腿麻木的病人，用手拧都感觉不到痛，这是中医所说的痹证。病人哪里麻痹我们就拍哪里。由于大腿肌肉比较丰厚，我们化掌为拳，用空心拳帮他捶打，这样受力更深入，再帮他拍打腘窝、委中穴。拍完后，再用手拧他大腿，就有明显痛感了。他高兴地说，这拍打一次比他以前服20剂中药都要强。

第五类：腰腿膝关节病。所谓竹从叶上枯，人从脚下老。脚是人的根，肾主腰脚，膝关节屈伸不利，腰部湿重酸胀，整个腿脚沉重像灌了铅一样，这样的病人拍打完后走路都轻快了很多，这是最基本的疗效。基本上有这方面问题的病人，都有这种疗效。

接下来老师又谈到他拍打的五种感悟。

第一，出痧的顺利与否，与病情轻重不成正比，与病人的正气是否充足有很大关系。曾给几位癌症病人拍痧，虽然病人血瘀明显，却出痧非常困难，有些病人痧很少，但轻轻一拍就出来了，所以感觉这痧不是拍出来的，而是病人的正气将痧托出来的。

第二，病情越重，拍打时医生的手越痛，重时如同针刺手一般，这时病人也会很痛。

第三，病人一般很难下手，如果由我们医生来拍，拍不了几个病人，手臂就会酸麻，有时手指会破裂，所以后来我想了个法子，用木铲来拍打，效果不错。

第四，单纯采用拍打的方法，见效快，但病人体内的寒湿不能清除，病情容易复发，配合中药内服或者艾灸的办法，来恢复人体阳气，可以从根本上治愈寒湿闭阻的疾病。

第五，气血虚弱之人，拍打时不容易出痧，而且病人身体也会因拍打之痛而承受不住，先扶正是关键。病人服用一些补益气血的药物，待气血充足之后，再针对瘀阻进行拍打，会有较好的效果。

◎第四宝——理

把握好医理才是王道

老师说，我写《医间道》，核心就是医理，把握好医理才是王道。任何偏方秘方都有它的效果，也有它的瓶颈。有些人喜欢追求单方秘方，其实一部《伤寒论》中一百一十三方哪个不是最好的偏方秘方。如果不精究医理，治病三年依然无方可用，所以医者要在医理上下功夫，医理高度决定临床高度，明白了医理，放之四海皆准，历时千秋不易。

老师的《医间道》里最核心的医理是"人体脏腑阴阳气血循环图"。老师说，他想在医海中描绘一条学习中医的道路，用一条理贯穿其中，希望有助于同行和中医爱好者行走。我只是个修路的人，也希望大家把这条路维护好。老师这个循环图最大的特点就是把升降的思路融进去了，肝、脾主升，肺、胃、胆、大小肠主降。老师说，临床上纯寒、纯热、纯虚、纯实的病人往往不到一两成，但寒热错杂、诸症对立、升降失衡的病人占了八成。所以老师说他的医理经验还是以调节气机升降为主，从升降的角度去看这张脏腑阴阳气血循环图，我们又叫它两个轮子，看明白了就会明白医理。

老师曾瞻仰武汉长春观老子像，老子的左手向上指，右手向下指，旁人都说老子在指向天地，老师却认为老子指的不局限于天地，而是在指上下升降，指一种大道运行的规律。人们容易认为天地是静态的，实质大道是在动态运化升降之中。人体的气机也是这样，左升右降，肝升肺降，脾升胃降。整个升降过程，如环无端。哪个点上卡住了就出问题。对人而言，就生病。所以《内经》说："出入废则神机化灭，升降息则气立孤危。故非出入则无以生长壮老已，非升降则无以生长化收藏。是以升降出入，无器不有。"

升降出入不单无器不有，而且身上处处都有升降，每个脏腑都有升降。人生也是这样，无处不升降，就像是学习，刚开始时非常茫然，钻到基层打基础，茫茫然无所适从，为医消得人憔悴，这是一个降气的过程；然后学有所悟，临床有得心应手之处，渐渐地对医理有所把握，有所自信，这是一个上升的过程；上升到一定程度，随着碰到的疾病越来越多，疑难杂症变化莫测，这时又陷入困窘之中，临床上有的有效，有的无效，乃勤求古训，博极医源，重新扎到经典中去，再度回炉修炼，经历艰苦磨练，这又是一个降气沉淀的过程；然后十年磨一剑，临床疗效再度突破过往的瓶颈，这又是一个升发志气的过程。让病人对中医的疗效竖起大拇指……

所谓三折肱九折臂，则为良医。一个良医的成长历程就是这么弯曲，富有升降色彩，就像熟地黄、黄精、陈皮一样要经过九蒸九晒，气味俱全，入腹即化，乃为良药。

一个中医医生也是最少要经历过九次升降，对疾病医理的体悟，才有那种刻骨铭心之慨，有了刻骨铭心才有后来的得心应手。

我们看《名老中医之路》就知道，自古医家走的路子都是从迷茫、曲折到清晰、顺畅的。比如蒲辅周老中医十五岁的时候继承家学，专心学医三年以后，独立应诊，求诊的病人已经很多了，这就是古代师带徒学医三年就成材的教育模式，非常可贵。张锡纯也说过，学医三年，乃可行道救人。然而，年轻时的蒲辅周发现自己临床的不足，治疗的病人有的有效，有的无效，得失参半，虽然得病人好评，但他对自己要求非常严格，为此蒲辅周毅然停诊，闭门读书三年，反复揣摩经典。三年重出江湖，临床上更加得心应手，声誉日隆。

当时这种重新回炉的经历有人很不理解，蒲老却感慨地说，当时有很多人不了解我的心情，认为我闭门停诊，是高抬身价，实际上不懂得经典的价值。秦伯未老先生也对中医学子这样说，一个出色的中医师每年都要花上三个月重新温习经典。

以发汗法来用"感康"

有一个家长发短信来感谢老师，说他儿子发热退了。原来这家长的小孩去游泳，游泳完后就发高热，在医院里输了几天液热都不退，身体难受得要命。老师就问他出汗了没有，家长说没怎么出汗。老师说，吃点"感康"吧。

小孩吃完感康，当天晚上就汗出身凉，发热即退了，热一退就有胃口，想吃东西了。老师对病人说，疾病出矣，要浆粥养胃，饮食清淡。

这家长千恩万谢，说在医院花了几百块钱没效果，只用几块钱的感康就解决了问题。家长虽然不在乎钱多少，但小孩生病受罪，心中非常焦急啊！

老师说，感康是西药，用它治感冒是西医的思维，但从中医的角度按发汗用就是中医的用法。有人用红参阿司匹林当麻黄汤使用，吃完阿司匹林后，还要求病人喝一碗稀粥来发汗，这即是中医的思维。站在中医理法上，立足中医，用汗、吐、下、和、温、清、消、补八法来用西药，就是真正的西为中用。这种理法不单可以用西药，还可以用万物，万物皆备于我，皆可以用。

维C银翘片和复方丹参片的妙用

有一位网友，长期为荨麻疹所苦，发邮件给老师。荨麻疹，中医称为风团。瘙痒，一用手抓，就起疙瘩，颜色鲜红，非常难受。吃了鱼、蛋等发物，发作得更厉害。老师就叫他去买两种中成药，维C银翘片和复方丹参片，一样各吃三天。

结果还没有吃完就好了。他奇怪地问老师是怎么治好的？老师说，你要卖碗的卖给你一个碗很容易，可是要教你如何制作这个碗很难。

老师又说，这要让病人知道什么叫风，什么叫热，什么叫血脉运行不畅，什么叫辛凉解表，什么叫活血通脉。这对病人来说就难懂了。

又有一个脸上长痤疮的病人，痤疮鲜红发痒一个多月。老师摸他脉说，脉浮，心脉亢盛，浮脉主表，浮数有风热，心脉亢盛，为热盛上逆。再看他舌下静脉曲张，说，你去买复方丹参片和维C银翘片，一样各吃三天，试试看吧。病人不用吃汤药，自然很高兴。买了药吃完就好了。他也奇怪地问老师，一种是治感冒的，一种是治高血压的，怎么联合起来就可以治痤疮，你们中医实在太不可思议了。

老师说，这很简单，这叫异病同治。高血压背后是血脉不通的，可以用复方丹参片活血凉血。感冒属于风热引起的，可以用维 C 银翘片辛凉解表。而痤疮、荨麻疹有风热袭表、血脉不通的病机在里面，这两种药联合用就管住了。

病机十九条中有一条，诸痛痒疮，皆属于心。心布气于表，就是说，痛痒疮的治疗要从心入手。治疗皮毛疾病除了宣肺外，少不了通经活血，所以看似复方丹参片是治心的，其实是拿它来通经活血，这样风湿瘀阻在肌表就解除了。所谓"治风先治血，血行风自灭"，就是这个道理。用复方丹参片就是治里面的血脉，是治本的。而用维 C 银翘片，宣肺疏散风热，治皮毛，只是治标的。肺主皮毛，风热袭肺，皮肤瘙痒少不了辛凉解表。

一个通血脉，一个解肌表。解表加通里，就是中医的思维。不管你用什么药，只要能从中医的治病思维入手，治好病就是好中医。

第10讲 四方山采药识药记

今天下午，老师带队去爬四方山。四方山周围群山围起，中间有一块盆地，藏风聚气。这块盆地已经修建成了植物园，里面有上百种中草药。这次仍然全程拍录，学生们都激动不已，又是一顿中草药知识的"饕餮大餐"。

老师说，此行的目的以教学为主，所以拍摄重点要放在中草药的形态以及讲解上。讲解主要从中药的取象比类与升降走势来领悟。今天学习了五十多味药。

老师说，你们今天认识这么多药物，都只是一面之缘，打了个招呼，叫了声hello，将来能够成为神交的朋友，随叫随到，随用随妙，这就要看你们后期的功夫了。有些人见了一面后，再过一阵子，大家都不认得了。不认得后，就没有下文了。所以，今天你们认识这五十多味草药，回去后能不能记住它们的外形、生长特性，它们的功效、升降走势，能不能轻松地说出来，这就是你们要下的功夫。

◎单方单药有奇效

学生问，怎样掌握药物的特点，并把它用好呢？老师说，今天采的五十多种药，已经把常见病的治疗包括进去了。你们可以首先从单味药入手，把每味药擅长治疗的疾病、走势弄清楚。比如风湿，鼻塞，经脉不通，清阳不升，可用单味苍耳子药膏。夏季常见的腹泻，一味马齿苋是治疗腹泻的单方。

还有今天看到的桑树，周身都是宝。桑椹子乌须发，男补肾精用桑椹子，肾精不足引起的脱发用单味桑椹子熬膏，秋冬服用有效，而女的肝肾不足用女贞子。用一味桑叶治疗白睛溢血，效果也很好。有一位北方来的病人，白睛溢血好几年了，花了几千块都没治好，最后几块钱的桑叶治好了，这就是专方专用。他对这个单方称赞不止。桑叶，古书又叫神仙叶，单味桑叶减肥就有效果，能轻身养颜，耐老延年。把它制成丸药，用于现代减肥美容也是一个好思路。还有桑白皮，蜜制专治肺阴不足、肺气不降的咳嗽，用一个见效一个，特别是虚劳的病人，肺中有火邪郁滞，用桑白皮补虚，还能降气火，可升可降，非常好。

还有石榴皮，你们可别小看，民间治疗腹泻相当管用。丝瓜络用于全身水肿、经络不通、水气不降，一般可用 100 克，这药平淡得很，能疏通经络，排除痰水……

老师一口气说了十几种草药的单方应用，信手拈来，学生们听了印象都很深刻。老师又说，学药就像交友，你要用三言两语就把这味药描述得活灵活现，那么这味药你用起来心里就有底了。描述草药就像描述真心朋友那样，不用思索，随口说出来的都是最为到位的特性。

学生又问，有很多草药都有共同的特性，怎么选用？老师说，每味药都有各自的长处短处，你要知其所长，也要知其所短。就像一个疮疡，医生治疗这个疮疡就像在打仗，必须靠战士、武器。这些战士、武器就是你手中的良方良药，选方用药就像是调兵遣将一样，你要熟悉武器、性能，知道什么时候该用什么武器。同样一个眼疮，薄荷一味可以消除，蒲公英也有效，穿山甲也能治疮。本来一味平常的薄荷、蒲公英就搞定了，你用穿山甲，就是在拿枪炮打蚊子，大材小用。穿山甲治的疮是身体的大疮、恶疮，经脉不通，薄荷和蒲公英治的疮只是一些风热小疮。所以，你们要搞明白每味药各自的特点，那么碰到常见的疾病，你用单味药都能搞定。

◎蒲黄

采药的路上，路经一处沼泽，老师随手一指沼泽里面长的植物，下面长的都是蒲黄，蒲黄入药的部分就是上面那些金黄色的杆子。大家一看，都欢呼起来，原来蒲黄长得这么漂亮，就像婷婷玉立的水中仙子，又像佛寺道观的香炉里直立的大香。《药性赋》说，蒲黄止崩治衄，消瘀调经。《神农本草经》里记载蒲黄可以利小便、止血、散瘀血。我们发现蒲黄既能止血，又能活血化瘀，这样的药往往被老师列为重点药。对于吐衄、出血有止血之功，对于妇女经闭腹痛、产后瘀血腹痛以及跌打损伤、尿道疼痛，又有活血化瘀、利水之功。

老师说，蒲黄有个名方，你们说说是什么？来自马来西亚的学生林明冠马上反应过来，他最为熟悉了，原来他学医后开的第一个方子就是蒲黄加五灵脂。他说，他有位同学胃痛，就来个按图索骥，竟然把同学的胃痛治好了。

老师点点头，蒲黄和五灵脂联用叫作失笑散，出自《太平惠民和剂局方》，治疗男女老少心腹痛、小肠疝气，诸药无效者。李时珍说，蒲黄、五灵脂同用，能治心腹痛是也。为什么叫失笑散？原来此方专治瘀血内阻，血行不畅，能够活血祛瘀，通利血脉。所谓不通则痛，这种心腹痛欲死之人，服药后往往不知不觉诸症悉除，一笑而置之，故以失笑为名。可用蒲黄、五灵脂各 10 克，打成散剂效果最好。用醋来煎药，药力更雄，止痛之力更强。

老师治疗各类杂病，通常把失笑散这组药对加入辨证方中，以增强活血化瘀、理气止痛的作用。比如妇人闭经，少腹疼痛，怕冷，老师往往在艾附暖宫丸基础上加入失笑散。治疗胃寒痛，常在理中汤基础上加入失笑散。治疗冠心病胸痛，舌下静脉曲张有瘀血者，背部发凉，在桂枝汤的基础上加入失笑散……

老师又说，用蒲黄 15 克，五倍子 8 克，生甘草 8 克，煮水漱口，可以治疗口腔溃疡。或者单用蒲黄粉敷在溃疡面上也有效，可以加快溃疡面的愈合。

为何生甘草用量不能太大呢？古有中满不食甘，以及甘者令人中满的说法。生甘草用量大了，容易引起恶心、呕吐反应。

◎ 枇杷叶

去四方山的路上，枇杷树挺多的。老师说，莫谓平常药，便作等闲观。每一味药都有它独特的功效，它生长在这个环境下，得天机地理，就有它们自己的天地。我们治病就是用这种药的天地气场来调整人体的天地。你们说一下枇杷叶有什么功效。学生们纷纷说道，枇杷叶清肺化痰，降胃止咳。又引《药性赋》所云，"枇杷叶降逆气，哕呕可医。"

老师说，这个降逆气值得深究。这个时代气逆的疾病太多了，所以我们任之堂枇杷叶用量较大。枇杷叶还能化痰，也值得深究，百病皆由痰作祟，这可是通治奇难怪病的一个窍门。你们只把枇杷叶当作清热化痰药看待，以为它只治疗肺部痰热，那就大材小用了。原来老师的《一个传统中医的成长历程》里写到，老师曾与一位道医谈论枇杷叶，这位道医对枇杷叶研究颇深。道医说，枇杷叶是味君药，不要把它当作臣药或佐药使用，这味药好比英勇善战的将军，却不显山露水，常人不知道它的妙处。枇杷叶能降十二经络的逆气，能化十二经络的热痰。逆气降，痰热除。很多怪病不治自愈……

老师说，这样认识药物真是高屋建瓴啊！把整个药的药势用出来了。枇杷叶的降逆气是从天而降的，能从水之上源的肺一直降到三焦膀胱。你们看雨过天晴后，天气是怎么一个清爽法，这枇杷叶就相当于在人体的小天地里降了一场雨。

◎ 肺为水之上源的理法

老师接下来又谈了一些临床体悟，主要是从人体这个小天地来看，水液气化循环周身的过程。

老师说，我们喝的水，经过胃后，通过脾上升到肺，再通过肺往下引，走三焦进入膀胱，下输到膀胱后，就完成一个循环。这个水循环的过程，非常有利于指导用药。

比如一个人膀胱有热，小便变黄，热得太厉害，伤了血脉，小便甚至带血，尿频尿急。这些热是从哪儿来的呢？源头在肺，肺为水之上源，膀胱是水之下源。

所以我们治疗小便浑浊、热痛时，要治疗源头。就像是治理河水一样，河水浑浊了，治水要从河水上游治起，你不能光从下面治，否则永远治不好。这叫源清而流自洁。

很多尿频尿急的病人，尤其是急性膀胱炎发展到慢性膀胱炎，不容易治好，为什么？是因为你没有治上面而光治下面，我们经常说头痛医头，脚痛医脚，下面尿频尿急，你光治下面就相当于脚痛医脚。

那要怎么治，要懂得治水之上源——肺，用枇杷叶把肺火清降一下，下面再配上相应的利尿药物，立马就好了。肺为水之上源，泌尿系统疾病都要从肺治起，不要想到小便问题都要从肾来治，那是不完全的，五脏相关，上下相连。

学生们恍然大悟。原来中医基础理论可以这么活用，把药性、医理、病理打成一片，这样一下子就把治疗下焦水热疾病的思路理顺了。

学生们意犹未尽，又问，治疗小便带血，是不是也是用这种思路？

老师说，都是《内经》的思路，只是肃降肺气，清胃火，在用药上有些技巧。比如要清肺火，可以用白茅根、桑叶这些药。而肺的下面通道是三焦，三焦是水火运行的通道，不通了可以用通草。如果三焦有热毒，用啥呢？栀子。栀子能清三焦之火，你再把栀子炒一炒，中医说炒黑止血，既能消火，又能止血。

我们经常说上病下治，下病上治，说起来容易，做起来就忘了。什么叫下病上治？刚刚说的小便浑浊、黄臭，甚至带血，要通过治水之上源——肺，这叫作下病上治，下焦的病可由上焦来治，你们要牢牢记住啊。记住这个道理，你们不仅会治一种、两种疾病，一大批、一类疾病你们治疗起来心里都有底了。

比如又有一个病，是常见的阴道炎，瘙痒难忍。你一摸她的脉，上面浮取易得为有火，下面滑迟为有湿热，上面的火要肃降下来，下面的湿热要渗利出去。

这样我们通常用白茅根配土茯苓，一个走上，一个走下，上下搭配，调节升降，使气逆得降，湿浊得下，这个治疗效果是很好的。就像那些民间偏方一样，看得透，用得准，一两味药就把病解决了。

◎ 丝瓜络

接下来是丝瓜络，就是民间所说的菜瓜布，这味药很有意思，民间就用这个洗碗，锅碗瓢盆上的油腻垢积，用这个菜瓜布一刷就干净了。所以民间中医就取这个象，人体的痰湿就像是碗筷上堆积的油腻一样，菜瓜布能洗刷碗筷的油垢，也能洗刷人体经络的痰垢。我们看这丝瓜络，非常通风透气，里面就像是一团经络，相互贯穿，中医取这个象可以通入脏腑、脉络。李时珍《本草纲目》里说，能通入脏腑、脉络，消除经络、脏腑上的风热毒肿以及痰湿。而古书里也写丝瓜络可以通经络，活血脉，化痰顺气。

民间有个单方，用单味丝瓜络 80 克，熬水服用，非常平淡，治疗老年性风湿病，关节为痰热痹阻，天气寒热交错变化、热胀冷缩时，经脉、络脉痹阻不通就会痛，用上这单方，十天为一个疗程，效果非常好。里面的医理也非常精深。

怎么说呢？原来丝瓜络在人体非常像肺，肺主气，司呼吸，对气候寒温的变化非常敏感。肺又主治节，凡肢体关节之间空隙的气体流通都归肺所管。这个呼吸吐纳之间，肺朝百脉，周身的经络气机都可以连通贯肺，丝瓜络取其象，就能把百脉经络贯通。所以说治风湿病，那种老寒腿，像天气预报一样，很苦恼。平时服用这丝瓜络，有一定缓解作用。人身络脉通畅，经络上的痰湿洗刷干净，气能流通，痹痛就会缓解。

丝瓜络还有一种功效，老师说，治疗乳房胀满，或乳汁不通，取这丝瓜络的象，能通胸中络脉，特别爱生闷气的妇人周身经络闭阻不通，用丝瓜络有意想不到的效果，不过用量一定要大。这药是寻常瓜果之品，性味平和，可以放胆用。

老师说，治疗腿痛，男的用牛膝，女的用丝瓜络。你们觉得奇怪吗？

我们会心一笑，心照不宣，明白。用牛膝很容易理解，非牛膝不过膝，这牛膝能引药至膝，见膝治膝，用此药引可以理解，但为什么女人用丝瓜络呢？

古人云，宁治十男子，莫治一妇人。即是说，行医难，行医治妇人疾病更难，妇人的疾病难治，推其原因、病情与男人相同，但妇人的情志往往与男人大不同。女人情绪多变，且其体性阴，容易为七情所感染，很多妇人爱看连续剧，一看就掉眼泪，特别容易动情，一动情就容易郁闷，一郁闷胸中大气流行就滞塞，经络就闭阻，痰湿就蒙在上面，这时丝瓜络就派上用场了。丝瓜络能理顺胸中大气，通畅细小经络，涤除经络上的痰湿垢积，一举而三得，契合病机。所以不单是妇人，碰到男人气量不够大的，这味药照样可以用上。

第11讲 牛头山采药识药记

◎ 理顺草药思路

今天下午，老师带领十多个学生再度进入牛头山，采药识药。有不少学生是第一次跟老师入山，辨认药材，心里都非常高兴。这次正好有这个机缘。老师拿了摄像机，把沿途采药以及讲解草药过程一一拍摄下来。这一个下午，老师就带大家认识了五十多种草药，学生们个个都满载而归。

老师说，你们每次上山，认识三五种草药，回去像写论文一样把这几味草药研究个彻底，那么几次加起来，就不得了。上山带你们认识草药只是入门，你们回去自己下功夫，做总结，查资料，背药性，这才是主要的。不是我给你们打基础，你们回去要自己打基础，我只是引导你们，理顺一下思路而已。

一个学生问，怎么样才能理顺草药思路？老师说，要理顺思路，首先要有东西可理，就像你要装修房间，首先家具要齐全，材料要充足，巧妇难为无米之炊，你们要有一定的知识储备，打下一定的基础，才谈得上理顺。你们如果基础打得好，理顺其实很简单。就是把对草药的知识各归其位而已。如果没有这些基础知识，那么越理越乱。

◎ 商陆与入地金牛

晚上，老师就在任之堂里把下午拍的采药过程重新回放一遍，十多个学生坐在那里听老师重温草药的知识。

只见视频上出现一个巨大的草木，老师说，这是商陆，有红商陆和白商陆之分，王蒋，你说一下商陆的功效。王蒋信口把《药性赋》念出来，"观夫商陆治肿……"老师说，不错，商陆有毒，又叫"见肿消"。商陆苦寒，性沉降，能通利二便，消肿散结，治疗实证水肿、胀满，整个作用趋势是向下的，虚人要慎用。

《千金要方》里有个外敷方，治疗一切肿毒，就是用商陆根部和盐少许敷在上面，只要是实热肿痛的都有效。

接下来播放的是常见的苎麻，几个学生把苎麻的根挖出来了。老师叫大家都尝一下，说，这口感黏得像怀山药一样，能带补；嚼起来滑滋滑滋的，能滋阴利水。王蒋说一下，有什么功效？王蒋就说，苎麻凉血安胎，清热利水。

接下来影像出现了巨大的香樟树，老师说，香樟树可以提炼樟脑，芳香开窍，树枝治疗风湿痹证，通利关节，效果非常好。我经常叫农村的病人取香樟树的树枝熬水外洗，可以治疗风湿痹证。

接下来是今天我们主要采的两面针，两面针，顾名思义，叶子上下都长满刺，分布非常均匀，很漂亮。它的根叫作"入地金牛"。老师说，这味药治疗关节肿痛、外伤效果非常好。老师让每个学生都嚼一点入地金牛，大家马上感觉舌头都麻痹了。

老师说，就是这种效果。入地金牛止痛效果好，有麻醉作用。还能活血化瘀，治疗关节扭伤。入地金牛、桂枝、路路通、宽根藤、海桐皮，如果肿胀的话再加一味泽兰，这个方子用于关节扭伤、肿痛，熬水外敷效果好。

广州有个中学同学，不小心摔断了小腿，接骨几个月后基本吻合，但伤处经常痛，劳累时加重，厉害的时候还有肿胀。我们告诉他，用这几味药熬水外洗试试看。他在广州抓的药，说这些药便宜得很，才几块钱一包。用了一周，骨折后遗症就基本消失了。他说这药比他吃的那些西药片效果好，把这个方子珍藏了起来。

有个学生立马上网查了入地金牛，发现古书有单味入地金牛治疗喉痹的记载，病人咽喉肿痛，水谷不入，用入地金牛根捣烂，加上红糖制作成丸剂，服了就有效。还可以治疗牙痛。

◎菟丝子与艾叶

接着播放了菟丝子。菟丝子依附在其他植物的身上，靠吸附其他植物的养分来生长。老师说，你要取这个象，它没有根，却可以治疗很多疾病，尤其是妇科固肾安胎，胎儿在子宫里就是靠脐带吸附营养，那些容易流产的妇女就是因为胎儿吸附力不够。如果辨证是肾虚，可用菟丝子，取这个吸附的象来安胎固胎。

接下来就是最常见的艾叶，老师说，王蒋，说一下艾叶有什么功效？王蒋想了一下说，艾叶温经止血，散寒安胎。

老师说，没错，《神农本草经》里说艾叶能辟风寒，它可以辟开子宫内的风寒，治疗宫寒不孕、宫寒月经不调，还有胎动不安。谁能说一下艾叶的走势？

学生回答说，艾叶性温，温通经脉，应该往上走。又有学生说，艾叶走下焦，入子宫，应该往下行。老师说，《神农本草经》里说艾叶止下利，治疗下部虫疮、妇人漏血。艾叶是一味相当独特的中药，我们上次一起尝过，味道很苦，吃后小腹暖洋洋的，能温暖小腹，可见这艾叶味苦性温，味苦往下降，性温能上升，把寒气化开，往上往外升散。所以艾叶的走势是往下，又能把瘀血寒阻向上向外温散化开，能上能下，相当独特。

关于艾叶的偏方，老师说，这次上太白山，有位草医郎中传授了一个方子，就是以艾叶为主，治疗寒湿脚肿痛，熬水洗脚泡脚有良效。

学生纷纷拿笔准备记下，老师说，三味药，艾叶50克，生姜30克，红花20克。这个方子都是寻常的药，但是理法俱全，既能温阳散寒，也能活血除湿。

老师说，有些病人腰腿痛，经脉不通，冬天脚怕凉，甚至容易腹泻，大便不成形，用单味艾叶熬水喝就有效。特别是那种早晨起床腰部疼痛，有劳损旧伤的病人，晚上睡觉时可以用艾叶泡一盆水泡脚，气血流畅，寒湿渐除，腰痛劳损就会缓解。

◎土茯苓、仙鹤草与首乌藤

接下来是土茯苓。老师药房里有一个巨大的土茯苓，像龙形的根雕。据说在饥荒年代，可以用土茯苓来充饥，所以在南方有个别称叫"硬饭团"。广东人用土茯苓熬水喝，用土茯苓熬的水作汤底来煲汤可以除湿治病。

老师又问，王蒋，土茯苓有什么功效？王蒋说，清热解毒，除湿，通利关节。

老师说，土茯苓是治疗梅毒的特效药，还广泛用于治疗痛风、关节屈伸不利。除了跟它本身除湿解毒的功效外，还有非常重要的一点，一般学医的人容易忽略，就是通利关节的功效。痛风的病人血尿酸偏高，关节屈伸不利，土茯苓除血中湿毒，也通利关节。朱良春老先生把土茯苓、威灵仙、炒薏苡仁几味药合起来治疗痛风，效果不错。

这时仙鹤草闪亮登场了。老师说，仙鹤草又叫脱力草，主虚劳，能收敛止血，咳血、尿血都有效。还可以治疗肠炎，甚至用于肿瘤的治疗。因为仙鹤草本身能补虚强壮，肿瘤病人一般都会有体虚乏力的症状，用仙鹤草补虚强壮的同时还可以解毒消炎。

再下来是长长的何首乌藤，又叫夜交藤。老师说，首乌藤最常用来治什么病呢？有个学生说，治疗失眠。

老师说，没错，有个药对就是首乌藤和合欢皮，专门治疗失眠，用量宜大，我们再配进酸枣仁，这三味药，就叫作神三药，用来治疗精神不能放松引起的失眠烦躁。像首乌藤随手都是 30 克、40 克，甚至用到 60 克，小量效果不明显。首乌藤有养心安神的功效，合欢皮则能解郁宽胸。所以我们常把这两味药加入香附、郁金、酸枣仁里面去，治疗一些情绪性疾病。首乌藤除了养心安神外，还有什么功用吗？

学生说，祛风通络。老师说，凡藤类都善走经络，这点非常重要。软藤横行筋骨中，首乌藤还可以治疗心血虚导致的肢体酸痛，用藤类可以通经络的功效，这点也是行医的人容易忽略的。所以这单味首乌藤可以大剂量熬水外洗治疗风湿痒疹，因为诸痛痒疮皆属于心，凡痛痒都会影响到心，能安心神的药对痛痒都会有帮助。首乌藤本身就能祛风通络止痒，加上它的安神之功，效果更好。

老师又说，你们回去要查查生何首乌和制何首乌的区别，什么时候用生何首乌，什么时候用制何首乌。一般生何首乌偏于润肠、通便、解毒，还有祛风通络的作用。而补益精血则用制何首乌。皮肤病、肠道不通有肠毒的生何首乌是首选，新鲜的何首乌润肠解毒的功效最好。

◎五倍子与威灵仙

接下来是五倍子。五倍子是倍子树上寄生于树叶枝上的虫瘿，这种虫瘿很奇怪，先是食用叶枝，然后叶枝受到刺激，细胞异常分裂形成虫子房子一样的东西，把幼虫包裹起来。五倍子，酸涩，归肺、大肠经。起码有五种功效，能敛肺、涩肠、固精、敛汗、止血。老师说，你们要回去查资料，学一味药就要学出一大串药来，就像是顺藤摸瓜一样，要触类旁通。于是我们回来查资料，发现其功效多多。

第一是敛肺。朱丹溪用五倍子收敛顽痰，特别是黄昏咳嗽，或者老年人咳嗽属于火气浮于肺上，这时不能用凉药，温药也受不了，宜用五倍子、五味子敛降之。就像秋令一样，黄昏则是类比人体秋令不能肃降。

第二是涩肠。五倍子治疗单纯性脱肛或泻痢有个单方，就是《本草纲目》里提到的单用五倍子半生半烧打成粉，制成丸剂，治疗滑泻、脱肛有良效。

第三是固精。常用五倍子治疗小儿遗尿、蛋白尿或遗精。

第四是敛汗。老师说，特别是盗汗，用五倍子打成粉，男的盗汗就用女的唾液调五倍子敷在肚脐上，女的盗汗就用男的唾液调五倍子敷在肚脐上。

第五是止血。疮疡出血或者妇女崩漏、带下都可以用五倍子，加进辨证方中。

接下来是威灵仙。威灵仙是宣风通气的。老师说，一般只把威灵仙用于治疗风湿痹证，而威灵仙宣风通络的功效还可以用于肠道气机受阻引起的便秘，小量用可以宣风通气。还有一个单方，就是用威灵仙50克熬水治疗龟头感染，效果非常好。临床上常见到有些病人龟头感染、糜烂、溃疡，甚至红肿热痛，这时用威灵仙煎水泡洗患处，每次十几分钟，一天两次，一般不超过三天就会好。

◎菖蒲

下午老师主要采了入地金牛和菖蒲。老师说，找个时间，我带你们沿着小溪往上走，小溪边的菖蒲效果好，而且牛头山深处几十里小溪两边到处都是菖蒲。老师叫大家边采菖蒲边尝菖蒲，每个人都明显感觉到了菖蒲的芳香、清香之气。

老师说，菖蒲取象这股芳香、清香之气，它能够通九窍、利肢节，你们看菖蒲有很多节，一寸可以长到九节，这节一是取象于节宣，二是取象于节制，所以关节处风寒湿痹痛，气机不得流通，它可以宣通关节，宣则不壅。它还能止小便利，那些小便浑浊、精神为湿邪蒙蔽者，菖蒲用上去可以澄神定心。

老师说，你们说一下菖蒲有什么常见的搭配？学生说，菖蒲配远志可治疗失眠、善忘。有个方子叫孔圣枕中丹，出自《千金要方》，就是由菖蒲、远志加上龙骨、龟甲四味药组成的。这个方子是补心肾的，治疗读书善忘，久服令人聪明。

龙骨镇肝；龟甲补肾；菖蒲开心孔而利九窍，祛除痰湿，使心气通于脑；远志能通肾气上达于心。这样痰湿散，心肝宁，耳聪目明，记忆力增强。一般用这四味等份研末，每服酒调3～5克，日服三次。

这个方子四味药中就有周天升降循环，龙骨、龟甲把头顶上的虚火往肾中收，远志把肾气往心上通，菖蒲把心气往脑上通。这样一降一升，就是一个循环。

学生又说，菖蒲配人参，补心气，开心窍，治疗心神不安、神魂不定、多梦。有个安神定志汤，就是由人参、菖蒲、茯苓、茯神四味药组成。

一般心气虚，心窍才会有邪气痹阻，开心窍用菖蒲最妙，补心气舍人参而无它药。如果不用人参而单用菖蒲开窍，心窍开了它还会闭上。这就像打仗的先锋部队，后面粮草补给供应不上，最后还是会退回来。所以治疗心窍不开，湿邪蒙扰，除了用菖蒲外，怎么能少了人参呢？

《大医精诚》说："凡大医治病，必当安神定志……"这个汤方叫作安神定志汤，站在神志的角度来调，比较大气。这方子也是有升降的，人参配菖蒲能开窍，升清气上达于脑；茯苓配茯神能宁心，渗湿邪于下窍得以排出，一升一降，理法明了。

老师说，菖蒲能开心气，达于九窍。菖蒲和通草配合可以通鼻窍，菖蒲和大葱配合可以通耳窍，菖蒲和木贼草配合可以开眼窍。菖蒲和丹参配合是我们任之堂常用的组合，可以祛除痤疮，效果很好。还有菖蒲配黄连，治疗各类口舌生疮，效果也不错。诸痛痒疮皆属于心，心火郁热则口舌容易生疮，舌乃心之苗窍也，黄连能清其热，菖蒲乃心经之药，能除闷止痛，治疗气闭，胸中不通。

◎络石藤

山谷阴湿的大石头上面长满了络石藤。络石藤，顾名思义，长在石头上，和石头联络在一起，它是藤状物，软藤横筋骨，凡藤类都有不同程度通络的功效。

老师说，你们说说络石藤是治什么病的？

学生回答说，祛风通络，凉血消肿。治疗风湿热痹、筋脉痉挛、腰膝酸痛。

老师说，治疗筋骨痛，单味络石藤 100 克泡酒有效。还有皮肤风痒，一般我们会选用几味藤类药，再加上祛风药来打通经络，祛除风邪，达到止痒的效果。比如我们经常用络石藤、海风藤、青风藤、鸡血藤、忍冬藤等藤类药，再加上荆芥、防风、蝉蜕、薄荷这些疏散风邪的药。皮肤瘙痒就是皮肤表面有风邪，里面的经络不通，所以一方面要打开汗孔，把风邪驱赶出来，另一方面要疏通经络，让气血能够流通。这样祛风的药加上藤类通络的药，外洗、内服都有效。

《神农本草经》说络石藤"主风热死肌，痈伤，口干舌焦，痈肿不消，喉舌肿不通，水浆不下……润泽好颜色"我们发现络石藤治疗风热死肌、肌肤筋骨麻木不仁之类的疾病用的是它的常用功效，用的是舒经活络、祛风除湿的作用。

老师说，知其常，还要知其偏。知道它常用的功效，还要知道它另类独特的功效。我们来看这络石藤有什么奇异之处。络石藤生长在阴湿之处，冬夏常青，寒暑皆荣，生于阴而长于阳。人体气机的升降如环无端，在下焦靠肾气化蒸腾往上升，在上焦靠肺肃降往下流。《神农本草经》里说络石藤治疗口干舌焦，就是气不能往上达；又说络石藤主咽喉肿不通，水浆不下，这就是气不能肃降下行。络石藤是藤类物，长在阴湿之地，能吸附土石水气，往上滋荣。相当于人体肾中水气往上滋荣，解除口干舌焦的问题。

络石藤长在没有什么营养的大石头上都不会枯槁，相反还生长得非常滋润。所以《神农本草经》里说它能够"润泽好颜色"，也就是说皮肤干燥需要美容也可以考虑用这味药。

《本经续疏》里说，"络石之于肺，虽邪阻气挠，颠连如石，亦能化而通之，行而降之。"即是说络石藤有降本流末之功，能从水之上源肺往下降，所以能够主治上焦"喉舌肿不通，水浆不下"。《近效方》里有这么一个单方，治喉痹咽塞，喘息不通，须臾欲绝，用络石藤100克，煮水一大碗，徐徐服下，极效。

从以上分析，我们就想到络石藤除了用于普通的风湿痹痛中，还可以推广用于消渴，口干舌焦，还可以用于食管癌，水谷不入。这都是从《神农本草经》里发挥出来的。

◎ 凤尾草和车前子

接下来是非常常见的凤尾草，凤尾草，顾名思义，草药的叶子长得就像鸡的尾巴一样。老师说，在民间凤尾草很常用，常用于清热利湿，男的有前列腺炎，女的有下焦子宫湿热，都可以用凤尾草。在农村凤尾草还用来治疗拉肚子，属于肛门灼热的，用这凤尾草效果很好，能清热除湿败毒。

如果是水泻的那种拉肚子该什么办呢？再下面这味药是长在路边的车前草，效果极好。《药性赋》里说，车前子止泻，利小便，尤能明目。下面我们就来看看宋代大文豪欧阳修与单味车前子的故事，可以加深我们对这味药的认识。

宋朝大文豪欧阳修患暴泻，尽管御医们多方用药，却依然暴泻不已。他的妻子心中非常焦急。一天，她偶然听丫鬟说，在街市上有卖三文钱一帖的止泻草药，非常有效。她把这个消息告诉丈夫，建议也买点来试试。欧阳修不以为然地说，吾辈的肠胃与市井小民不同，岂可服用那种低贱的草药！他的妻子悄悄派人买回三帖，冒充太医局送来的药。刚服一帖，其病便霍然而愈。他妻子见药到病除，这才吐露了实情。欧阳修立即派人把卖药的请来，厚赠钱财，并追问方中所用何药。卖药的不敢隐瞒，如实回答说，所用之药只有车前子一味，研为细末，每次用米汤冲服二钱。因车前子能通小便，利水道，水道利则清浊分，清浊分则泻自止矣。欧阳修称赞其医术高明，并发出"国医不如草泽医"的感叹。

我们想想，古人止泻思路真是开阔，看到大小二便情况，从整体来调。《景岳全书》里说，凡泄泻之病，多由水谷不分，水谷分则泻止。

有了这番医理后，我们再看古方分水神丹，治泻如神，它便是治水泻，药仅车前子、白术二味，出自《石室秘录》。这方子真是药简而理深啊！

今天上山采药，远远不止上面说的药，还有三十多味药，有待以后再讲。

◎上山采药要注意些什么

　　老师说，用药贵精，学药更贵精，精研几味药，弄懂这些药的升降走势，比泛泛认识几百味药还要强。学生又问，上山采药，要注意些什么？

　　老师说，可以先把《中医经典要文便读》里的《草药辨性歌》《青草药歌诀》《李汉彪师傅传草药辨认秘诀》三首草药歌诀背熟了，里面讲的都是一些草药的共性，有助于你们上山采药。你们还要融入升降、走势、取象。这样一味草药就能用得比较活，而不会局限于书中所说的功效。

　　于是学生们纷纷拿出《中医经典要文便读》，背诵里面的歌诀。

草药辨性歌

大地草木须辨别，各样性能皆不同。

有毛清风止痛痒，有刺凉血解毒功。

枝圆行血入内脏，茎方疏散瘀滞通。

中空能通表里气，软藤横行筋骨中。

叶滑黏腻多有毒，奇花异草莫乱撞。

开花颜色要观察，蓝黄赤白紫与红。

黄花散气通积滞，赤花破瘀活经络。

白花清肺能润燥，紫花祛瘀活经络。

红花破积消血肿，蓝花味苦属寒药。

红黄酸涩性主温，赤花味辛性为热，

白花味平降火功。凉利之药生湿地，

破积之药产高峰，解表草药路边坡，

清补中药深山谷，通络藤本密林窝。

青草药歌诀

肉质性清凉，有毛便退黄，乳汁多含毒，锯叶破血良，

方骨主疏散，扁骨主胃肠，空心祛风好，有刺排脓疮，

披针叶凉血，心形叶性刚，竹形叶利水，黄花解毒强。

辛臭可杀虫，芳香能止痛。此是一般法，临证要审量。

李汉彪师傅传草药辨认秘诀

草木中空善治风，对枝对叶能治红。

叶边有刺皆消肿，叶中有浆拔毒功。

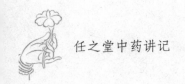
毒蛇咬伤就地医。内血白面必戒酒。

忍气吞声验内伤。

我们来看看这首草药歌诀。

第一句歌诀，草木中空善治风。一般草木中间空心的或者草木茎中有微孔，像棉花芯那样能够通风透气，这样的草木大都有治疗风湿骨痛的作用。它还可以通表里的气机，如薄荷、麻黄、木贼草等。治疗风湿腰腿痛时可以用这些草木，加入酒行气活血。但一般对草药认识不够深入时，尽量外用，勿内服。

第二句歌诀，对枝对叶能治红。就是说草木叶同向对生的可以外用止血散瘀，如田基黄之类。

第三句歌诀，叶边有刺皆消肿。凡是茎叶有刺的，都可以用来治疗肌肤红肿疼痛或身体内部肿块，有消肿止痛之功，如两面针、仙人掌、穿破石。

第四句歌诀，叶中有浆拔毒功。凡是叶子捣烂后有胶滑液体流出，一般都有拔毒的功效。如割血草可以治疗无名肿毒，或蝎子、蜈蚣、毒蛇、蜜蜂蛰伤肿痛。

第五句歌诀，毒蛇咬伤就地医。毒蛇咬伤莫惊慌，周围附近有良方。被毒蛇咬伤后，千万不要害怕，也不要拔足狂奔，以免加速血液循环，导致毒血攻心。首先应该冷静地挤出毒液，然后在毒蛇生存的周围数十平方米内按照第四句话"叶中有浆拔毒功"去找，多可以找出拔毒疗伤的药材。

第六句歌诀，内血白面必戒酒。是说内伤出血，如果面色苍白、口渴，无论什么药物，切记勿与酒同服。

第七句歌诀，忍气吞声验内伤。这句话有利于指导诊断，跌打损伤伤于肌肤、筋骨为轻，伤于五脏六腑为重。一般四肢肌肉损伤为外伤，而内伤该如何辨别？令伤者深吸一口气，如吞东西一样吞入咽喉，然后闭住呼吸，在确实闭不住的时候再呼出，在憋气过程中如果感觉伤处如针扎样刺痛或刀割样疼痛，重则不能憋气，就是内伤之证。然后再辨别内伤在哪个脏腑，针对该脏腑治疗。

◎麻骨梢根治牙痛

麻骨梢根在湖北的山上随处都是，是当地草药，治疗牙痛极效。用单味麻骨梢根煎水漱口对急性风火牙痛效果很好。这个方子是草医郎中老张传给老师的。

老张以前经常在市场卖草药，为人豪爽。老师有一次想跟他去山上找蚤休，用蚤休泡酒治牙痛，这个方子老张也有，而且泡了不少酒。因为牙痛在民间常见，如果一个草医郎中不善于治牙痛，那是说不过去的。

老张看到老师来市场找他，二话不说把草药摊一收，就带老师去山上找蚤休，不过蚤休不是一般的山上都有，算是比较贵重的一味药。但老张没有让老师失望，找到了另外一种草药——麻骨梢根。他告诉老师，这味药治一般牙痛很有效，遍地都是。后来老师带我们采药，一般都会给我们指认麻骨梢根。这味药入口极苦且麻，苦能降火，麻能止痛。治疗风火牙痛，正合拍。

民间草医就是这样，这种草药找不到，就用另外一种草药代替，这种草药贵重难得，就找另外一种便宜常见的草药。治一种病有千百种途径，民间草医就是要找最有效、最便宜的治病方式。

◎ 南瓜子治前列腺增生

南瓜子治疗蛔虫，学医的大多都知道，用一至二两新鲜的南瓜子捣烂，加水研成糊状，可加冰糖或蜂蜜，空腹顿服，就能把肠道寄生虫排出来。

现在南瓜子又有了新用途，南瓜子嚼服能治疗前列腺增生，但并不是对每个人都有效，对一部分人效果非常好。从市场上购买南瓜，取出南瓜子晒干后炒熟，每天嚼服 100 克，嚼服时要连壳吞下。

有些人效果不是很好，就是没有把壳吞下，一般服用 10 天左右就有效。病人会感到小便次数减少，排便干净通畅。坚持服用一个月，配合 B 超检查，如果发现前列腺增生的部分明显缩小，那就效不更方了。

前列腺增生发病率很高，老年男性有一半以上都会得这病，一般表现为尿频、尿急、尿不净、夜尿增多。这也是一味单方，专方治专病，不要看它简单而轻视它。南瓜子这味药是寻常的瓜果之物，一般没什么副作用。

有些老年人牙齿不好，不方便咀嚼，可以用打粉机打成粉，然后分多次开水吞服。关键是每天要服够 100 克，而且不要去壳。但要注意服药时禁忌喝酒，因为酒能使前列腺充血肥大，前列腺对酒精非常敏感。不少人得这病亦是因为饮酒过度，房劳没有节制所致。这时辨证用方，再加上这单方，双管齐下，效果会更好。

◎ 八里麻治疗跌打损伤

八里麻，又叫八棱麻、接骨草。老师上次带我们去龙泉寺的山路上就发现一大片的八里麻。八里麻根、茎、叶都可以入药，也是湖北常见的跌打损伤药。

八里麻味甘酸，性平，能行气止痛、活血化瘀、长骨生筋，治疗跌打损伤、

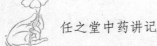

骨折、月经不调、风湿痹痛。老师说，当地流传这样一句俗话，"打得满地爬，少不得八里麻。"就是说不小心摔断了腿或者跟人斗殴伤损，一定要用八里麻。在湖北百姓心中，这味药可以与云南白药媲美。

有个人上车的时候不小心，左手中指被车门狠狠夹了一下，指甲以及指骨之间受伤，整个手指头瘀肿，十指连心，痛不可忍。大家都建议他去医院做手术，一个识得地方草药的人建议他不妨用八里麻捣烂外敷试一试。八里麻对严重的跌打损伤都能治，何况是手指夹坏了。于是这个人找来八里麻捣烂敷在患处，非常清凉舒服，只敷了一周，手指头的瘀血就退了，半个月后，受伤的手指居然活动自如。

◎橘叶治乳腺增生

人们只知道橘子很好吃，却很少知道橘叶功效非常多。

有个女病人过来找老师看病，性情烦躁，一生气乳房就胀痛，有乳腺增生。

老师说，你这个病要把脾气改一下，脾气不改，治好了也会复发。病人说，江山易改，脾气难移。

老师说，脾好医，气好医，脾气不好医。这样吧，你家周围有橘树吗？你就去摘橘树叶，每次发脾气的时候泡水服用，不花钱也有效。

病人奇怪，还有这样的医生，不给病人开药，却想着有什么办法既不花钱也能治病。病人回去后就按老师的话去做。后来病人来复诊时说，这橘叶比逍遥丸还有用，橘叶泡水喝后胸中的气就顺了，还放屁多。看来一味橘叶即是一剂逍遥散。

原来用橘叶治疗乳腺增生在《本经疏证》中早有记载，橘叶能散阳明、厥阴经滞气，妇人乳痛、乳胀，用之皆效。按中医辨证来看，乳头归肝经所主，乳房归胃经所主。橘叶能疏肝和胃，气辛香，性温散。凡是气滞血结、痰火上逆所致的胁痛、乳痛，甚至头痛，煎水服用，效果颇佳。

朱丹溪说："气血冲和，万病不生，一有怫郁，诸病生焉，故人身诸病，多生于郁。"老师把脉把的就是一个郁脉，郁脉以郁在中焦为主，没有听说过上焦郁而中焦不郁的，所以朱丹溪就说："当升者不得升，当降者不得降，当变化者不得变化也，此为传化失常，六郁之病见矣。"所以治病大法要升降中焦，令气血冲和，郁结疏散。老师常会用到苍术、香附、橘叶这些调畅中焦肝脾郁滞的药，中焦疏散，大气流转，百病不治自愈。

◎银杏叶与白果

银杏是中国最古老的树种之一，在恐龙时代，银杏树就已经存在。在生物进化史上，银杏树被称为活化石、长寿树。银杏树的叶子叫银杏叶，银杏叶的药用价值很高。现代研究，银杏叶能降低胆固醇、甘油三酯，防治高血压、冠心病等心脑系统疾病。银杏叶抗衰老、美容的效果也是人所共知。

老师治疗心脑系统疾病的汤方中，经常把银杏叶和红景天联用。银杏叶能把血管中的浊血清除掉，红景天可以给心脏补充一股能量，疏通血管。两味药能明显改善心脑系统功能，病人服后普遍反映头脑更清醒。

银杏树的果实叫白果，能止咳，止白带，止遗尿。白果入肺、肾经，有金水相生之妙。有小毒，一般每天服用不得超过 30 粒。老师小时候，他太爷就告诉他，白果能止咳嗽，止遗尿。村里有病人常年咳嗽，就用白果煮汤来止咳，效果不错。可小孩子趁大人不在偷吃了不少白果，结果出现了中毒症状，恶心呕吐，腹泻。太爷就给中毒的小孩服用白果壳熬的水解毒，服后很快就没事了。就是这么奇妙，白果有毒，白果壳就能解毒。老师的太爷也笑着说，这是阴阳对立统一。

像这类对立统一的例子还有很多，生姜肉是温性的，生姜皮是凉性的。麻黄能发汗，麻黄根能止汗。土豆发了芽容易中毒，但用土豆苗煎服就能解毒……

哪些古方中有含有白果呢？出名的有两个方，一个是治咳逆气喘的定喘汤，一个是治白带异常的易黄汤。正如《本草便读》所说，白果能"上敛肺金除咳逆，下行湿浊化痰涎"。

◎韭菜子、花生与核桃

韭菜子、花生与核桃，这三味是食品，也可以当药用。我们先尝一下韭菜子，《药性赋》说："韭子壮阳而医白浊。"原来这韭菜子是温肾壮阳、固精的良药，能补肝肾壮腰膝，治疗男子阳痿白浊、女子白带增多。因为韭菜子性温，所以治疗的证候以阳虚怕冷为主，一般表现为小便清冷、手足欠温、尺脉不足。

《本草纲目》说，韭菜子能补命门，治小便频数。说明韭菜子是治疗阳虚尿频的妙药。经常有人服用韭菜后会引起身体瘙痒，民间认为韭菜是发物，因为韭菜乃禀纯阳之气生，生长速度极快，它能够借这股阳气把浊邪往外发，发到皮肤上自然会痒，所以一般有癣疾皮肤病的病人不能吃韭菜。

花生又叫长生果，也可作药用。我们吃花生的时候会发现它比较滋润，能润肺，嚼久了越发觉得甘香，香浓扑鼻。民间把花生作为治疗萎缩性鼻炎的单方。有个病人偶然一次吃了醋泡花生，第二天觉得鼻子通畅、滋润，没有以前那种干燥的感觉了。于是把这经验跟我们说，我们马上去查相关资料，发现花生能滋阴润燥。萎缩性鼻炎属于阴虚肺燥的，用醋泡花生或者适当加些冰糖煮熟吃。吃上一两个星期，鼻腔就能得到滋润，干燥的感觉也会减轻，甚至消失。但在服药期间，辛辣油腻之物必须戒掉。

老师说，花生衣与花生仁连在一起，性味却略有不同。花生衣偏于涩，有凝血作用，过敏性紫癜出血会用到它。花生仁甘平，滋润，能润肺生精，而花生衣却能敛肺涩精、保液。再加点冰糖，可以加强润肺的功效，而且吃起来口感也不错。

十堰市是盛产核桃的地方，到处都有核桃树，老师用青核桃皮治疗癣疾，用核桃肉补精髓。老师说，核桃肉是外面坚固的壳包住里面的肉，人体的骨髓是外面坚固的骨骼包住里面的精髓。故中医取象，大凡坚果都有滋润补精髓的功效，再加上核桃似人的大脑，所以核桃又能够填精补髓。

老师说，核桃补精髓连老百姓都知道，这是它的寻常功效，你们回去再查下资料，看看它的非常功效。结果我们回去查资料，果然发现核桃不是单纯的补肾强腰膝、敛肺定喘，除此之外，它还有治结石的功效。《海上集验方》里记载，单用核桃仁治疗石淋，而《医学衷中参西录》里也记载，核桃能消坚开瘀，治心腹疼痛、沙淋石淋堵塞作痛等。

沙淋、石淋就是所谓的肾结石。单用核桃仁，放在麻油里炸酥，研成细末，再加上一半量的冰糖，吃的时候用开水搅成糊状，一次两调羹，一日服三次。

◎薄荷与夏枯草

薄荷与夏枯草两味药在南方很常见，甚至乡村的老百姓都知道。治疗风热感冒的维C银翘片里就有薄荷，广东凉茶里面主要的药物就有夏枯草。

我们先来谈一下薄荷，《药性赋》说："薄荷叶宜消风清肿之施。"薄荷是治疗皮肤瘙痒的要药。小孩子最容易皮肤瘙痒，在民间有两种方法，一种方法是用薄荷煎汤外洗就有效，一种方法是用薄荷叶做成菜汤，给小孩子喝，喝后微微出点凉汗，皮肤的疮疡疹毒就往外排了。

在南方，薄荷是一种野菜，也是儿科常用药。老师说，薄荷能内通脏腑，外达肌表。如果是肝胆火郁作痛，用薄荷能疏肝理气，调和内伤。凡是皮肤为风热所感，头目不清爽，齿痛咽肿，鼻塞目痛，一切风火郁热之疾，薄荷都能治之。

夏枯草，顾名思义，就是每年到夏季的时候，此草因变枯萎而得名。夏枯草能清肝泻火、消肿散结。肝开窍于目，对于目赤胀痛，单用夏枯草有效，配合蒲公英效果更好。而且这两味药还经常用于治疗乙肝转氨酶长期不降，由于这两味药比较平和，所以副作用比较少。

《本草纲目》里有个良方，治一男子至夜目珠疼，连及眉棱骨及半边肿痛，先用黄连膏点之，疼痛更甚，诸药不效，后用灸法，灸厥阴、少阳经穴，疼虽止，但半月疼痛复作。后用夏枯草、制香附各 60 克，炙甘草 12 克，共为末，下咽不久疼即缓，连服四五次即愈。并加注曰：目珠属厥阴肝经，夜甚及点苦寒药反甚者，夜与寒亦属阴故也。

孟景春老先生说，肝经血脉不足，症见目涩，怕日光。夏枯草纯阳之气，能补厥阴血脉，故治此如神，以阳治阴故也。

第12讲　太白山采药识药记

◎ 无意得山珍

老师昨天从太白山归来，为期一周的太白山采药之旅结束了。老师这次又是满载而归。由于老师这回专门带了摄像机，把沿途采药和向山上高人求教、探讨经过都一一拍摄下来，于是我们又享受了一顿饕餮大餐。跟上次老师太白山之行只用数码相机拍了些草药不同，这次用摄像机把全程精华都拍录下来了。看完片子后，我们也如同游览了一遍太白山，参访了里面的高人。

每次老师外出参访、学习、采药，我们都特别高兴，从 3 月份的道医会，5 月份的游览八仙观，拜访渭南名医孙曼之老先生，到现在 7 月份穿越太白山寻访奇珍异草……

老师开始讲这一行的所得，还有一些感慨。老师最期待到太白山拜瞻孙思邈药王庙，对于学习中医的人来说，孙思邈的地位是相当神圣的。当老师到了太白山药王庙，却发现药王庙相当破败，也没有人专门维护管理。一些上山的游客或者采药人还在天气冷的时候把药王殿周围的木板拆下来烧火取暖。整个药王殿人为破坏相当严重。老师说，当时孙思邈在太白山采药、治病救人、著书立说，一部《千金要方》流传至今，积累了无上功德，后世医家都称之为"药宝"。历代医家普遍认为，"不观《外台》方，不读《千金》论，则医所见不广，用药不神。"唐代以前的很多中医著作、方剂精华多赖此书得以保存，故《千金要方》功不可泯。

老师又说，后人不应该这样对待药王，中医的发展怎么能够不饮水思源呢？

老师说，只要有人牵线重修药王殿，我会第一个出钱支持，我会把这情况在网上公布出来。

就在当天晚上，老师睡在药王殿旁边，做了一个神奇的梦：一个火球从天而降，降到老师面前，突然变成一个人，此人仙风道骨，洒脱不羁，坐在老师面前，老师就把他的脉，脉象恍恍惚惚，不久那人就消失了。结果第二天，老师和十多个同行的采药者一起采药，他们都在前面走，老师跟在后面，一路上偶尔会采到太白人参，大家都很高兴。但他们有些把太白人参的花丢了，老师觉得可惜，花应该也有功效，天生万物草木，皆有奇用，何况太白山上无闲草。

老师顺着那些踩过的花草再往前走了几步，在一块巨石后面发现有很多的花，而且这些花好像都是从一处长出来的。很多人经过这里，都是比较仓促，很少绕到石头后面去看有什么东西。而老师无意识地绕到石头后面，那里有一个陡坡，陡坡的石头缝里长了一株超大的人参。老师惊喜万分，在这乱石壁里，既缺乏水分、阳光，又缺乏土壤、肥料，居然可以长这么大的人参。老师说，这人参没有一百年，也有七八十年。因为高山石缝中的植被不可作寻常草木论，寻常的松树几十年就可以长得抱都抱不过来，华山千年松，长在石缝里，历经千年风雨，却依然瘦小，一点都不像经历过千载风霜的样子。老师非常小心地把这株人参挖了出来，由于石缝纵横交叉，再怎么小心都难免出差错，有一根小分枝断在石缝里了，但总体而言还是完整地挖出来了。

老师这次也无意要采什么山珍宝贝，老师一贯主张用平常的草药解决普遍的疾病。这次无意中采到老山参，正应了苏东坡所说，深山大川，有至宝存焉，无意于宝者可得之。

◎草医郎中的头痛酒方

老师在太白山碰到一位当地的草医郎中，眼睛半花，比较直爽，特别好学。老师跟他说，你能给我们传上两招吗？他点燃一根烟，吞云吐雾，慢悠悠地说，治疗头痛，那种脑壳里发凉的痛，用桂枝一两，白酒半斤，泡上一天，喝完就好。山里冷，冬天头痛的人比较多，他用这方法治好了很多人，不计其数。

民间中医讲究"简验便廉"，这四个字是民间中医的特色。治病方药要简单，效果要快要好，要能经得起临床的反复检验。而且这些药物要相当方便，随手可取。为了适合民众的需要，药物还要非常普遍、廉价。

老师说，这些民间郎中很有意思，能用一味药解决的就不用两味药，能用单方解决的就不用复方。能顺手拈来，用周围的普通草药解决的，就不去找那些难得的昂贵药品。这也是民间中医一直以来群众基础非常广泛的道理所在。

这位草医善用酒，他跟老师说了很多方子都是用酒治疗的。老师说，上次在渭南孙曼之老先生那里取道取得了风药，这次从太白山无意取到了酒药。

老师问草医，为何要用酒呢？草医说，酒行得快啊，酒走上焦，立竿见效。

一般汤剂走肠胃，然后再发散出去就慢了，汤剂喝下去在胃肠里面要转几圈，再到达脑部，后劲大大减少，量大又伤肠胃，量少了难见效。不如直接用酒剂。酒走肝，肝主疏泄，条达上下，贯通内外，喝酒后脸红皮肤热，就是这个道理。

可如果有些病人喝不了酒怎么办？这时，邹桥说了一个方子。邹桥是江西客家人，刚刚硕士毕业，他是学针灸的，擅长太极，专门请了一个月的假，来老师这里学习。他说在家里小时候经常淋雨，淋完雨后会头痛、发凉。家里的老人就说去抓一两川芎，水煎后再撒点茶叶，一服见效。

后来邹桥自己试过，周围很多人也试过，效果也相当好。但关键就是要及时，一觉得有受凉、淋雨、不适、头痛，川芎和茶叶煎泡一杯水，顿服即好。

原来这方子是《太平惠民和剂局方》里川芎茶调散的简化方。原方有近十味药，而这里只取了精髓的两味药，执简驭繁，立竿见效。把繁多的川芎茶调散提取成两味药，足见功夫之高。川芎和茶两味药就是一个升降，就代表一个大法。

我们来看头痛是怎么回事，头痛各种原因都有，但总离不开风。《内经》说，伤于风者，上先受之。为何头痛要用风药呢？汪昂《医方集解》说："以巅顶之上，惟风药可到也。"川芎就是一味专门治疗头痛的风药，它能上行头目，下行血海，中开郁结。川芎本身辛温，能升发清气，使药势上走，而绿茶苦、寒、甘，由川芎带到头上，能清利头目，而绿茶又能使药势下行。川芎、绿茶两味药一升一降，升者使外受风寒升散外出，降者使受淋雨湿往下降浊。川芎配茶叶使风药川芎不过于升散，升中有降。

老师说，看药方要看出它背后的理法精髓，这两味药背后的理法精髓就是升降。

◎草医郎中的耳鸣酒方

老师最近治疗了很多耳鸣病人，有些有效，一两剂药就好了，有些疗效不明显。老师对于疗效不明显的病人经常惦记在心上，在中医研究会开会，与十堰市各大医家会聚一堂时，老师也会虚心地向他们请教治疗耳鸣的方法。

当时，有位中西医结合医生说，中医讲辨证，西医讲诊断，即便是一个耳鸣，也要弄明白是突发性耳鸣，还是耳鸣时间很长了，突发性的好治，通常时间长的难治。大抵暴病属实，慢病属虚，年轻的都是肝火有余，年老的大多是肾精不足。也有一些是鼻炎引起的耳鸣，把鼻炎治好了耳鸣就好了。这就是中医的七窍相通治法。

又有一位老中医说，耳鸣是上焦的病变，治疗上焦如羽，在辨证的基础上，可以适当加些蝉蜕、菖蒲、蔓荆子等质轻、气灵、药势上走的药。我治疗耳鸣在补肝肾的基础上再加入这些轻灵的药物，拨开耳窍，效果比单纯补肝肾要好一些。

治疗耳鸣有没有专方专药呢？用骨碎补治疗链霉素引起的耳鸣，往往一剂知，二剂已。反复使用，都有效，而且没有副作用。用骨碎补 20 克，水煎服，每日服一次。重而顽固者，骨碎补可以用到 50 克。

老师说，骨碎补单方不仅治耳鸣，治牙痛也是神效。《蒲辅周经验集》里谈到骨碎补是治疗牙齿疼痛的要药，尤其是肾虚牙痛，内服即效。

有一次老师碰到一个牙痛病人，满口牙痛，你叫他具体指出哪个牙痛，他指不出来。已经在几家大医院里治疗了几个月，都没有效果，来找老师。老师用常规方剂给他吃了三天，也没什么好转。于是老师就去找草医朋友，草医朋友跟老师说，这种牙痛就是满口痛，又不知道是哪里痛，单纯重用骨碎补，其效立见。

老师于是用 80 克骨碎补煎汤给病人服用，1 剂就好了大半，3 剂就全好了，病人呼为神奇。老师说，这也不是我的经验，是民间草医积累多年的经验。

这次上太白山，老师又向太白山的草医郎中请教耳鸣的治法，这位郎中就是上面用桂枝加酒单方治疗受凉头痛的，这位草医郎中擅用酒方。

他说，耳鸣，你要搞清楚，他怎么会鸣，不就是一个气不通吗？你把他的气通了就不鸣了。我一般用三味药泡酒，治好了不少耳鸣的病人。

这么神奇啊！难道又是一个民间偏方？老师不禁再次求教。草医郎中也不藏私，好方子传给有缘人，他对老师说，用通草、木贼草各 10 克，大葱三根，泡上半斤白酒。能喝的就多喝一点，不能喝的少喝点，分几次喝。借酒的药力把耳窍通了，它就不响了。

老师谈到这个，说道，我们要买几十个罐子来，泡些药酒。既便宜，治病又快。以前只局限用汤方，很少用酒方。酒方其实不止于治疗风湿跌打，它还可以广泛用于内科杂病的治疗。就拿这头痛、耳鸣来说，有这么好的酒方，比汤方简单，也价廉，我们为什么不去用它呢？而且古代中医的"醫"字下面不就是有个"酒"吗？

一个医生懂得用酒后，不少疾病的治疗将更得心应手。比如延胡索这味药止痛效果好，它有些成分不溶于水，只溶于酒，用酒来制延胡索可得到事半功倍的效果。

可酒也有讲究，也有升降。老师说，白酒性阳，以升为主，偏走上焦。黄酒性阴，以降为主，偏走下焦。治疗上焦的疾病，头痛、耳鸣可用白酒泡药；而女子月子病要用黄酒才有效，黄酒走下焦，能温通子宫气血，将瘀滞排出。

◎单味木贼草治孕妇咳嗽

草医郎中这三味药，通草、木贼草、大葱泡酒都是千挑百选的，所谓治上焦如羽，这三味药都是至清至灵，专走上焦，通孔窍的药，再加上白酒一带路，药力更加轻松走上焦。《药性赋》说，葱为通中发汗所需，酒有行药破血之用。而通草，顾名思义，能通周身上下经络的气道，凡孔窍气道不通，风湿痹阻，甚至妇人产后不通，用上通草，既通气也通下，还能通经下乳。

老师平时让我们在熬药时要多留意观察通草在锅中的变化，相当神奇，极富有动感，这通草就像蚯蚓一样在锅里欢快地蠕动。老师说，通草取这个象，可见它疏通经络的力量相当独特，它在锅中变化很快，对热胀冷缩非常敏感。而且通草非常轻，最善于通达上焦孔窍不通。

木贼草，中空像吸管一样，《药性赋》说，木贼草去目翳，崩漏亦医。木贼草善于治疗目有翳障，也善于治疗崩漏，这只是它的部分功用而已。老师对我们说，不仅要看功用，还要看它的体象。木贼草体轻，象中空。轻者走上焦，草木中空则善治风，善通表里之气。耳鸣，只要是表里气机不通，木贼草可谓是最佳的选择。

对于清阳不升、经络不通引起的孔窍病变，老师通常都会用木贼草来升清阳。不局限于治疗鼻塞、耳鸣、目翳。对于头晕，心烦，清阳不升，用上木贼草，效果也是杠杠的。

这时，邹桥又提到木贼草的另外一个妙用。邹桥的姐姐怀孕了，咳嗽得很厉害。能用的西药都用上了，咳嗽就是不止，而邹桥也不敢随便给他姐姐扎针。后来他问他的硕士生导师，导师跟他说，用一味木贼草效果特别好，可以试一试。这草药性味和平，对于孕妇不至于有什么损害。邹桥就去山里采，当地人叫节节草，兔子很喜欢吃。采了一把回来，一次用了三十多克，用了两三次，咳嗽就好了。

后来，又有一个病人，是房地产公司的，业务特别繁忙，人也烦躁不堪，疲于应酬。得了咳嗽病，治了好久都没有治好。邹桥也给他用了木贼草，1剂就好了。从此他对木贼草通气治咳嗽感触特别深。

我们从木贼草治眼病、崩漏，到治耳鸣，再到治咳嗽，似乎还有更多木贼草可以治疗的疾病。老师说，不错，中医治病不纠缠于外象病名，要深究它的内蕴道理。木贼草中空善通表里气，凡表里气机不通，不管是咳嗽、鼻塞、头晕，还是皮肤痒，眼目胀，甚至崩漏下血，木贼草都可以用，都有效果。只要抓住病人胸中气机不通、清阳不升的关键点，这木贼草就用活了，用活后就可以以不变应万变，以木贼草治疗各种纷繁复杂的病变。

可见，中医治疗耳鸣及咳嗽用活了，就不是简单的补肾或治咳了。见咳不治咳，治啥？治气，气顺则咳自止。见耳鸣不治耳鸣，治啥？治气，气行则耳鸣愈。

◎晚期食管癌验方

太白山上无闲草，满山都是宝。认得作药用，不识任枯凋。

老师太白山之行取回来好多单方，但是这些单方都需要太白山上的草药，寻常药店是找不到的。可太白山上这些草药的产量也有限，就算是在当地也不太好买，可这些药往往有神奇功效。

比如草医郎中传给老师的抗疲劳酒方，用壮筋草、红毛五加、金刷子这三味药泡酒喝，喝完后爬山走路，健步如飞，一天都不觉得累。有草医传治疗心脏病的良方，用太白洋参、太白鹿角、太白半枝莲三味药，效果很好。又有草医传治疗牛皮癣，属于血热型的用单味大蓟，凉血止血，见效快。还有草医传脱发良方，用高良姜、山柰、牛蒡子、肉桂、丁香打粉。我们把这五味药拼成一句话：高山牛肉香。这位草医用这个方子治好了很多脱发病人，而且不是旷日持久的服药，只服用几周而已……

接着老师又把拜访青牛洞老道医的影像播放给我们看，老道医是孔子的后人，为青牛洞道观住持，今年98岁，是位坤道。老道医98岁，却像58岁的老妪一样，面容祥和，大方宽厚，慈眉善目。一袋面粉一百多斤，她一个人横着提起来走，脸不红，气不喘。

老道医说她善治三种疾病，一种是晚期食管癌，一种是顽固风湿，一种是不孕不育。老师恭敬地向她询问治病方法，老道医说，这方子我以前很少说给别人听，因为有些药用不好会出人命，用得好可以救命。我跟你有缘分，就把治疗食管癌的方子传给你吧。

老师还有黄剑老师、无名氏等随行的同道中人莫不悉心谛听，老道医说，我刚开始用这个方子治好了一个医院治不好的垂死食管癌病人。一打开局面，名声一响，陆续有几十个、上百个病人纷纷来找她。她用这个方子治疗食管癌晚期病人，或者好转，或者延长寿命，治了数百个。

老道医说，食管癌晚期病人水谷进不了，不病死也饿死，没有胃气了，你要先让他能吃饭，关键是要打通他的食管，食管没打通，百药乏下。只要把食管打通，能吃下一碗饭，胃气一开，痰气下化，就有望好转。老师就问她，有什么方法可以打通食管，这也是治疗晚期食管癌的医生都关注的。

老道医说，1克麝香，分为三份，再找一小节葱，把葱管剥开，放进一份麝香，用葱管包起来，把葱管放在一碗酒上面，然后隔水蒸，这样借蒸气的力量把酒气渗到葱管中，让麝香化开溶到葱管里面去。这根葱管具备了酒力、葱力、麝香力，再加上蒸气走上焦的力量，病人放在咽喉里慢慢吞咽，咽喉本来堵得慌，吃不下东西，而这就需要把葱管停留在咽喉里，借麝香的力量把梗堵化开，这样服用三四次，咽喉关就打开了。

《药性赋》里说，麝香开窍，则葱为通中发汗之需。麝香的开窍不仅局限于开心窍醒神志，周身孔窍不开的也可以打开，咽喉关窍照样可以开。而葱中空，善通表里气，借用酒的力量使药势增强，而酒本身又能破瘀结，这样食管癌病人就能够打开咽喉，甚至吃得下米浆，把胃气养起来，然后再辨证治疗。这样治疗就能争取到时机了。

治疗顽固的风湿关节痹痛，老师也非常关注这个话题。老道医笑着说，一味药，铁棒锤，治风湿奇效。但是药量要控制好，否则杀人、救人就在一线之间。原来铁棒锤就是雪上一枝蒿，是武侠小说里常提到的见血封喉的一味毒药，古人用雪上一枝蒿做成毒药，涂在箭头上，用于战争与猎捕猛兽。

老师说，这个方子具体使用就不写出来了，因为剧毒之药用不好反而会出事。毕竟风湿死不了人，而且治疗的方法很多。但食管癌不同，水浆不入，人撑不了多少时间，所以要把方法公布出来，让更多的人都能知道。《千金要方》里说："人命至重，有贵千金。一方济之，德逾于此。"

附录　用药集录

心三药：红参、银杏叶、红景天。

高原反应妙药：红景天。

通脉三药：葛根、川芎、丹参。

升督四药：鹿角片、狗脊、葛根、土鳖虫。

胸三药：枳壳、桔梗、木香。

通肠六药：火麻仁、猪甲、苦参、艾叶、鸡矢藤、红藤。

顺性养真汤：玄参、牡蛎、当归、白芍、柴胡、黄芩、丹参、桂枝、酸枣仁、首乌藤、麻黄、杏仁、枇杷叶、竹茹、枳壳、桔梗、木香、火麻仁、猪甲、龙骨、附子。

痤斑四药：桂枝、丹参、乳香、没药。

补养心血：桂枝、阿胶。

心动悸、脉结代：桂枝、生地黄。

理气五药：郁金、香附、枳壳、桔梗、木香。

开胃消食三药：木香、山楂、鸡矢藤。

减肥药对：苍术、鸡矢藤。

诸痛痒疮：菖蒲配丹参。

肺三药：麻黄、杏仁、甘草。

鼻三药：苍耳子、辛夷花、通草。

咳嗽喑哑二药：凤凰衣、木蝴蝶。

扁桃三药：威灵仙、白英、青皮。

湿疹三药：杏仁、白豆蔻、炒薏苡仁。

治斑二药：土大黄、桔梗。

润肠三药：杏仁、郁李仁、火麻仁。

风六药（泻痢便溏）：荆芥、防风、羌活、独活、柴胡、川芎。

痔疮二药：猪甲、炒薏苡仁。

痔疮三组药：第一组为乙字汤（大黄、黄芩、升麻、柴胡、当归、生甘草），第二组为猪甲、炒薏苡仁，第三组为黄芪、地龙。

耳鸣八药：通气三药——香附、川芎、柴胡；重镇三药——龙骨、牡蛎、磁石；通窍二药——通草、木贼草。

利咽开音：木蝴蝶、凤凰衣。

中空三药：竹茹、芦根、苏梗。

胃胀三药：枳实、枳壳、通草。

口臭三组药：一个是射干、马勃；一个是竹茹、谷芽、麦芽；一个是火麻仁、猪甲、艾叶、苦参。

脾三药：山药、芡实、炒薏苡仁。

升降出入四药：桔梗、枳壳、木香、炙甘草。

脾胃三药：黄连、干姜、延胡索。

慢性胃炎：金果榄、干姜。

肠道息肉、肿瘤：金果榄、皂角刺、红藤、金荞麦。

食管癌：金果榄、白英。

抗焦虑安神：生姜、大枣、合欢皮、首乌藤。

消积：开胃三药配枳壳、桔梗。

单纯口腔有臭秽气：藿香、佩兰煎汤漱口。

肝三药：柴胡、白芍、当归。

郁三药：香附、郁金、玫瑰花。

口苦三药：柴胡、黄芩、半夏。

眼干痒二药：蒲公英、白蒺藜。

白睛溢血二药：桑叶、生麻黄。

疏肝泻热四药：柴胡、黄芩、当归、龙胆草。

养筋五药：酸枣仁、白芍、麦冬、熟地黄、巴戟天。

脂肪肝药对：黄芪与益母草，白术与泽泻，丹参与山楂，决明子与菊花，大黄与柴胡，何首乌与枸杞子。

乳胀三药：橘叶、牡蛎、丝瓜络。

黄鹤丹：香附、黄连。

青囊丸：香附、乌药。

保健养生茶饮方：玫瑰花、太子参。

眼花二药：枸杞子、菊花。

肝胆郁滞结石：威灵仙配白芍、何首乌、虎杖、金钱草。

降浊升清茶：车前子、荷叶或葛根。

血脂泡茶方：丹参、山楂、枸杞子、决明子。

肾着汤（腰湿四药）：白术、茯苓、干姜、甘草。

腰脚冰凉（肾三药）：附子、龙骨、牡蛎。

遗精三药：白术、炒薏苡仁、芡实。

腰三药：杜仲、桑寄生、川续断。

顽固性腰椎损伤：土鳖虫、乌梢蛇。

腰痛或下元亏虚（藏精六药）：附子、龙骨、牡蛎、杜仲、桑寄生、川续断。

五白散：白芷、白及、白术、白芍、白茯苓、西洋参、红花、生麻黄、杏仁。

蒲公英的引经药：肠道痈肿配猪甲，胃部配赭石，肝部配柴胡，下肢配牛膝，上肢配桑枝，头面配桔梗。

声带息肉：乌梅配虎杖、桔梗。

胆道息肉：乌梅配威灵仙、桑枝。

肠道息肉：乌梅配红藤、金荞麦。

子宫息肉：乌梅配小茴香、艾叶。

退热三根汤：葛根、芦根、白茅根。

小儿厌食症：一味鸡矢藤。

小儿食积发热：二丑粉。

小儿疳积：鸡矢藤、桔梗、枳壳、焦三仙、人参、茯苓、白术、甘草。

小儿食积感冒方：葛根、苍术、鸡矢藤、枳壳、桔梗、木香、柴胡、黄芩、桂枝、白芍。

小儿咳嗽久不愈四组药：枳壳、桔梗、木香，炙甘草、麻黄、杏仁，桂枝、白芍，柴胡、黄芩。

咳嗽胸痞：苏叶、杏仁。

腿脚抽筋：淫羊藿30克，小伸筋草15克。

痤疮、荨麻疹：维C银翘片和复方丹参片。

腹泻单方：马齿苋。

痛风：茯苓、威灵仙、炒薏苡仁。

失眠：首乌藤和合欢皮。

失眠烦躁神三药：首乌藤、合欢皮、酸枣仁。

情绪性疾病：首乌藤、合欢皮、酸枣仁、香附、郁金。

心神不安：菖蒲配人参。

通鼻窍：菖蒲和通草。

通耳窍：菖蒲和大葱。

开眼窍：菖蒲和木贼草。

口舌生疮：菖蒲配黄连。

水泻：车前子、白术。

满口痛：重用骨碎补。

耳鸣酒方：通草、木贼草各 10 克，大葱三根，泡半斤白酒。

阴痒三药：丹参、菖蒲、蜈蚣。

龟头感染：威灵仙 50 克熬水泡洗患处。

产后乳汁不通：通草、丝瓜络、路路通、穿山甲、王不留行。

肠痈要药——红藤、败酱草。

肺痈要药——鱼腥草。

胃热要药——蒲公英。

黄疸要药——茵陈。

排石要药——金钱草。

鼻渊要药——苍耳子。

梅毒要药——土茯苓。

风湿痹证要药——威灵仙。

疏肝理气要药——香附。

胸痹要药——薤白。

疥疮要药——硫黄。

破积要药——三棱。

止血要药——白及。

妇科经产要药——益母草。

命门火衰要药——肉桂。

肝寒气滞要药——吴茱萸。

回阳救逆要药——附子。

湿热泻痢要药——黄连。

热秘要药——大黄。

孕妇安胎固肾要药——杜仲。

骨节疼痛要药——猪鞭。

活血化瘀圣药——三七。

疮家圣药——连翘。

伤科圣药——三七。

血中圣药——当归。

风家圣药——防风。

喘家圣药——麻黄。

呕家圣药——生姜。

止痛圣药——鸡矢藤。

补脾祛湿圣药——白术。

后　记

古人说，胸中有万卷书，笔下无半点尘，方可著书。

老师也多次提醒我们，文章不要写得太急太快。一本书不是看它的成书时间，而是看它的流传时间，所以我们不间断地花了一年多的时间，整理老师讲的一些常用中药，并记录下来，命名为《任之堂中药讲记》。

记得 2012 年年初时，我们跟老师提到这点，老师爽快地答应说，我没有秘方的保守思想，你们要写，我平时就抽时间给你们讲吧。

老师对于知识、经验都是抱着毫无保留的态度，他昨天想到一两个好点子，今天看病期间就会讲给大家听。老师有一说一，绝不留底，有得必言，我们是有闻必录。朱良春老先生也有句座右铭，叫作"知识不保守，经验不带走"。

人生的很多东西，像流星一样，既然留不住，就要让它放出灿烂的光辉。虽然都是恒河里的一朵浪花，但这朵浪花也有它靓丽的一面。我们既然选择了中医，选择了写中药讲记，就要把任之堂最精彩的一面写出来，让更多的人能在这基础上开发悟性，深入医门。

老师是一个言必信、行必果的人，就因为这句话，老师就陆陆续续讲了一年多的中药讲记。说是讲记，其实又有别于一般的中药书籍，《任之堂中药讲记》是老师随时随地而讲的一些中药感悟，大部分是利用晚上配药时间来讲的，也有在山上采药的时候讲的，看完病人中间休息的时候，老师也讲。所以这部中药讲记，是老师利用"三余"时间，不间断地讲完的。

老师曾跟我们说，中医治病靠的不是药物，而是智慧。中医的传承不是知识，而是智慧。老祖宗千百年来能一直传下来，惠泽世人的，也是智慧。

中医行业里全面的人才总是稀少，有专长的偏才多一点。比如有些学院派的中医，就精于理论而疏于临床。民间的中医，疏于研究理论，他们很多人会治病，但叫他们讲出来，未必能讲出理论依据来。要双丰收才是智慧，所以要有特效的方药，以及精深的理论。老师一直都是朝着这两方面努力的。中药讲记里面有不少内容是老师向民间草医郎中求教得来的，如曹老爷子、张老爷子，他们都是行医四五十年的老医生。甚至有些方药是民间的一些老太太告诉老师的，老师也兼收并蓄，融入自己的医学实践中，体现了民间草医的传承。所以这部书虽然称《任之堂中药讲记》，其实是集众多人毕生的临床精华而成。

老师在太白山采药时，由于山上没电，曾跟那些草医们打着手电筒翻书交流。老师平时还经常去求教一些草医郎中，得到一些药物心传。所以在老师身上，我们一方面学到了那些简验便廉的方药与治法，另一方面则学到了中医伟大的传承精神——不贵儒医，下问铃医。

在理论上，老师也是在不断完善，既有把脉走一圈的独到医学心悟，还有《内经》中最纯正的升降用药体系，以及从中悟出来的"鼎三法"。

老师常跟我们说，同样的药，站的高度不同，用出来的效果就会有差别。我们的医学理念高度要足够高才行，就像登山一样，"会当凌绝顶，一览众山小。"

同样站在山顶上，有的站在高峰，有的站在小山头。孔子登东山而小鲁，登泰山而小天下。在这一年里，老师不单把我们的思路往山顶上带，而且是往泰山高峰上带。我们确确实实地感受到了，这中医传承的难道仅仅是医药知识吗？这中药讲记讲的难道仅仅是中药吗？老师一直都以道悟的高度来引导我们去学习中医中药。

在这一年跟师学习中，我们日日都在不断体会着这三点。

第一点，深信中医。一个不信中医的人，叫他用中医，他是不会有底气的。一个人信中医但信力还不够，同样不能深入中医之门。所以对中医，老师不是一般的热情，而是深信。他过的就是一种中医的人生，已经很难把中医从他生活中分离开。他可以一年四季每天都在干这事，并乐在其中。这也只有深信中医的人才能做到。

第二点，中医大愿。老师说，要做好一件事，小愿小望还不够，要大愿大望。老师愿尽己所能为普及、推进中医做点滴贡献，这样的愿力使得我们每天都可以看到老师对中医的热忱与斗志。我们深切体会到传统中医的传承，岂止是古籍孤本、脉法秘方的传承，更是大愿力的传承。老师创办任之堂，就是希望中医的传承永不断。

老师推崇张锡纯，《医学衷中参西录》是我们临床提高的必读之书。老师不单推崇张锡纯医学思想的实用与精妙，更推崇他愿力之广大。张锡纯的自序中开首便提到："人生有大愿力，而后有大建树，一介寒儒，伏处草茅，无所谓建树也，而其愿力固不可没也。老安友信少怀，孔子之愿力也。当令一切众生皆成佛，如来之愿力也。医虽小道，实济世活人之一端。故学医者，为身家温饱计则愿力小，为济世活人计则愿力大。"所以我们很多人学医虽然起步晚，知识暂时不如人，所谓闻道有先后，术业有专攻，这些常识性的东西可以暂时输人，但中医的这种广阔的胸怀，坚固的愿力，却半分不能让人啊！

第三点，不间断地践行中医。这一年中任之堂经历了不少事情，但老师从来没有因为任何一件事而停止中医的脚步。在爬山采药轻松的氛围中，他会聊起与医相关的事，甚至在睡梦中，老师也经常梦到与医相关的东西。老师跟大家讲到《医间道》里两个轮子的创想，原来是他有一天做梦后醒来，脑中隐隐约约有太极球在转，于是融汇多年习医心得，灵感如泉涌，深夜挥笔而就，最后再通过临证实践去理顺圆满。看似一时的灵感，其实却是多年累积的质变啊！

老师连梦中都没有停止过精进，孙思邈写过一段话，体现了真正学医人的精神，"古之哲医，寤寐俯仰，不与常人同域。造次必于医，颠沛必于医，故能感于鬼神，通于天地，可以济众，可以依凭。若与常人混其波澜，则庶事堕坏，使夫物类将何仰焉？由是言之，学者必当摒弃俗情，凝心于此，则和鹊（名医医和与扁鹊）之功，因此可得而致也。"

古语说，善始者实繁，克终者盖寡。这是说，凡做一件事，开了头的有不少人，可最终能坚持做完的却寥寥无几。而在任之堂我们看到了老师善始善终的精神与韧性。一件事情，他可以计划一年来完成，甚至更长的时间，每天都不会忘记点滴的坚持。我们想，就这样下去，只要方向对，就算是再微薄的滴水之力也会穿石，再细小的绳锯也会把树木锯断。我们跟老师不间断地抄方学医，一两日不觉得有什么，可随着几个月过去，再回首，才体会到原来进步与改变这么大。

这正如曾国藩所说："人生惟有常是第一美德。……年无分老少，事无分难易，但行之有恒，自如种树畜养，日见其大而不觉耳。进之以猛，持之以恒，不过一二年，精进而不觉。"又曰："凡人做一事，便须全副精神注在此一事，首尾不懈。不可见异思迁，做这样想那样，坐这山望那山。人而无恒，终身一无所成。"

中医师承承的是什么呢？想起这一年多的任之堂学习，我们学到的不仅仅是方药治法、脉诊技能，更让大家受用的是有了一颗行中医的心。老师对中医的那股信念，真正改变了任之堂学生们的中医观，让大家都能够不断地走向更大气的中医。

所以说，深信，大愿，加上不间断地行中医，就是中医成长的三大基石。自古以来的中医，代代都在传承着，他们在传承什么呢？表面看，就是技能与方药，而实质上就是这些精神与信念啊！